Du même auteur :

– *Manuel de médecine légale et de jurisprudence médicale*, 736 pages, 4ᵉ édition, Steinheil, 1886.
– *Traité clinique des maladies des femmes*, par G. Thom's et A. Lutaud, 800 pages, avec préface analytique du Pr Pajot, Steinheil, 1887.
– *Du vaginisme*, suivi d'une leçon clinique du Pr Lorain, 80 pages, 1874.
– *Traité de la fièvre typhoïde de Ch. Murchison*, traduit de l'anglais par le Dr Lutaud, 400 pages, 1878.
– *Traité pratique de l'art des accouchements*, (en collaboration avec le Pr Delore, de Lyon), 550 pages, 1882.
– *Précis des maladies des femmes*, 516 pages, G. Masson, éditeur, 1882.
– *Manuel de chirurgie antiseptique*, de Mac Gormac, traduit de l'anglais par le Dr Lutaud, 360 pages, 1882.
– *Étude sur les hôpitaux d'isolement en Angleterre*, en collaboration avec le Dr W.-D. Hogg, 300 pages, avec 45 plans, J.-B. Baillière, 1886.
– *De l'épithélioma du col utérin*, traduction d'un mémoire de Marion Sims, Steinheil, 1880.
– *La profession médicale en Angleterre*, Gazette hebdomadaire, mai 1873.
– *Des mesures sanitaires et répressives dirigées contre la prostitution en Angleterre*, Gazette hebdomadaire, mai 1874.
– *Le cancer devant la Société pathologique de Londres*, Archives générales de médecine, novembre, 1874.
– *Du rétrécissement de l'urètre chez la femme et de son traitement par l'électrolyse*, traduction d'un mémoire de M. Newmann, Archives générales de médecine, janvier 1876.
– *De l'ovulation dans ses rapports avec la menstruation*, Annales de gynécologie, juin 1876.

Talma Studios
231, rue Saint-Honoré
F-75001 Paris
www.talmastudios.com
info@talmastudios.com

ISBN : 978-2-37790-013-8
© Tous droits réservés

PASTEUR L'IMPOSTEUR ?

Réédition de
M. PASTEUR ET LA RAGE

Exposé de la méthode Pasteur – Fréquence de la rage –
Insuccès du nouveau traitement – La rage du chien et du loup –
Statistiques complètes, etc.

par le
Dr Auguste Lutaud

Rédacteur en chef du *Journal de Médecine de Paris*

Préface
Serge Rader

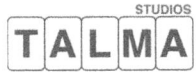

J'ai toujours réagi pour ma part contre les déplorables tendances à appliquer d'une façon prématurée à la pathologie les données encore incertaines de la physiologie expérimentale.

Vulpian.

Le plus grand dérèglement de l'esprit est de croire les choses parce qu'on veut qu'elles soient.

Pasteur.

PRÉFACE

En tant que pharmacien officinal, j'ai dédié l'essentiel de ma carrière professionnelle à la santé publique, que j'ai toujours servie avec honneur et probité, toujours et avant tout dans l'intérêt et le respect des patients, conformément au serment que j'ai prêté au sortir de la Faculté.

Or, la réalité d'exercice est tout autre ! Ma conviction, acquise au fil d'années d'expérience, de formatage obligé, voire de tromperies aggravées sur certains traitements, tout cela reçu à mon insu du système sanitaire en place, est que, dans tout ce qui est bien établi, c'est là que se trouvent le plus de possibilités de critiques. Les exemples sont nombreux, les scandales à répétition ne cessant de le démontrer (Vioxx, Mediator, Dépakine, Levothyrox, Méningitec...).

Il en est ainsi des jugements de l'histoire comme ceux des pratiques médicales et des remèdes proposés tels des panacées universelles : ils dépendent des circonstances, des arrangements politiques du moment et des intérêts financiers, dont les prix exorbitants et injustifiés accordés aux médicaments, notamment oncologiques, pour asseoir l'hégémonie des grands laboratoires.

C'est le cas dans le domaine ô combien tabou des vaccins, dont le seul questionnement sur leur utilité expédie son auteur au banc des accusés pour crime de lèse-majesté et complotisme, avec une sentence inquisitoriale définitive et non argumentée d'« antivax », ramenant ainsi le débat à une rivalité entre pro et anti totalement incongrue et stérile.

Pourtant, il n'est aucun domaine scientifique dont les protocoles ne soient sans cesse revus et corrigés, hormis celui des vaccins, où les questions sur leur efficacité et leur sécurité restent sans réponse, avec des mensonges flagrants et le déni de réalités insupportable, malgré les innombrables faits et preuves attestant de leur dangerosité : il faut religieusement croire en leurs vertus, croire le saint lobby vaccinal et ses nombreux complices assujettis financièrement, qu'ils soient médicaux, politiques ou médiatiques, alors que jamais la contestation n'a été aussi virulente. C'est parce qu'elle est issue d'un nombre colossal de victimes à travers le monde, ignorées par l'intelligentsia médicale aux ordres du nouvel eldorado pharmaceutique.

Et l'on continue néanmoins et sans raison à multiplier le nombre de vaccins et leurs obligations, alors que de récentes analyses chimiques, biologiques et génomiques démontrent que tous ces polyvaccins sont mal contrôlés par les autorités sanitaires en charge, qui laissent carte blanche aux producteurs, en les couvrant même, malgré les compositions délétères constatées. Elles ne répondent donc pas à un besoin essentiel de santé publique, mais aux impératifs et diktats d'une industrie pharmaceutique en mal d'innovations et de profits, dans une course effrénée à la performance boursière.

Un prochain livre à paraître, dans la suite de *Vaccins, oui ou non ?*[1], détaillera les nombreux contaminants contenus dans les vaccins analysés par des laboratoires indépendants de haute technicité financés par des citoyens n'ayant plus confiance dans les institutions sanitaires.

En sus des produits toxiques de leur composition (aluminium, mercure du thiomersal non mentionné, formol...), on y retrouve des produits chimiques tels des pesticides, des rétrovirus adventices divers, des protéines animales allergisantes, de l'ADN humain mutagène en grande quantité, etc., source de cancers, d'autisme et de maladies auto-immunes. Et tout cela dans l'indifférence générale des organismes chargés de leurs contrôles, de tous les parlementaires et des médias mainstream pourtant alertés.

Le sujet mérite donc un large débat citoyen, transparent et approfondi, dans l'intérêt des populations, car il est grand temps de remettre en cause le système pasteurien.

C'est pourquoi je porte à la connaissance du public ce livre de 1887, introuvable depuis longtemps, intitulé *Mr Pasteur et la rage*, du Dr Auguste Lutaud, rédacteur en chef du *Journal de Médecine de Paris*. Déjà du temps de Pasteur, l'imposture était suffisamment flagrante pour qu'un médecin honnête ose l'affirmer, malgré les risques pris en attaquant une icône nationale.

C'est, effectivement, ce qu'était devenu le chimiste Louis Pasteur, l'inventeur du vaccin de la rage, réputé avoir ainsi sauvé la vie du petit Joseph Meister, âgé de neuf ans, mordu par un chien le matin du 4 juillet 1885 à Maisonsgoutte, une commune du Bas-Rhin. C'est ainsi que la légende – ou le mythe, selon le point de vue – démarre : soixante heures plus tard, le soir du 6 juillet, Pasteur expérimente son vaccin selon le procédé de Pierre Victor Galtier, professeur à l'École vétérinaire de Lyon, tandis que le chien en cause a mordu deux autres enfants et son propriétaire, Théodore Voué, tous trois restés sans vaccination ni séquelles. Et bien en vie...

Un autre cas, celui de Jean-Baptiste Jupille, est aussi officiellement sauvé par le vaccin alors qu'il est démontré par la suite que le chien n'était pas enragé. Tandis que la nouvelle de ces deux victoires commence à faire le tour du monde grâce à ses amitiés journalistiques, Pasteur traite un troisième enfant mordu par un chien inconnu. Il meurt, mais avec les symptômes de la « rage de laboratoire »[2]. Les parents portent plainte. Bien que le Pr Brouardel, ami de Pasteur, reconnaisse que ce jeune Jules Rouyer soit décédé des suites du traitement antirabique, il note dans le rapport d'autopsie que le décès fait suite à une crise d'urémie, afin d'étouffer l'affaire. Déjà les mêmes pratiques que de nos jours...

---

1. *Vaccins, oui ou non ?*, Serge Rader, Stefano Montanari, Antonietta Gatti, Talma Studios, 2ᵉ édition, 2018.
2. La « rage de laboratoire » est une version de la maladie qui se développe après vaccination selon le procédé Pasteur, et qui peut conduire jusqu'à la tombe.

En avril 1890, le facteur Pierre Rascal et un ami sont attaqués par un chien, qui mord sévèrement ce dernier. Il refuse le traitement antirabique et survit. Pierre, protégé par son uniforme, ne présente pas de morsure, mais son administration l'oblige à se faire vacciner. Il décède ensuite de... la rage !

Mû manifestement par d'autres desseins que la science, Pasteur tait les nombreux décès à son actif, et l'engrenage de la gloire et de l'argent fait le reste : il bénéficie de protections diverses, tandis que la presse reste sourde aux protestations du Pr Pierre Jacques Antoine Béchamp, médecin, chimiste et pharmacien, sur cette folie de prévenir la rage en inoculant de la moelle de lapin mort de cette maladie à des individus mordus par des chiens supposés enragés. De plus, tandis que la rage est un phénomène marginal en France, avec douze à trente victimes annuelles à l'époque et seulement 5 à 16 % des individus mordus par un animal enragé contractant cette maladie, l'introduction du vaccin Pasteur entraîne l'augmentation des décès, mais uniquement dus à la rage de laboratoire.

Parfaitement documenté, le livre du Dr Lutaud prouve indubitablement le mythe du « grand'homme », que l'histoire tente de nous imposer avec son dogme vaccinal « qui sauve des vies ». Or, *M. Pasteur et la rage* démontre exactement le contraire, avec des faits et des témoignages implacables, ce qui fait conclure à son auteur que « M. Pasteur ne guérit pas de la rage, il la donne. »

Peu importe, la France a alors besoin de grandeur : n'oublions pas que l'avènement de Louis Pasteur intervient après la perte de l'Alsace-Lorraine, annexée par Bismarck le 10 mai 1871, à la suite de la capitulation de Sedan et la chute du IIe Empire le 2 septembre 1870. Ce fut une onde de choc dans l'opinion publique, avec la capture de l'empereur Napoléon III et l'armée totalement défaite par les Prussiens. La IIIe République naissante jouait sa survie et avait besoin de « clinquant », ce fut Pasteur, avec l'appui du milieu journalistique et politique de l'époque.

Le livre du Dr Lutaud constitue une enquête de portée historique irremplaçable, qui sera rapidement corroborée par de nombreux autres médecins et scientifiques, comme, par exemple, Carlo Ruta, professeur de Matière médicale à l'Université de Pérouse en Italie, qui écrit dès 1899 dans le *New York Medical Journal* :

> La vaccination est une chose monstrueuse ; elle est le résultat malencontreux de l'ignorance et de l'erreur. Elle ne devrait avoir aucune place ni en hygiène, ni en médecine... Il ne faut pas croire à la vaccination ; le monde entier a été plongé dans l'illusion. La vaccination n'a aucune base scientifique ; il s'agit d'une dangereuse superstition,

dont les conséquences ne peuvent se mesurer que dans la douleur et des larmes sans fin.³

Nous pouvons y ajouter une multitude d'autres observations médicales sans équivoque publiées tout au long du XXᵉ siècle et ensuite, mais retenons la synthèse du Dr belge Kris Gaublomme, car elle est prononcée lors d'un colloque au Parlement européen en 2002 :

> Les vaccins sont donc à l'origine de toute une série de maladies auto-immunes. Les conséquences de ces dernières sont lourdes... Je suis terrifié à l'idée que l'on continue à organiser des campagnes de vaccination massives et qu'on les élargisse d'année en année, sans identifier les causes de ce phénomène. Il est scandaleux qu'aucun gouvernement ne se donne la peine d'évaluer l'impact réel de ces procédures destructrices.
>
> Chers responsables politiques, je m'exprime au nom de nombreux médecins européens lorsque j'affirme que nous ne tolérerons plus que la santé de nos patients, et de la population européenne en général, soit sciemment compromise pour garantir les cotations en bourse d'entreprises pharmaceutiques... Nous ne supporterons plus que « le bien-être général » serve d'excuse gratuite !

Ou encore, l'annonce du Pr Jean-Michel Dubernard, chirurgien transplanteur de Lyon, président de la Commission des Affaires sociales, lors d'une table ronde qu'il préside à l'Assemblée nationale en juin 2007 : « Il n'existe pas de preuve scientifique de l'utilité des vaccins. »

Cette nouvelle édition de *M. Pasteur et la rage* ou *Pasteur l'imposteur ?* est dédiée aux innombrables victimes innocentes des compositions vaccinales et à leur famille qui ont cru, à tort, à leur bien-fondé entretenu par une intelligentsia médicale asservie, qui n'hésite pas, sans scrupule, à trahir la vérité scientifique pour des intérêts économiques et qui, en plus, leur dénie la réalité de leurs conséquences. Tout aussi grave, la malhonnêteté et le mensonge portés par ces porte-voix immoraux en conflits d'intérêt permanents ne sont pas censurés par les médias complices, alors que ceux qui démontrent la sombre vérité issue du terrain sont discrédités et interdits de parole.

Tout continue avec la pandémie actuelle et l'annonce de vaccins concoctés à la va-vite : les soi-disant experts sèment la peur et échafaudent les pires mesures irraisonnées et coercitives pour contenir, asservir et contrôler les populations, dans un objectif qui semble être la destruction des institutions démocratiques et la restriction des libertés individuelles, tout en générant toujours plus de profit, quel que soit le coût humain.

Pasteur l'imposteur ? contribue à la prise de conscience salutaire de l'inutilité et du danger de certaines thérapies, y compris vaccinales, plus toxiques que bénéfiques pour la santé, qui m'ont amené à quitter ce métier à l'âge de 52 ans, après vingt-six ans d'exercice, pour ne plus cautionner un système pharmaceutique délétère, voire mafieux, et dispendieux pour la collectivité, tandis que des besoins sanitaires primaires restent inassouvis.

Serge Rader, pharmacien,
membre de l'Association internationale
pour une médecine scientifique indépendante
et bienveillante (AIMSIB),
conseiller scientifique de la Ligue nationale
pour la liberté vaccinale (LNPLV) adhérente
au Forum européen de vaccino-vigilance (EFVV).

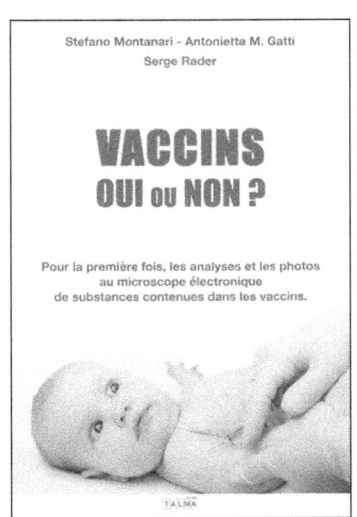

AVANT-PROPOS

Il y a un an que M. Pasteur communiquait à l'Académie de médecine un procédé de traitement infaillible de la rage. Ce traitement, pompeusement et bruyamment annoncé, s'appuyait alors sur un seul fait : la guérison (?) du jeune Meister.

À cette même séance, le président, M. Jules Bergeron, déclarait que « la date du 27 octobre 1885 était la plus mémorable dans l'histoire de la science », puis, inaugurant un système d'intolérance qui s'est prolongé jusqu'à ce jour, il refusait la parole à MM. Jules Guérin et Colin, d'Alfort, qui désiraient présenter quelques observations à M. Pasteur au sujet de son étrange communication.

Tout le monde connaît la suite des événements : les réclames charlatanesques qui inondèrent la presse politique ; les 3 000 guérisons (?) effectuées à l'École normale et pompeusement annoncées ; les conférences, les banquets, les représentations théâtrales organisées par MM. Pasteur, Chautemps et Grancher, etc.

Négligeant la clinique, foulant aux pieds les données les plus élémentaires de la médecine traditionnelle, M. Pasteur, nouvel hercule, s'était contenté de la simple affirmation. Nouveau prophète, il avait posé les fondements d'une nouvelle église dont le dogme principal était : *Credo quia absurdum*[4].

Tel s'est présenté le célèbre chimiste lorsqu'il a prétendu avoir trouvé un traitement infaillible de la rage, avant même que le temps nécessaire à l'incubation de la maladie ait permis de contrôler cette téméraire affirmation.

Non seulement M. Pasteur affirmait sans preuves, mais il employait pour la divulgation de cette prétendue découverte des procédés que la science, et particulièrement la science médicale, a toujours considérés comme indignes d'elle.

La science nouvelle se présentait en outre au monde savant avec un despotisme inconnu jusqu'à ce jour. Appuyées par l'Académie des sciences et par un jeune professeur de notre première Faculté française, les théories pastoriennes étaient absolument imposées. Quiconque les mettait en doute était honni et conspué. On pouvait être anarchiste, communiste ou nihiliste, mais pas antipastorien. On avait fait d'une simple question scientifique une question patriotique.

C'est alors que nous avons entrepris dans le *Journal de Médecine* cette lutte qui dura plus d'une année. Ceux de nos lecteurs – et ils sont nombreux – qui ont appuyé nos efforts et nous ont aidés de leurs conseils, ont pu seuls comprendre combien il a été difficile de recueillir les documents qui ont permis de démontrer que non seulement M. Pasteur ne guérissait pas la rage, mais que les doctrines qu'il exposait étaient contraires aux données les plus élémentaires de la clinique. Il nous a fallu des efforts inouïs pour suivre attentivement les malades que M. Pasteur renvoyait de son laboratoire guéris et qui allaient succomber dans leurs provinces, pour démontrer que l'année 1886 avait compté plus de décès par la rage que les années antérieures.

Aujourd'hui, la lumière est faite. M. Colin, à l'Académie, et M. Peter, à la Faculté de médecine, ont parlé et enlevé les quelques illusions qui pouvaient encore rester. Au point de vue expérimental, un savant autrichien, élève et ancien admirateur de M. Pasteur, a publié le résultat d'expériences que nous ferons connaître dans un chapitre de ce livre et qui démontrent « qu'il n'existe pas de base scientifique pour l'institution chez l'homme d'un traitement préventif de la rage après morsure et que le procédé rapide récemment préconisé par M. Pasteur transmettrait probablement la maladie à l'homme ». Ces mêmes expériences répétées à Lisbonne par le professeur Abreu, et à Naples par les professeurs de Renzi et Amoroso ont donné les mêmes résultats et démontré que rien ne pouvait empêcher l'évolution du virus rabique introduit dans l'économie.

Ainsi nous disions que, non seulement le traitement Pasteur ne pouvait pas guérir la rage, mais qu'il pouvait la donner.

Les faits ont malheureusement parlé dans le même sens que nous.

Pendant un an, la méthode a été inoffensive et inefficace, elle a succombé sous le ridicule.

Aujourd'hui, elle est devenue dangereuse.

Pendant les deux derniers mois de l'année 1886 la mortalité à la suite du traitement Pasteur a pris des proportions vraiment inquiétantes. Onze individus sont morts en présentant des symptômes insolites qui ressemblaient d'une manière étrange à la rage de laboratoire.

Une enquête approfondie sur ces onze décès n'a pas permis de garder plus longtemps le silence. M. le professeur Peter est monté à la tribune de l'Académie de médecine et n'a pas hésité à déclarer que *la nouvelle méthode Pasteur était dangereuse.*

On ne guérissait pas la rage au laboratoire de l'École normale, on la donnait.

On m'a reproché d'avoir discuté ces questions avec passion et d'avoir souvent attaqué avec violence les pratiques scientifiques de M. Pasteur.

Oui ! j'en conviens, j'ai écrit ce livre avec passion, mais avec la passion que tout médecin doit apporter lorsqu'il recherche la vérité.

Je le demande aux plus indifférents : était-il permis de rester calme lorsqu'on entendait journellement émettre les hérésies les plus extravagantes ?

Était-il permis de ne pas avertir les malheureux qui se rendaient en foule à l'École normale lorsque nous étions convaincus qu'ils couraient un véritable danger ?

On nous rendra cette justice que nous avons, dans le courant de cet ouvrage, réfuté avec plus ou moins d'ardeur les doctrines émises par M. Pasteur sur le traitement de la rage, sans nous inquiéter de la personnalité de l'individu.

Nous sommes resté exclusivement sur le terrain médical ; et si nous nous sommes parfois laissé entraîner par l'ardeur de nos convictions à de vives polémiques, elles avaient uniquement pour objet la défense de la vérité scientifique si outrageusement offensée par les hommes de l'École normale.

En a-t-il toujours été ainsi chez nos adversaires ?

Dès le début de cette étrange guerre contre le sens commun, les pastoriens et leurs amis se sont présentés comme des matamores intolérants. Ils ne proposaient pas leurs prétendues découvertes à la discussion du monde médical, ils voulaient l'imposer. On avait bâillonné la presse politique, accaparé l'agence Havas, menacé la Presse médicale et organisé par les soins de M. Vallery-Radot, gendre de M. Pasteur, une agence de publicité qui adressait aux journaux de véritables *communiqués* qui rappelaient les beaux jours de l'Empire.

Afin d'entretenir et de réchauffer l'enthousiasme, on faisait vibrer la fibre patriotique. Quiconque émettait la plus petite note dubitative sur la valeur de la méthode était un mauvais Français vendu à l'Angleterre ou à la Prusse.

Enfin, comme la découverte étrange de M. Pasteur paraissait violemment offenser le sens clinique et même le sens commun, le mot d'ordre du camp pastorien était de surenchérir sur la valeur de l'homme et de l'élever à la hauteur d'un demi-dieu. Un de ses panégyristes qui siège au Conseil municipal de Paris, et que nous ne voulons pas nommer par égard pour ce Corps constitué, écrivait la phrase suivante :

> La preuve que M. Pasteur guérit la *rage, c'est que pendant toute sa vie, qui a été remplie d'affirmations hardies,* il ne s'est jamais trompé.

Un autre pastorien, M. Verneuil, traitait en pleine Académie de médecine d'*obscurs blasphémateurs* les médecins qui se permettaient de critiquer la grande découverte. Ainsi, pour eux, critiquer Pasteur, c'était *blasphémer* et on sait que le blasphème est une offense qui ne s'applique qu'à Dieu.

Tout cela était du reste comique. Mais il existe d'autres antiennes, d'autres clichés colportés par les officieux et la presse officielle qui offensaient non seulement le sens commun, mais qui étaient la négation absolue de la vérité.

La défense de la vérité exige donc que nous en disions quelques mots.

Le cliché le plus répandu et qui était comme un mot d'ordre dans le camp pastorien était celui-ci :

> M. Pasteur, *le savant désintéressé* qui... que..., etc.

Afin de mieux répandre cette idée du désintéressement, M. Pasteur avait fait écrire par son gendre, et publier à la librairie Hetzel, un livre intitulé *Histoire d'un savant par un ignorant*.

Dans cet ouvrage où le grotesque le dispute à l'absurde, il est dit et répété cent fois que M. Pasteur est l'homme le plus désintéressé des temps modernes, le savant le plus pur, le savant le plus modeste, l'étoile la plus brillante, etc., en un mot les superlatifs les plus laudatifs y sont accumulés à l'envi.

D'un autre côté, les pastoriens faisaient distribuer dans toute la presse officielle une seconde série de clichés dans lesquels le mot d'ordre consistait à renchérir sur les prétendues découvertes antérieures de cet homme étonnant. C'est ainsi qu'on imprimait en tête de tous les articles dithyrambiques consacrés à l'Idole :

> M. Pasteur a rendu à la France des services INCALCULABLES :
> – Il a rendu la richesse aux départements du Midi en guérissant la maladie des vers à soie.
> – Il a rendu la richesse à l'industrie des bières françaises en indiquant un procédé infaillible pour leur fabrication.
> – Il a centuplé les richesses vinicoles de la France en indiquant un nouveau procédé pour la conservation et la production du vin.
> – Il a rendu la richesse aux oviculteurs français, en préservant leur bétail de la terrible maladie charbonneuse.
> – Il a rendu la richesse aux fermiers français, en guérissant la terrible maladie qui sévissait sur leurs volailles (choléra des poules).
> – Il a rendu à la France ses richesses porcines en guérissant le rouget du porc.

L'énumération des services rendus à la France ne s'arrête pas là : d'après ses panégyristes, il aurait guéri non seulement le choléra des poules, mais le choléra humain. C'est lui qui aurait inventé tous les nouveaux procédés de chirurgie antiseptiques indiqués par Lister, etc.

La question est, du reste, sans importance pour la thèse que j'ai soutenue dans ce volume, à savoir : *la méthode proposée par M. Pasteur pour le traitement de la rage est inefficace ou dangereuse*.

Il m'importe donc peu de savoir si M. Pasteur est avide ou désintéressé. Je suis convaincu qu'il est bon fils, bon père, bon époux, bon citoyen, etc., mais l'insistance apportée par ses dangereux amis à le sacrer *demi-dieu*, les procédés de réclame qu'il a employés dans la presse politique et le respect que nous devons à la vérité, nous obligent à examiner avec quelque attention les nombreux clichés imprudemment répandus par ses amis.

Il ne faut pas se le dissimuler : M. Pasteur, de même que Mesmer et Cagliostro, appartient à l'histoire scientifique de son siècle. Nous avons la conviction qu'il y a joué un rôle néfaste ; mais ce rôle n'en aura pas moins été considérable. Les générations qui nous suivront auront quelque peine à retrouver la vérité dans le chaos que nous traversons aujourd'hui.

Nous croyons donc rendre un véritable service à nos successeurs en rassemblant dans un court appendice placé à la fin de ce volume, un certain nombre de documents de nature à jeter quelque lumière sur la vie et les découvertes de cet homme remarquable.

Il y a exactement un siècle (1787), un savant étrange bouleversait le monde par la prétendue découverte du *magnétisme animal*, qui passionna à cette époque tous les esprits.

Ce savant était Mesmer.

De même que Pasteur l'a fait pour la rage, Mesmer a passionné la France sur la question du magnétisme ; de même que Pasteur, il attirait dans son Institut magnétique des milliers de malades imaginaires auxquels il rendait la santé ; de même que Pasteur, Mesmer recevait les ovations enthousiastes de la foule ; de même aussi il recevait de l'État un magnifique domaine et une pension de 20 000 livres.[5]

La nation française tout entière et les plus illustres savants de l'Institut ont acclamé Mesmer comme le plus grand génie du monde. Celui qui aurait, à cette époque, émis quelques doutes sur la découverte de ce grand homme aurait probablement été aussi maltraité que nous l'avons été nous-mêmes en discutant la valeur du traitement antirabique.

Jussieu et l'Institut étaient avec Mesmer, en 1787, de même que M. Vulpian et l'Institut déclarent que M. Pasteur est infaillible en 1887. Triste comparaison ! Les hommes sont et seront donc toujours les mêmes !

Nous ne pouvons cependant nous défendre d'un profond sentiment de tristesse en comparant ces deux époques. En 1787, Mesmer et le magnétisme animal avaient, en effet, envahi la France scientifique et jouissaient d'un engouement aussi absurde et irréfléchi que celui avec lequel on a accueilli la méthode pastorienne ; l'Institut, les grands savants, le roi, Marie-Antoinette[6], et les ministres avaient déclaré que le traitement magnétique était infaillible. Mais un corps savant, un seul, avait résisté.

Dans une séance solennelle tenue le 18 septembre 1787, la Faculté de médecine de Paris, composée de la réunion de tous les docteurs régents, avait déclaré « que la théorie de Mesmer était contraire aux théories de la saine médecine et s'appuyait sur des observations de cures impossibles et invraisemblables ».

Il faut, pour être juste, ajouter que cette courageuse protestation fit le plus grand tort à la Faculté auprès des pouvoirs publics, qui étaient prosternés autrefois devant Mesmer comme ils le sont aujourd'hui devant Pasteur.

Mais notre Faculté était indépendante il y a cent ans, et on n'aurait pas alors rencontré des professeurs capables de marcher à la remorque d'un thaumaturge comme MM. Vulpian et Grancher ont le triste courage de le faire.

Qui donc voudrait soutenir aujourd'hui que l'Institut et Mesmer avaient raison contre la Faculté de médecine de Paris en 1787 ?

Qui donc soutiendra, dans un siècle, que l'Institut et MM. Pasteur, Grancher et Vulpian avaient raison contre la clinique et le bon sens médical en 1887 ?

Le Puissant Mesmer a passé ; le Puissant Pasteur passera aussi !

Que ces quelques considérations soutiennent le courage des nombreux médecins indépendants qui ont lutté avec nous pendant cette dernière année contre l'intolérance et la témérité de la puissante école pastorienne. Ils ont combattu pour la vérité. De même que le Soleil, celle-ci a pu être éclipsée par les Mesmers, les Pasteurs et les Granchers de toutes les époques, mais elle n'en est réapparue que plus radieuse.

Nous avons la conviction que l'Académie des sciences et l'Académie de médecine ont été l'objet d'une cruelle mystification, et que la prétendue découverte de la guérison de la rage est une des plus grandes erreurs du siècle. Il faut que cette conviction soit bien profonde pour que nous ayons abandonné nos études habituelles, et consacré plus d'une année à remonter un courant qui paraissait alors irrésistible et à combattre des théories qui avaient pour elles l'appui de certains corps savants, qui ne nous pardonneront sans doute jamais d'avoir osé lutter contre l'homme dont ils avaient imprudemment consacré l'infaillibilité.

Mars 1886.

Introduction

QUESTIONS À M. PASTEUR

Quelques-uns de nos amis nous ont parfois reproché la réserve et même les critiques plus ou moins acerbes avec lesquelles nous avons accueilli les étonnantes communications faites par M. Pasteur à la presse politique, puis à l'Académie des sciences et à l'Académie de médecine.

Nous allons nous efforcer aujourd'hui d'expliquer à nos amis les raisons qui ont dicté nos appréciations et notre conduite. Sans entrer à fond dans un sujet qui touche à des questions aussi complexes ; nous allons passer rapidement en revue les arguments pastoriens qui nous ont paru, après examen, heurter profondément les notions les plus élémentaires de la clinique. Nous dirons ensuite quelques mots des procédés extra-scientifiques à l'aide desquels M. Pasteur a sollicité l'attention du public, procédés qui nous ont paru de nature à blesser violemment le sens médical et les sentiments de dignité professionnelle qui ont toujours fait le plus grand honneur au corps des médecins français.

Nous relèverons donc contre la méthode Pasteur quelques points, ou plutôt quelques simples et timides objections qui ont dû nécessairement se présenter à l'esprit de tout médecin. Par médecin, j'entends l'individu qui, après avoir reçu une solide instruction théorique et pratique, se livre ensuite à la pratique de son art. Celui, en un mot, qui passe sa vie à soigner des malades.

Le type ainsi défini se trouve naturellement différer essentiellement de l'individu qui, après s'être rapidement pourvu du diplôme doctoral, s'élance ensuite dans une voie latérale, telle que la chimie, la physique, la botanique, la pharmacie et même la physiologie. Quels que soient le niveau atteint dans sa branche accessoire et les services rendus à la science, le médecin ainsi dévoyé perd le sens de la clinique et se trouve par cela même incapable de juger les questions ressortissant de la médecine pratique. C'est malheureusement cette catégorie de savants, très honorables sans doute, qui composent la majorité de l'Académie des sciences et de l'Académie de médecine et se trouvent par cela même les juges souverains et les directeurs de l'opinion médicale.

Après cette digression, qui m'a paru nécessaire pour expliquer comment nos premiers corps savants ont pu emboucher la trompette de l'enthousiasme en présence de découvertes dont l'étrangeté nous aurait semblé demander un peu plus de réserve, nous allons donc poser les questions suivantes, que nous considérons comme le programme de la discussion scientifique de la méthode :

Le chien qui a fait la morsure est-il enragé ?
L'individu traité est-il atteint de la rage ?

Pourquoi le nombre des enragés a-t-il été centuplé depuis trois mois ?
Qu'est-ce que la rage des loups ?
Pourquoi la rage est-elle plus grave lorsque la morsure est plus profonde ?
Pourquoi le virus rabique ne donne-t-il lieu à aucune réaction locale ou générale ?

Nous aborderons ensuite quelques points secondaires, mais, nous le répétons, nous ne pouvons traiter ici ces questions à fond, notre intention étant simplement de faire toucher du doigt les points faibles auxquels les pastoriens n'ont pas même songé à répondre.

I.

Le chien qui a fait la morsure est-il enragé ? — Dans un article entièrement favorable à la nouvelle méthode, notre regretté maître et ami Dechambre écrivait les lignes suivantes :

> Nous comprenons qu'on se montre exigeant dans l'interprétation du fait de vaccination antirabique relaté par M. Pasteur ; qu'on demande, par exemple, *si le chien était réellement enragé.*

Nous avons donc le droit d'être exigeant, puisque notre maître l'était, et la première question à poser est la suivante : *Existe-t-il des signes physiques et anatomiques certains pouvant prouver qu'un chien est atteint de la rage ?*
Les vétérinaires avouent sur ce point leur incertitude et leurs hésitations. C'est ainsi que le chien qui avait mordu Meister a été déclaré enragé parce qu'*on a trouvé des fragments de bois dans son estomac.* J'en appelle aux professeurs d'anatomie pathologique, MM. Cornil et Grancher, qui ont emboîté le pas derrière M. Pasteur, est-ce là un signe anatomo-pathologique de quelque valeur ? C'est cependant le seul *signe certain* de la rage, si nous en croyons Bouley. On donne encore comme signe de la rage chez le chien quelques symptômes communs à un grand nombre de maladies de la race canine, tels que la tristesse, l'œil hagard, la perte d'appétit, etc. Mais, nous le répétons, la rage canine ne se manifeste par aucun signe anatomo-pathologique ; les symptômes de cette affection sont vagues et mal définis, et les vétérinaires, qui discutent depuis longtemps cette question, sont loin d'être d'accord. Nous affirmerons donc, jusqu'à preuve du contraire, que *rien n'établit que les chiens qui ont mordu Meister et Jupille étaient enragés* et qu'il n'est par conséquent pas démontré que ces deux individus ainsi que les 1 500 autres donnés comme guéris étaient vraiment atteints de la rage. Nous reviendrons du reste plus longuement sur ce point.

II.

L'Individu traité est-il atteint de la rage ? Ce que nous venons de dire nous dispense d'entrer dans de longs développements sur cette seconde question. Tant qu'un individu n'a pas présenté les symptômes de la rage, il n'existe aucun signe permettant d'affirmer qu'il est atteint de cette affection. Ce point n'est contesté par personne.

J'ai pu recueillir un certain nombre de faits qui prouvent jusqu'à l'évidence qu'il n'existe à cet égard que tâtonnements et incertitudes. En voici un : un médecin honorable et instruit, qui exerce aux environs de Paris, et que je ne puis nommer dans la crainte d'attirer sur sa tête les colères des puissants pastoriens, a été appelé, le 16 novembre 1884, près d'un enfant de six ans horriblement mordu par un chien. Les morsures avaient labouré le visage, perforé la lèvre supérieure et fait sauter deux dents. L'enfant est cautérisé DEUX HEURES après l'accident, avec une solution de chlorure d'antimoine. Le chien fut abattu, autopsié et déclaré enragé. Il était impossible que des lésions semblables n'aient pas inoculé le fatal virus. En présence d'une situation aussi grave, notre confrère, grand admirateur de M. Pasteur (il a changé depuis), écrit au maître pour le supplier de faire quelque chose pour cet enfant. Voici la réponse du professeur de l'École normale[7] :

Monsieur,

Les cautérisations que vous avez pratiquées doivent vous rassurer pleinement sur les conséquences de la morsure.

Ne faites plus aucun traitement ; c'est inutile.

L. Pasteur

Est-il nécessaire de commenter cette épître ? Ainsi, voilà M. Pasteur qui convient lui-même de son ignorance des choses de la médecine, qui donne une consultation aussi insensée (!), qui déclare qu'en présence de la cautérisation faite deux heures après l'inoculation, tout traitement est inutile ! Ce serait presque comique si ce n'était profondément triste.

Mais le fait le plus remarquable à déduire de cette observation est le suivant : l'enfant que M. Pasteur a refusé de soigner, mordu par un chien déclaré enragé le 19 novembre 1884, *se porte aujourd'hui très bien*, deux ans après l'accident. Supposons un seul instant que M. Pasteur ait accepté de traiter ce petit malade et lui ait inoculé ses virus, n'aurait-on pas considéré ce cas comme le pendant

---

7. Il va sans dire que nous tenons à la disposition de nos amis ce curieux document.

bien légitime des guérisons miraculeuses de Jupille et de Meister ? On l'aurait fait avec d'autant plus de raison que le chien qui avait inoculé cet enfant avait été déclaré enragé par les vétérinaires les plus instruits de Paris, que les blessures, nombreuses et profondes, avaient été immédiatement constatées par des médecins compétents. Toutes ces garanties n'existaient pas pour Jupille mordu dans le fond du Jura par on ne sait qui et on ne sait comment, et qui avait bien des chances d'être un enragé de circonstance.

Ce fait démontre donc qu'il est impossible d'établir avec certitude qu'un individu est atteint de la rage et qu'il n'est nullement démontré que les 3 000 enragés guéris par M. Pasteur étaient véritablement des hydrophobes.

III.

Pourquoi le nombre des enragés a t-il été plus que centuplé depuis quinze mois ? — Cette question en est une que le simple bon sens nous obliga poser à M. Pasteur. Les statistiques les mieux établies démontrent que la rage faisait en France, avant l'invention du traitement antirabique, de douze à trente victimes. Or, d'après la récente circulaire adressée au *Figaro* et à toute la presse politique, le nombre des ENRAGÉS GUÉRIS pendant un an se serait élevé à **3 000** ! Cela ferait donc pendant l'année plus de TROIS MILLE CAS de rage mortelle au lieu de vingt. Comment expliquer une telle ascension ? On serait presque tenté de croire que les gens deviennent enragés à plaisir depuis qu'on leur offre la certitude de la guérison.

Les statistiques de tous les pays démontrent que le nombre des victimes que fait la rage est extrêmement minime. D'après les statistiques présentées par le Dr Frisch[8] à la Société des médecins de Vienne, la rage a fait en Autriche, de 1879 à 1885, treize, huit, cinq, sept, deux et dix victimes. En Prusse, où le seul traitement prophylactique consiste à museler les chiens, il y a eu dans les cinq dernières années dix, six, quatre, une et zéro personne ayant succombé à

---

8. Ce médecin, qui était venu étudier le traitement Pasteur, a formulé son opinion devant la Société des médecins de Vienne, de la façon suivante : « Quant à la valeur de ce traitement préventif, il n'est pas encore possible de se prononcer avec certitude, parce que la durée de l'inoculation de la rage est très longue. Il faut donc attendre encore des renseignements ; mais rien n'empêche de répéter les expériences de M. Pasteur (Séance du 17 avril 1886). » Or, voici comment M. Pasteur et ses amis ont interprété ces paroles dans une dépêche reproduite par tous les journaux politiques : « Le docteur Frisch, qui a été envoyé dernièrement à Paris par un comité viennois pour étudier la méthode d'inoculation Pasteur, a fait un résumé de ses recherches dans une réunion publique à l'Hôtel de Ville. Il a loué sans réserve le système de M. Pasteur et il a dit qu'il devrait être adopté par tous les médecins de l'Autriche. » Je ne sais pas qui est chargé du service de la publicité à l'École normale, mais je crains vraiment qu'ils n'abusent par trop de la crédulité du corps médical français. Depuis cette époque, Von Frisch a institué à Vienne une série d'expériences que nous reproduisons plus loin et qui contredisent d'une façon absolue celles de M. Pasteur.

la rage. On le voit, l'hydrophobie occupe une place peu importante dans notre pathologie, surtout si on la compare à la phtisie, à la diphtérie, à la variole.

Mais cet argument ne diminue en rien le mérite de M. Pasteur s'il a vraiment découvert le remède de la rage. N'y aurait-il qu'un seul enragé en France chaque année, je serais éternellement reconnaissant au professeur de l'École normale s'il le guérit et ne regretterais pas les millions dépensés à cet effet. En attendant, je supplie les autorités de ne pas trop s'en rapporter à la méthode nouvelle et de ne pas négliger les mesures qui sont de nature à contribuer, concurremment avec M. Pasteur, à la prophylaxie de la rage, nous voulons parler du musellement des chiens qui, rigoureusement appliqué en Allemagne, a fait descendre à zéro la mortalité occasionnée par cette terrible maladie.

IV.

Qu'est-ce que la rage des loups ? — Nos lecteurs connaissent dans leur ensemble les faits survenus au laboratoire de la rue d'Ulm. Ils savent que la méthode a donné quelques insuccès. Non seulement une enfant, puis une femme sont mortes de la rage, mais encore une série de Russes se sont montrés vraiment réfractaires à l'effet des virus moelleux. Au nombre de cinq, ils sont venus mourir dans nos hôpitaux et un sixième a succombé à son retour en Russie.

Cet insuccès était certainement de nature à déconcerter toutes les prévisions. Mais pourquoi n'ont-ils pas voulu guérir ? Est-ce parce qu'ils étaient Russes ? On ne pouvait sérieusement penser à donner cette explication et, à bout d'expédients, on a dit qu'ils étaient morts parce qu'ils avaient été *mordus par des loups*.

D'après M. Pasteur, la rage du loup serait différente de celle du chien. Elle serait plus grave. En outre, les loups ont une manière spéciale d'inoculer leur virus, ils vont plus profondément, etc.

À l'appui de cette assertion, le professeur a communiqué au *Figaro* et à l'Académie des sciences une série de faits des plus concluants. Nous les reproduisons textuellement[9] :

> 1° En 1706, le 27 février, à Saint-Julien-de-Civry (Saône-et Loire), *huit* personnes étaient mordues par un loup enragé. Elles moururent *toutes* en un espace de temps variant de dix-sept à soixante-huit jours.
>
> 2° Le 20 décembre 1806, *neuf* personnes étaient mordues près de Bourges ; *huit* sont mortes.
>
> 3° Le 10 octobre 1812, à Bar-sur-Ormie, *dix-neuf* personnes étaient mordues. — Un médecin cautérisa et lava leurs plaies avec du muriate

---

9. Cette communication, envoyée sous forme de circulaire à tous les journaux français, n'a pas été lue à l'Académie de médecine. Pourquoi ? L'auteur a peut-être pensé qu'elle y serait moins favorablement accueillie.

d'ammoniaque liquide. Elles ont succombé en une période de treize à soixante-onze jours.

4° Le 23 février 1849, à Darbois, un berger nommé Dumont, âgé de soixante-quatre ans, mourait mordu par un loup, après trente-deux jours de souffrances.

5° En 1866, trois personnes mouraient dans l'Aveyron.

Ainsi, voilà les faits cliniques qu'on nous présente ! M. Pasteur est allé chercher dans les almanachs du temps, jusqu'à des observations datant du dix-huitième siècle, et dépourvues de toute authenticité pour expliquer la mort de ces pauvres Russes. Il fallait nous donner des faits récents ou tout au moins remontant à une époque moins légendaire, ce qui nous eût permis de les contrôler.

Nous avons nous-même recherché des faits plus récents et ceux que nous avons recueillis et que nous publierons démontrent que la mortalité par la rage du loup n'est pas plus élevée que celle par la rage du chien.

Je crains bien que les honorables confrères chargés de souffler M. Pasteur lorsqu'il parle médecine ne l'aient engagé dans une mauvaise voie. Il nous semble plus simple d'admettre que ceux des Russes qui sont morts avaient vraiment la rage et que ceux qui sont retournés en Russie ne l'avaient pas. Ils ont été mordus par le même animal, cela est vrai, mais les uns ont subi l'inoculation, les autres y ont échappé. Si M. Pasteur était médecin, il saurait qu'il arrive souvent que sur plusieurs enfants, vaccinés avec le même virus, un certain nombre échappent à l'inoculation.

V.

Pourquoi la rage est-elle plus grave lorsque la morsure est plus profonde ? — Dans sa communication au *Figaro* et à l'Académie des sciences, M. Pasteur donne encore une raison pour expliquer l'insuccès de sa méthode sur les Russes. Nous citons :

> La différence de gravité s'explique par la puissance de mâchoire du loup qui porte le virus plus profondément dans le système… La mort des personnes mordues par les loups est beaucoup plus fréquente en raison du nombre des blessures, de leur profondeur et de leur gravité.

Cet argument doit certainement convaincre les lecteurs du *Figaro* et du *Petit Journal*, mais je crois que les médecins sont plus difficiles. Comment ! l'inoculation est plus grave lorsque le virus est porté plus profondément dans le système ! Voilà qui renverse toutes les idées reçues. J'avais cru jusqu'à ce jour que le vaccin s'inoculait quelle que soit la profondeur de la piqûre. On nous a même toujours conseillé de préférer l'inoculation peu profonde comme beaucoup plus sûre. Tout cela est peut être changé, mais je serais heureux de connaître à cet égard l'opinion de la Commission de la vaccine à l'Académie de médecine.

VI.

Pourquoi le virus moelleux ne donne-t-il lieu à aucune réaction locale ou générale ? — Un des principaux griefs qu'adressaient les pastoriens à leur confrère Ferran était ainsi formulé :

> Vous prétendez inoculer un choléra atténué ; comment se fait-il que votre inoculation ne donne lieu à aucun phénomène local ou général ? Vos malades devraient avoir un petit choléra ou tout au moins présenter une réaction quelconque indiquant l'introduction du virus dans l'économie. Comme rien de tout cela n'a lieu, nous avons bien des raisons de croire que vous n'injectez que de l'eau sale ne possédant aucune propriété virulente spéciale.

Nous n'avons certes pas l'intention d'émettre une semblable opinion sur le virus moelleux, mais les faits qui se passent à l'École normale n'en sont pas moins de nature à renverser ce qu'on nous avait appris autrefois sur les virus. Prenons des maladies essentiellement virulentes, telles que la variole, la vaccine, la syphilis, etc. Nos ancêtres, qui inoculaient déjà au siècle dernier la variole atténuée, n'obtenaient-ils pas toujours une petite vérole, une éruption quelconque ? Le virus vaccinal inoculé ne donne-t-il pas toujours naissance à une pustule ? L'inoculation de la syphilis ne produit-elle pas le chancre induré ? Tout cela est clair, positif, incontestable. La maladie transmise par inoculation donne naissance à une maladie de même nature. Mais rien de tout cela n'a lieu pour la rage atténuée. On inocule de la moelle plus ou moins virulente, et puis on n'a rien, pas la plus petite pustule, pas même de l'érythème, aucune réaction générale pouvant se rapprocher des accidents rabiques réels. Tout cela est bien étrange et bien en contradiction avec ce qu'on nous avait appris autrefois sur la transmission des maladies virulentes.

Telles sont les principales questions que nous voulions adresser à M. Pasteur et aux honorables confrères qui ont accepté les yeux fermés les faits surprenants qui ont étonné à juste raison le monde scientifique pendant ces six derniers mois.

Mais nous tenons essentiellement à déclarer qu'il n'y a dans notre attitude ni parti pris, ni hostilité. Nos lecteurs savent que nous avons à cœur de prendre au sérieux toutes les questions de science présentant un intérêt pratique. Celle qu'aborde M. Pasteur est certainement de ce nombre, et nous serons très heureux de voir un jour la pratique confirmer ce qui a semblé devoir rester jusqu'à ce jour dans le domaine de la théorie spéculative. Comme l'a fort bien dit le savant autrichien, M. Frisch, la question doit être réservée, la période d'incubation de la rage étant quelquefois très longue.

Je supplie donc mes confrères de modérer leur enthousiasme et je crois qu'il est convenable d'apporter quelques réserves. On me dit :

La France n'a qu'un grand homme et vous cherchez à le déprécier.

Mais c'est dans l'intérêt même du Grand Homme que les réserves me semblent nécessaires, indispensables. Pensez donc comme il est cruel, aux yeux de l'Étranger, de reconnaître que nous avons été trop loin, que la méthode est imparfaite, et quelle amère déception pour notre patrie et pour nous-mêmes si, dans un an, la méthode Pasteur était abandonnée ou démodée ! Que le public prenne feu et flamme, qu'il s'enthousiasme à la lecture des tartines dithyrambiques qui lui sont servies chaque jour, cela est dans l'ordre. Mais nous pensons que les médecins et les véritables hommes de science ne doivent accepter que sous bénéfice d'inventaire les découvertes dont les applications pratiques ne sont pas encore démontrées. Comme l'a fort bien dit le professeur Brouardel, en parlant des inoculations préventives de l'Espagnol Ferran, précurseur, collègue et émule de M. Pasteur, il ne faut pas passer trop tôt du domaine de la théorie à celui de la pratique.

Nous aurons à parler plus tard des procédés à l'aide desquels M. Pasteur et ses amis ont appelé l'attention des gens du monde sur leur découverte. Quoique cette question sorte un peu du cadre purement scientifique, nous croyons nécessaire de mettre au grand jour certains agissements qui nous paraissent de nature à compromettre sérieusement la dignité de notre profession.

Tels sont les points les plus importants qui nous semblent devoir servir de base à la discussion de la nouvelle méthode.

Nous allons les reprendre et les discuter à nouveau, en faisant connaître les principaux documents qui s'y rattachent.

Chapitre 1

EXPOSÉ DE LA MÉTHODE

Avant d'aller plus avant dans la critique, il nous a paru nécessaire de remémorer à nos lecteurs les points les plus importants de la méthode.

Cet exposé sera fait aussi clairement que possible et avec la plus stricte impartialité.

La méthode comprend les quatre opérations suivantes : *Trépanation d'un lapin* ; *Dessiccation de ses moelles* ; *Préparation du virus moelleux* ; *Injection du bouillon à l'homme*.

1° TEMPS. — TRÉPANATION DU LAPIN

Voici comment on procède : on coupe avec des ciseaux les poils qui couvrent le sommet de la tête, puis on divise la peau avec un bistouri sur une longueur de quelques centimètres.

Le crâne se trouve ainsi mis à découvert. Adaptant alors une couronne de trépan au centre de cette incision, on enlève en quelques tours de roues une rondelle osseuse, de la largeur d'une lentille, ce qui permet d'apercevoir la dure-mère. On pique délicatement cette membrane avec l'aiguille d'une petite seringue Pravaz, et on fait pénétrer à la surface même du cerveau quelques gouttes de son contenu, lequel contenu n'est autre que le prétendu virus rabique de M. Pasteur. On retire alors la seringue et on réunit par deux points de suture la plaie des téguments.

Que devient alors le lapin ?

L'animal se réveille de l'anesthésie à laquelle il a été soumis, puis il éprouve du cinquième au sixième jour les effets du virus et de l'opération qu'il a subie. Il devient triste et abattu, mange peu et traîne péniblement ses pattes de derrière. Puis ses pattes de devant s'entreprennent à leur tour, et, la paralysie se généralisant, il tombe sur le côté et meurt le septième jour dans cette attitude sans convulsions, sans cris et *sans présenter du reste aucun des symptômes habituels de la rage*.

Il est à remarquer, en effet, que le lapin, de même que les autres animaux auxquels M. Pasteur inocule son virus moelleux, succombent sans présenter aucun des symptômes de la rage. C'est une objection que faisait très judicieusement M. Jules Guérin à l'Académie de médecine (séance du 21 octobre 1885).

> Ces expériences, disait l'illustre savant, se rapportent à une rage artificielle, à une rage théorique et nullement à la rage des rues, à celle qui est transmise du chien à l'homme.

L'autopsie des lapins vient également à l'appui de cette manière de voir. On sait que le centre nerveux est (d'après M. Duboué) le siège de la localisation du virus rabique :

> Vous aurez beau soumettre à la dissection la plus minutieuse le cerveau, la moelle épinière et le bulbe qui réunit le cerveau à la moelle, a dit M. Constantin James, à qui nous empruntons quelques-uns des passages de ce chapitre, nulle part vous ne trouverez des traces, je ne dis pas seulement de la présence, mais même du passage de ce virus.
> Le microscope donne de même des résultats entièrement négatifs : point de microbes ; pas même ces granulations que M. Pasteur avait signalées d'abord comme caractéristiques de la rage. C'est au point qu'en mettant en regard l'un de l'autre le cerveau d'un lapin tué plein de vie dans une garenne, et le cerveau d'un lapin mort de la rage dans nos laboratoires, il vous sera impossible de distinguer le cerveau sain du cerveau contaminé.

En somme, pour les animaux comme pour l'homme, *il n'existe aucune lésion anatomique qui puisse démontrer chez un individu l'existence de la rage*. Il faut donc convenir que cette maladie est peu connue, aussi bien dans ses symptômes que dans ses lésions.

2° TEMPS. — DESSICATION DES MOELLES

Nous venons de voir comment on inocule le lapin et comment il succombe. Les moelles qui doivent être soumises à la dessiccation pour être délayées ensuite dans du bouillon stérilisé proviennent toutes de ces animaux inoculés et morts par trépanation. Voici comment on procède ensuite.

Le lapin qui a succombé sert à inoculer celui qui lui succède, et ainsi de suite, sans qu'il y ait jamais d'interruption ; or, chaque jour, on inocule quelque nouveau lapin jusqu'à ce qu'on ait obtenu un nombre suffisant.

Chaque lapin est ensuite autopsié et sa moelle disposée dans un flacon spécial. On obtient alors toute une collection de moelles au nombre de quatorze, chiffre qu'avait d'abord fixé M. Pasteur, comme correspondant à celui des inoculations à faire. Ces quatorze moelles représentent donc, d'après M. Pasteur, quatorze degrés différents d'activité. Le degré le plus faible correspond à la moelle la plus ancienne et ne saurait déterminer aucun symptôme rabique ; le degré le plus fort correspond à la moelle la plus récente et renfermerait, au contraire, les éléments de la rage la plus terrible ; quant aux degrés intermédiaires, ils forment une véritable gamme de virulence.

Il s'agit maintenant de préparer le bouillon stérilisé dans lequel on doit dissoudre les moelles devant servir aux inoculations. On obtiendra alors le *virus moelleux* dont il a tant été question.

3° TEMPS. — PRÉPARATION DU VIRUS MOELLEUX

Voici comment on obtient ce fameux virus : On prend un kilogramme de veau que l'on ajoute à un poids égal d'eau préalablement bouillie et filtrée, puis on fait bouillir le tout pendant une demi-heure. À ce moment, on retire le bouillon du feu, et on le filtre pour le débarrasser de la graisse et autres substances insolubles. Comme il est d'ordinaire un peu acide, on le neutralise en y ajoutant peu à peu de la potasse jusqu'à ce que le papier bleu de tournesol qu'on y plonge ne change pas de couleur.

Il s'agit maintenant de le stériliser. On renferme pour cela ce bouillon dans un ballon en verre, dont on étire ensuite le goulot jusqu'à ce qu'il se termine par une pointe effilée qu'on bouche à la lampe d'émailleur. Ce ballon est placé dans une sorte de marmite de Papin, pendant quinze à vingt minutes, à une chaleur de 115°. Comme il n'y a pas de microbe qui puisse résister à cette température, le bouillon se trouve ne plus contenir d'êtres vivants, en d'autres termes, il est « stérilisé ». Il n'y a plus alors qu'à l'approprier aux inoculations.

Voici comment procède M. Pasteur ou plutôt M. Roux[10]. Il enlève délicatement une moelle d'un flacon en la retirant par les fils qui la maintiennent suspendue au coton servant de bouchon. À portée de sa main se trouve une lampe à esprit de vin. Il passe rapidement la moelle à travers la flamme, pour tuer les germes qui auraient pu se déposer à sa surface. Avec une paire de ciseaux qu'il flambe également, il découpe deux ou trois petits morceaux de moelle, d'un centimètre de longueur environ, qu'il coupe encore en morceaux plus fins et qu'il laisse tomber dans un verre à pied. Sur la table sont placés aussi de petits ballons en verres fermés à la lampe et préalablement remplis d'un bouillon stérilisé. Le préparateur brise la pointe d'un ballon et aspire avec une pipette un peu de liquide qu'il introduit dans le verre. Ce bouillon va servir de véhicule à la moelle rabique. Avec une baguette de verre, on triture, on pile la moelle au milieu du bouillon, on fait une sorte d'émulsion qui donne une liqueur jaunâtre. C'est le liquide destiné aux inoculations.

D'après cette description, exactement empruntée au manuel opératoire pastorien, le virus moelleux se composerait donc simplement d'une solution de moelle de lapin rabique dans du bouillon de veau.

Ce bouillon aurait une virulence plus ou moins intense selon le degré de dessiccation de la moelle qui a servi à la solution. Ainsi la moelle de dix jours serait dix fois moins virulente que la moelle fraîche d'un jour.

Voilà du moins ce que nous dit M. Pasteur. Mais tout cela est-il bien conforme aux données scientifiques qui se rapportent à l'étude générale des virus ? Nous nous permettons d'en douter.

C'est toujours la vaccine, ce virus parfaitement isolé et déterminé, qu'on prend comme terme de comparaison lorsqu'il s'agit de liquides virulents. Or, ce qui a lieu pour le virus moelleux de M. Pasteur n'a pas lieu pour le virus jennérien. Pourquoi ? La vaccine, desséchée et recueillie à l'état de croûte, peut être envoyée au loin et conserver sa virulence pendant des mois et des années. Il n'en est pas de même, paraît-il, pour le virus moelleux que les pastoriens se plaisent à comparer au virus jennérien. Ce prétendu virus perd toutes ses propriétés par la dessiccation et ne peut plus les recouvrer. Mystère étrange.

Or admettons qu'il en soit ainsi. M. Pasteur coupe ses petits fragments de moelle et les met dans son bouillon de veau après les avoir soumis et une dessiccation plus ou moins longue.

QUESTIONS DE QUANTITÉ ET DE POIDS

Mais il omet de nous dire *quelle quantité* de moelle il place dans son bouillon. Il ne *pèse* pas sa moelle et ne se rend nullement compte de la proportion dans laquelle elle se trouve associée au bouillon. En un mot la question de *poids et de quantité* lui paraît négligeable.

Quand nous employons les alcaloïdes tels que la morphine, la strychnine et autres poisons cent fois moins redoutables que les prétendus virus pastoriens, nous les *pesons* scrupuleusement et nous tenons, avant de les faire ingérer à nos semblables, à savoir dans quelles proportions ils se trouvent associés au véhicule.

Mais M. Pasteur n'a pas jugé cette précaution nécessaire. Il découpe DEUX OU TROIS petits morceaux de moelle et les met dans son bouillon. Quant à la dessiccation, elle se fait également par à peu près, sans tenir compte de l'état hygrométrique de l'air et des autres circonstances.

Et voilà la méthode qu'on nous donne comme le type de la précision scientifique !

4° TEMPS. — INOCULATION À L'HOMME

Arrivons maintenant au point délicat : l'inoculation à l'homme. — Voici comment on procède :

Sur une table du laboratoire sont rangées dix fioles dans l'ordre de leur activité. Pourquoi dix seulement, puisque nous savons qu'on en avait préparé quatorze ? C'est que M. Pasteur a pensé que les quatre moelles les plus récentes, ne pouvaient être utilisées, à cause de leur trop grande virulence. Quant au nombre dix, il représente la durée de la cure, qui est en moyenne de dix jours, à une injection par jour.

Mais pourquoi dix, en effet, au lieu de sept, de douze ou de quatorze ? M. Pasteur lui-même n'en sait rien. Il va par à peu près comme les empiriques. Nous verrons du reste plus loin que la méthode a été souvent modifiée selon que les individus étaient français ou russes, qu'ils avaient été mordus par des chiens ou des loups, etc.[11]

Voici, d'après un témoin oculaire, la scène qui se passe tous les jours au laboratoire :

> M. Pasteur, debout devant la porte d'entrée, fait l'appel des « mordus », qui viennent se faire inoculer. Ils sont divisés en dix séries, autant par conséquent qu'il y a de fioles.
>
> C'est la première série qui commence le défilé. Celle-ci se compose des nouveaux arrivants qui, appartenant pour la plupart aux nationalités les plus diverses, sont venus pour se soumettre au traitement. Ils passent tous devant M. Pasteur, lequel adresse à chacun *une bonne parole*, puis se dirigent vers l'inoculateur, afin de recevoir l'injection préservatrice.

RÔLE DU PROFESSEUR GRANCHER

La seringue est tenue par un professeur de la Faculté de Paris, M. Grancher, qui injecte délicatement le virus moelleux dans l'abdomen des enragés.

On se demande pourquoi c'est un professeur de la Faculté de médecine qui fait les injections sous-cutanées, alors que le plus modeste externe des hôpitaux ferait aussi bien cette besogne.

On a pensé sans doute qu'il fallait un peu de solennité et il s'est trouvé un professeur qui ne dédaignait pas de s'associer à la publicité et à la réclame dont on entourait la méthode. Mais cela est sans importance. Continuons la technique pastorienne :

> Quand toute la première série a été inoculée, elle se retire, puis on passe à la seconde, puis à la troisième, et ainsi de suite, jusqu'à ce que toutes

les dix aient reçu l'injection graduée, augmentant chaque jour d'un degré la force de la liqueur.

Chaque injection est l'affaire de quelques secondes, car on procède absolument comme pour les piqûres de morphine. La seule sensation perçue est celle de cette piqûre. Il ne survient non plus, ni le même jour, ni les jours suivants, *la moindre irritation locale de la peau*.

IL DOIT Y AVOIR DES ERREURS

Mais au milieu de ces centaines d'individus qui se présentent, il est impossible de conserver un ordre parfait ; supposez qu'une personne qui fait partie des premières séries, par conséquent des injections les plus faibles, se trouve en retard, et, ne voulant pas s'être déplacée en vain, se glisse parmi celles qui appartiennent aux dernières séries. Comme son organisme n'aura pas été préparé par des injections suffisamment graduées, elle recevra, non plus le préservatif de la rage, mais la rage elle-même, car le virus qu'on lui inoculera est plus terrible que la bave du chien hydrophobe.

Cela a dû arriver quelquefois, et les inoculés ne s'en sont pas plus mal portés. Je n'hésiterais pas, pour ma part, à me laisser inoculer le bouillon n° 10 et même le n° 14 et j'ai la conviction absolue que je ne prendrais pas la plus petite rage.

TRAITEMENT POUR LES MORSURES DE LOUP

Le traitement que nous venons d'indiquer s'appliquait d'abord à tous les mordus par des chiens ou par des loups. Mais les nombreux insuccès survenus sur des Russes mordus par des loups ont engagé le maître à modifier sa méthode. Voici à quelle occasion :

Neuf Russes de Wladimir furent mordus le 25 mars et cautérisés, six heures après, avec l'acide azotique, par le docteur Vicknevsky ; puis, une fois qu'on leur eut fourni les fonds nécessaires pour leur voyage, ils partirent pour Paris accompagnés de ce médecin, et se présentèrent, le 8 avril, à la consultation de M. Pasteur.

C'est par eux que M. Pasteur inaugura son nouveau système d'inoculations à l'usage des « Morsures de loup ». Ce système consiste à faire trois injections par jour, de force toujours croissante, une le matin, l'autre l'après-midi, la troisième le soir, et chaque fois deux seringuées au lieu d'une, par conséquent six seringuées par vingt-quatre heures.

Le quinzième jour du traitement, M. Pasteur a interrompu ses inoculations, afin de laisser reposer ses malades, se proposant de les reprendre plus tard. Mais un de ces Russes étant mort de la rage le 19 avril, le Dr Vicknevsky a préféré repartir. Il a donc quitté Paris avec les huit Russes restants. L'un d'eux est mort également de la rage pendant la route, après trente-six heures de cruelles souffrances. Enfin, quelques jours après leur retour à Wladimir, un troisième Russe a succombé de même à la terrible maladie. Par conséquent, trois décès sur neuf mordus !

Tels sont les faits et tels sont les chiffres, les seconds aussi authentiques que les premiers.

Voici comment un des panégyristes de M. Pasteur, M. G. James, apprécie les faits :

> Évidemment toute conclusion basée sur ces résultats serait chose prématurée, puisque M. Pasteur en est encore, pour ce qui se rapporte à la morsure du loup, à la période d'essais.

Quant à ces essais, je les qualifierai d'un mot : ILS ME STUPÉFIENT, au point de vue physiologique.

Comment ! Voilà un virus – le numéro 2 par exemple – dont une goutte suffit pour tuer le chien le plus robuste, et c'est par seringuées pleines que vous l'injecterez, plusieurs fois chaque jour, dans les veines d'un homme ! Et cet homme n'éprouvera ni une démangeaison dans la piqûre, ni un simple étourdissement dans le cerveau ? Mais il n'y a pas d'animal antédiluvien, fût-ce le mastodonte, qui ne fut foudroyé par un pareil poison à pareille dose. Décidément, M. Pasteur joue ici avec son virus, comme un dompteur joue avec ses fauves.

Surtout qu'on ne voie pas dans cette dernière réflexion de ma part, une pensée critique. Non. Ce que j'ai voulu dire, c'est que jamais un médecin n'aurait osé faire pareille tentative ; car enfin, ce que vous inoculez, ce n'est pas le contrepoison, c'est le poison lui-même. Or, qui vous garantit que, si vous en centuplez la dose, dans l'espoir d'en centupler les effets, vous ne travaillerez pas au contraire dans le sens du mal, en ajoutant une trop forte proportion de virus à celle dont la dent de l'animal a déjà vicié l'organisme d'où résultera plus tard quelque terrible explosion rabique ?

Mais le prophète a prononcé : inclinons-nous. Seulement, c'est le cas ou jamais de dire :

> … Mais pour être approuvés
> De semblables projets veulent être achevés.

Depuis cette époque, M. Pasteur a fait subir à son traitement de nombreuses variations qui ont enlevé à sa méthode toute la rigueur scientifique qu'elle semblait avoir dans les débuts. Nous aurons l'occasion d'en parler plus loin.

Chapitre 2

EXAMEN DE LA MÉTHODE — LES PARTIES VRAIMENT SCIENTIFIQUES DE LA DÉCOUVERTE NE SONT PAS DUES À M. PASTEUR QUI S'EN EST ATTRIBUÉ FAUSSEMENT LA PATERNITÉ

M. Pasteur a exposé à l'Académie des sciences, dans une série de communications solennelles, comment il était arrivé à sa splendide découverte du *Traitement de la Rage*. Cette découverte se compose elle-même d'une sorte de trinité comprenant :

1° Découverte de l'état réfractaire par inoculations.
2° Découverte de la substitution du lapin au chien pour les inoculations du virus rabique.
3° Découverte du siège de la rage dans les centres nerveux.

Or, il se trouve qu'aucune de ces découvertes ne lui appartient en propre. Qui ose dire cela ? Précisément, son panégyriste, M. Constantin James. Nous n'en voulons d'autres preuves que les passages qui vont suivre et que nous empruntons à son travail : *La Rage – Avantage de son traitement par la méthode Pasteur*.

> On peut appliquer à la découverte de M. Pasteur ce que lui-même a dit des *Générations spontanées* à propos des êtres vivants : « Elle n'est pas née spontanément dans son cerveau ; il en existait des germes dans l'atmosphère de la science. » Ainsi Magendie, il y a plus d'un demi-siècle, avait jeté les fondements de la méthode elle-même par des expériences que celles de M. Pasteur n'ont fait que confirmer et féconder. Puis, tout à fait dans ces derniers temps, avant même que Pasteur s'occupât de la rage, MM. Galtier et Duboué, avaient préparé le terrain par d'importants travaux.

La question ainsi posée, M. Constantin James va nous faire l'exposé des titres respectifs des trois savants que nous venons de nommer à la découverte de M. Pasteur.

MAGENDIE

Voici comment s'exprimait Magendie, en 1821, dans un article de son *Journal de Physiologie expérimentale* intitulé « Expériences sur la Rage » :

J'ai pris, sur un jeune homme atteint de la rage par morsure de chien que j'avais dans une de mes salles à l'Hôtel-Dieu, un peu de sa salive, et l'ai inoculée, avec mon confrère Brescliet, à un chien, en la plaçant sous la peau du front. L'animal est devenu enragé au bout d'un mois. Deux chiens qui furent mordus par celui-ci devinrent aussi enragés après quarante jours. Ceux-ci mordirent plusieurs autres chiens, mais sans aucune suite fâcheuse pour eux.

Dans cette série d'expériences, la rage s'arrêta donc d'elle-même à la troisième génération.

Ainsi voilà l'*État réfractaire à la Rage* découvert et signalé par Magendie, il y a plus de soixante ans !

Et qu'on ne regarde pas ces expériences de Magendie comme n'ayant eu aucune portée dans son esprit, et étant tombées depuis lors à l'état de lettre morte. Non ; il aimait au contraire à y revenir. Ainsi, pendant que Claude Bernard et moi étions attachés à son laboratoire du Collège de France, lui comme préparateur du cours, moi comme rédacteur des leçons, il les répéta plusieurs fois devant nous ; seulement il crut remarquer que l'état réfractaire était obtenu plus sûrement à la quatrième qu'à la troisième inoculation.

C'est ce qui explique pourquoi, lorsque j'eus plus tard l'occasion de rappeler ces expériences à l'article « Morsures de chiens enragés », de mon traité des *Premiers soins*[12], je les modifiai dans le sens que je viens d'indiquer. Voici, en effet, comment je m'exprimai :

Je citerai, à propos de certaine innocuité du virus rabique, les expériences suivantes de Magendie :

On fait mordre par un chien enragé un chien qui ne l'est pas ; celui-ci, au bout de quarante jours, offre tous les symptômes de la rage. On se sert alors de ce second chien pour en faire mordre un troisième, lequel, au bout du même temps, devient enragé à son tour. Ce troisième chien pourra également communiquer la rage à un quatrième ; mais là s'arrête la faculté transmissible du virus, car aucun des animaux que mordra ce quatrième chien ne deviendra hydrophobe.

Partant de ces expériences que *M. Pasteur toutefois m'a dit n'admettre que sous toutes réserves, et que du reste il ignorait*, on peut se demander comment la rage ne s'est pas déjà éteinte d'elle-même depuis longtemps, par épuisement de la vertu inoculable de son virus.

C'est que, chez l'animal en liberté, il existe des sources où ce virus se retrempe, chose qui échappe à nos expériences de laboratoire [...].

Voilà donc la découverte de Magendie rappelée près de cinquante ans plus tard, puisque la première édition de mon livre parut en 1868. Quant au passage souligné qui se rapporte à M. Pasteur, il trouve son explication dans un entretien que nous eûmes ensemble au sujet de la rage, et dont je dois dire un mot.

Ayant été lui faire visite, le lendemain même du jour de sa nomination à l'Académie française, pour l'en féliciter, par conséquent le 9 décembre 1881, — les dates ont ici leur importance — la conversation tomba sur la question de la rage, dont il commençait à peine l'étude. Je lui demandai s'il connaissait les expériences de Magendie ; il me répondit que non. Je les lui racontai alors dans tous leurs détails, insistant sur chacune : il y opposa la plus complète incrédulité. C'est en souvenir de cet entretien et de cette dénégation que j'insérai dans la seconde édition de mon livre qui parut un an après, la phrase soulignée.

Il est vrai que plus tard M. Pasteur annonçait à l'Académie des sciences (séance du 25 février 1884) qu'il possédait dans son laboratoire *des chiens rendus réfractaires à la rage au moyen d'inoculations successives*. N'était-ce pas reconnaître tacitement tout à la fois et la véracité des expériences de Magendie et leur antériorité ?

Mais laissons de côté ces questions de priorité qui ne sauraient, du reste, faire doute pour personne. Je me serais même abstenu de les soulever s'il se fût agi de tout autre que de Magendie. Mais, maintenant surtout que Bernard n'est plus, le seul avec moi qui connût « à fond » ses travaux, je regarde comme un devoir de défendre et au besoin de revendiquer les droits de celui dont je fus pendant plus de vingt ans — et ce sera l'honneur de toute ma vie — le collaborateur et l'ami.

M. GALTIER

L'Académie des sciences, dans sa séance du 25 août 1879, recevait de M. Galtier, professeur à l'École vétérinaire de Lyon, une note, sous forme de *Conclusions*, qui débutait ainsi : La rage du chien est transmissible au lapin, qui devient de la sorte un réactif commode et inoffensif pour déterminer l'état de virulence ou de non-virulence des divers liquides provenant d'animaux enragés. Je m'en suis déjà servi à ce titre un grand nombre de fois, pour étudier les différentes salives et beaucoup d'autres liquides pris sur le chien, sur le mouton et sur le lapin enragés.

L'annonce de ce fait frappa d'autant plus vivement les esprits que, non seulement il enrichissait la science d'une découverte nouvelle, mais que, de plus, il rendait facile et sans danger une étude qui jusqu'alors avait été très difficile. Je suis peut-être un de ceux qu'elle impressionna le plus fortement. C'est que je me rappelais les expériences de Magendie sur la rage où nous ne disposions que de chiens contre lesquels il nous fallait soutenir une lutte des plus vives et que nous ne pouvions maîtriser qu'en les garrottant, le chloroforme n'existant pas encore, du moins dans la pratique. Avec les lapins, au contraire, on agit avec une sécurité d'autant plus grande que la rage elle-même ne les fait pas sortir de leur placidité naturelle.

Le second fait annoncé par M. Galtier est celui-ci : Non seulement le lapin est susceptible de contracter la rage et de vivre un certain temps après l'éclosion de la maladie, mais il est constant, d'après toutes nos expériences, que la période d'incubation est plus courte chez lui que chez les autres animaux. Sur vingt-cinq cas de rage expérimentés dans ces conditions, je suis arrivé à une moyenne approximative de dix-huit jours.

Prenons acte de ces deux faits dont, à mesure que nous avancerons dans ce travail, nous verrons grandir l'importance et multiplier les applications.

M. DUBOUÉ

M. le docteur Duboué (de Pau) a publié, en 1879, un traité sur la Rage[13], où il s'est surtout proposé d'en bien fixer le siège. Dans le compte rendu que M. Bouley en a donné à l'Académie des sciences (séance du 25 avril 1879), il déclare que c'est un livre aussi original que sérieusement pensé. Il est de fait que tout dénote chez son auteur un rare esprit d'observation, puisqu'il est arrivé par la physiologie seule à des déductions d'une étonnante justesse. Voyons comment il pose la question :

Quand on veut dégager une inconnue à l'aide d'une équation algébrique, ce serait folie que de le tenter si on ne possédait pas quelques données préalables d'une parfaite exactitude. Or, nous trouvons précisément dans la rage deux choses d'une saisissante clarté, ce sont : *Le point de départ et le point d'arrivée.*

Quel est le point de départ ? C'est une plaie virulente du tégument externe d'un des tissus sous-jacents.

> Quel est le point d'arrivée ? C'est la mort et la mort par le bulbe rachidien et la protubérance.
>
> Or, il n'est jamais, indifférent, en physiologie pathologique surtout, de savoir d'où l'on part et où on va.
>
> Non, dirons-nous aussi à notre tour, ce n'est jamais indifférent ; sous ce rapport, notre confrère a joint l'exemple au précepte. Hâtons-nous d'ajouter que, dans la solution qu'il donne du siège de la rage, il est tombé tellement juste que c'est la seule aujourd'hui qui ait cours dans la science.
>
> C'est donc bien réellement dans le bulbe et la protubérance que réside le virus rabique.

Telle est, d'après M. Constantin James, la part contributive de chacun à la découverte de M. Pasteur. Voici le résumé qu'il en donne :

> Magendie n'est pas seulement le premier en date, il l'est de même en importance. C'est bien lui, en effet, qui a créé la méthode des « Inoculations successives d'animal à animal », pour atténuer et même éteindre la virulence de la rage, inoculations qui forment la base du système de M. Pasteur.
>
> M. Galtier, de son côté, a singulièrement facilité les études sur la rage en substituant pour les inoculations le lapin au chien, c'est-à-dire un animal inoffensif à un animal féroce, et en abrégeant d'une manière considérable la période d'incubation de cette maladie.
>
> Enfin, M. Duboué a localisé le premier le siège de la rage dans les centres nerveux et démontré que les nerfs sont les agents de transport du virus rabique au cerveau.
>
> Chose aussi piquante que bizarre par ses coïncidences ! C'est dans le courant de l'année 1879, par conséquent deux ans avant que M. Pasteur s'occupât de la rage, que MM. Galtier et Duboué ont exécuté leurs travaux et en ont donné la primeur à l'Académie des sciences, dont précisément M. Pasteur est membre. S'il s'agissait d'hommes moins distingués, je dirais que leur histoire a été un peu celle de ces « praticiens » qui dégrossissent le marbre, en attendant que le ciseau du statuaire en fasse sortir le chef-d'œuvre projeté par son génie.

Et nous aussi, si nous ne craignions de dépoétiser cette gracieuse image de notre confrère, nous dirions que ces praticiens qui dégrossissent le marbre ressemblent singulièrement à des gens qui tirent les marrons du feu pour qu'un autre s'en régale.

Ce qui est certain, c'est que les seuls éléments scientifiques qui peuvent être dégagés du gâchis de l'École normale, à savoir : *l'état réfractaire à la rage chez les animaux* et *le siège de la virulence clans les centres nerveux* ont été découverts par d'autres que M. Pasteur et que celui-ci, qui connaissait parfaitement les travaux de ses prédécesseurs, s'est bien gardé de les citer. Ce sont des procédés scientifiques auxquels le professeur de l'École normale nous a habitués depuis trop longtemps pour que nous les trouvions extraordinaires. Nous avons cependant pensé qu'il était de notre devoir de rétablir les faits et de rendre justice aux vrais et modestes savants qui ont illustré la science par des travaux sérieux sans employer la publicité charlatanesque de l'École normale.

Chapitre 3

POURQUOI LE VIRUS MOELLEUX NE DONNE-T-IL LIEU CHEZ L'HOMME À AUCUN PHÉNOMÈNE MORBIDE ?

Le fait qui étonne peut-être le plus les médecins dans les recherches nouvelles de Pasteur, c'est qu'à la suite des inoculations *l'on n'observe aucun phénomène morbide*.

Ceci nous paraît absolument inexplicable et tout à fait contraire à ce que nous savons sur les inoculations des maladies virulentes à l'espèce humaine.

Voyez ce qui se passe après l'inoculation de la vaccine, de la variole, du charbon, de la syphilis, etc. Lorsque le sujet n'est pas réfractaire au développement de l'affection inoculée — et certes M. Pasteur ne peut guère invoquer l'immunité rabique de ceux qu'il inocule, car alors pourquoi leur distribuerait-il ses bouillons de culture ? — il se produit chez lui, après un laps de temps variable suivant les cas, une série de phénomènes morbides bien connus, bien étudiés. La variolisation, la vaccination peuvent être considérées comme les types de ces opérations vraiment médicales qui ne suppriment certes pas totalement le mal, mais qui préservent d'une maladie presque toujours mortelle au prix d'une affection qui n'a le plus souvent que peu de gravité.

Rien de semblable dans le traitement de la rage tel qu'il est pratiqué à l'École normale. Le bon sens et surtout le sens médical enseignent qu'une maladie atténuée se traduit non par l'absence de tout phénomène morbide, mais par des phénomènes morbides atténués. Que l'inoculation successive de virus de plus en plus forts ne détermine pas, grâce à une accoutumance de l'organisme fort peu compréhensible, je l'avoue, les symptômes mortels de la rage, on peut à la rigueur le soutenir, mais qu'elle ne produise rien, absolument rien ! pas le moindre petit symptôme rabique, pas le moindre vestige d'hydrophobie ! voilà qui est décidément merveilleux ! Ce n'est plus de l'art médical, c'est de la prestidigitation ! Le grand savant ne guérit pas la rage, il L'ESCAMOTE.

Je sais bien qu'un de nos confrères allemands, M. Ullmann, qui a travaillé six semaines au laboratoire de la rue d'Ulm et *qui a subi dix inoculations ainsi que d'autres médecins*, a ressenti le premier et le second jour un peu d'abattement et que les dernières injections ont provoqué une légère infiltration avec vives démangeaisons.

Les pastoriens triompheront peut-être en lisant cette émouvante symptomatologie ; mais j'avoue, pour ma part, qu'elle est loin de me suffire et que je ne saurais en rien y reconnaître des troubles morbides dus au virus rabique.

Qu'est-ce que cet abattement ressenti le premier et le second jour, alors que s'il est un fait bien connu sur la rage, c'est que c'est une maladie à plus ou moins longue incubation ? Y a-t-il là quelque chose de sérieux, je le demande, quelque chose qui réponde à cette question posée par tout médecin vraiment digne de ce nom : « Mais dites-nous donc ce qu'éprouvent les vaccinés ? »

Cette question que maintenant ils regardent comme indiscrète, les élèves de M. Pasteur l'avaient cependant bien posée à M. Ferran. Ils étaient même allés beaucoup plus loin, puisqu'ils ne s'étaient pas contentés de la symptomatologie donnée par le médecin espagnol et avaient prétendu qu'ils n'y reconnaissaient que des phénomènes d'intoxication vulgaire ou de septicémie, qu'il leur fallait un bon petit choléra atténué pour qu'ils daignassent reconnaître que Ferran injectait autre chose que de l'eau sale. Comment donc ne veulent-ils pas que nous réclamions aussi maintenant une bonne petite rage atténuée, en miniature, oh ! pas grand-chose — nous ne sommes pas exigeants — mais enfin quelque chose, afin que nous puissions avoir la foi qui sauve et nous prosterner devant le virus miraculeux ?

On nous traitera sans doute d'esprits obtus et l'on nous répondra que la théorie même de la méthode veut qu'il ne se produise aucun phénomène morbide. On accoutume progressivement l'organisme aux virus successifs de plus en plus forts et l'on arrive ainsi à le rendre absolument réfractaire à l'action de la rage extravirulente. Ce n'est plus une vaccination, c'est une *Mithridatisation* ! Nous ne faisons plus de la microbiologie, mais de la *toxicologie*. C'est assez risqué, au point de vue scientifique, d'assimiler un virus à un poison végétal ou minéral. Mais enfin, admettons le rapprochement pour qu'on ne nous accuse point de farouche intolérance. Je ne sais si le fameux roi d'Asie ne mettait que 10 jours pour s'habituer à tolérer sans la moindre crampe d'estomac des doses hypertoxiques ; ce que je sais, c'est qu'il ne nous viendra jamais à l'esprit d'administrer à un malade des quantités croissantes d'arsenic ou de strychnine, de manière à lui faire prendre le dixième jour des doses toxiques de ces substances : nous serions trop sûrs du résultat final. Et, cependant, il s'agit là de substances connues, agissant directement sur l'organisme, que l'on peut régler et conduire, tandis que dans les vaccinations rabiques on est aux prises avec un virus mal défini et dont le microbe était encore absolument inconnu il y a quelques semaines.

M. Pasteur a étudié l'action de ses bouillons de culture sur le chien, c'est possible ; mais ce qui est certain, c'est qu'il ignore complètement les effets de ces bouillons sur l'homme, puisqu'il n'a jamais rien observé après leur administration.

Il ignore absolument, je le répète, si le premier virus qu'il injecte est capable de produire le moindre phénomène rabique et au bout de combien de temps et ainsi de suite jusqu'à son *dixième* virus.

Sur tous ces points nous sommes dans l'obscurité la plus complète, la plus absolue. On cherche en vain dans ses travaux sur la rage et surtout dans l'application qui en a été faite à l'homme, le lien scientifique qui a pu guider le professeur de l'École normale, on ne trouve qu'empirisme et résultats stupéfiants.

La neutralisation d'un virus rabique déjà inoculé par l'inoculation successive non d'un antidote, mais de virus rabiques de virulence progressive, et tout cela sans le moindre phénomène morbide, voilà le *Credo* qui nous est présenté par l'École normale. C'est le grand mystère de la religion nouvelle. Que les dévots courbent la tête et s'inclinent !

Pour nous, nous ne pouvons que protester : au nom de la critique scientifique, nous réclamons des explications, et nous avons la ferme conviction, en provoquant la discussion sur ce point, de rendre un réel service à la science française.

Chapitre 4

LES PERSONNES SOIGNÉES À L'ÉCOLE NE SONT PAS ATTEINTES DE LA RAGE — ON NE PREND AUCUNE PRÉCAUTION SÉRIEUSE POUR S'EN ASSURER

Nous avons démontré combien il était difficile, même pour un vétérinaire expérimenté, de diagnostiquer d'une manière certaine la rage du chien.

Nous allons établir aujourd'hui, en choisissant quelques faits précis parmi les nombreux que nous possédons, qu'on inocule à l'École normale des centaines de personnes qui ne sont pas enragées et qu'on accepte, pour le traitement, des individus qu'on déclare enragés sans se livrer à aucune enquête sérieuse.

Les faits que nous allons rapporter sont d'une authenticité absolue et nous sommes en mesure de fournir à cet égard les renseignements les plus positifs.

Premier fait. — Le neuf février de cette année, un maréchal-ferrant de la rue Royer-Collard est prié par une femme de la rue Saint-Jacques de mettre à mort son chat, vieux, infirme et galeux, mais inoffensif et nullement enragé, dont elle voulait se débarrasser.

L'exécution eut lieu. Le maréchal-ferrant s'aperçut le surlendemain qu'il avait une légère éraillure à la main. Immédiatement, effrayé par la lecture de son *Petit Journal*, il se croit enragé ; il éprouve, en effet, 48 heures après la mort de ce chat, des spasmes dans la joue. À partir de ce moment, il dit qu'il est enragé, ne dort plus et est en proie à des terreurs continuelles.

Le 27 février, il se rend à l'École normale sans aucune attestation de vétérinaire et déclare qu'il a été mordu par un chat enragé. Sans autre préambule ni information, il est inoculé et reçoit les dix bouillons classiques du 27 février au 9 mars.

Le 30 mars suivant, éprouvant toujours les mêmes symptômes spasmodiques, en proie aux mêmes terreurs et à la même insomnie, il se décide (il aurait pu commencer par là) à consulter son médecin, qui lui prescrit très judicieusement des douches froides. Une amélioration est obtenue, mais comme elle n'est pas suffisante, notre confrère administre en outre 4 grammes par jour de bromure de potassium. À partir de ce moment, l'amélioration se manifesta et les accidents cessèrent presque complètement.

Interrogé par son médecin et par un professeur consultant à l'effet de savoir s'il avait déclaré à M. Pasteur avoir éprouvé les symptômes de la rage, il répondit :

Je m'en suis bien gardé, il ne m'aurait pas inoculé.

Le beau-père, homme sensé et pratique, qui avait assisté à l'exécution du chat, a déclaré que, non seulement son gendre n'avait pas été mordu, mais qu'il n'avait pas été égratigné et que d'ailleurs, eût-il été égratigné, le chat n'était ni malade ni enragé.

Deuxième fait. — Un étudiant en droit à la Faculté de Montpellier, également hanté par le spectre de la rage à la suite des lectures des journaux politiques qui en parlent avec une telle insistance, se croit enragé. Il prend le train et se rend immédiatement rue d'Ulm où, sans aucune espèce d'enquête ni de certificat, il est immédiatement inoculé. Le lendemain, inoculation du bouillon n° 2. Ce même jour l'étudiant se décide à déclarer qu'il n'est pas sûr d'avoir été mordu, mais qu'il a simplement rêvé l'avoir été. On cessa les inoculations et on le considéra comme un aliéné. C'est par là qu'on aurait dû commencer avant de l'inoculer. En effet, cet étudiant, examiné depuis par deux spécialistes, fut reconnu comme étant simplement atteint du délire des persécutions. Il a même raconté à ses consultants « qu'il avait rêvé être mordu par un *morceau* de chien enragé ».

Nous rapportons ce fait pour démontrer avec quelle légèreté les inoculations sont pratiquées chaque jour à l'École normale.

Troisième fait. — Mademoiselle X. voit mourir son chien de maladie. Elle se rappelle que dans les derniers jours de sa vie le pauvre animal l'avait léchée. Prise de peur à la suite de la lecture de son journal, elle se croit menacée de la rage et se rend à l'École normale où elle est immédiatement inoculée en même temps que son palefrenier qui s'était dit :

Si mademoiselle est enragée, je pourrais bien l'être aussi, puisque j'ai été également léché.

Il va sans dire que ces individus furent inoculés comme les précédents et sont venus grossir la liste des 1 500 individus arrachés à une mort certaine.

Quatrième fait. — Je l'emprunte au *Temps*, organe officiel des pastoriens. On lisait dans le numéro du 8 mars :

Parmi les personnes que traite en ce moment M. Pasteur à son laboratoire de la rue d'Ulm, se trouve M. Émile Monestier, rédacteur au *Petit National*. M. Monestier a été mordu, jeudi dernier, à onze heures du soir, par un chien qui s'est précipité sur lui dans la rue du Bouloi, et qui, après lui avoir enfoncé profondément ses crocs dans la cuisse, a pris la fuite. Le rédacteur du *Petit National* a subi, hier, sa première inoculation rabique.

Ainsi, voilà un individu qui a été inoculé sans que rien ait prouvé que le chien qui l'a mordu était enragé. Il est vrai que le même journal, le *Temps* écrivait dans le numéro du 15 mars :

M. Émile Monestier qui fut récemment *mordu* par un CHIEN ENRAGÉ a pu continuer ses travaux comme à l'ordinaire ; il se rend chaque matin au laboratoire de M. Pasteur pour y suivre le traitement prescrit et il a constaté que les inoculations qui ne durent pas plus d'une demi-seconde, ne sont jamais douloureuses.

Ainsi, voilà comme on écrit l'histoire à l'École normale. Le chien, qui était inconnu le 8 mars, était déclaré enragé le 15.

Cinquième fait. — En juillet 1886, un médecin du corps de santé qui habite une ville du midi est venu se faire traiter à l'École normale dans les conditions suivantes :
La femme de notre confrère avait été mordue au doigt par un petit chien d'appartement très inoffensif avec lequel elle avait l'habitude de jouer fréquemment.
Huit jours après, l'animal présentant une apparence insolite, on envoie chercher un vétérinaire. À peine celui-ci fut-il entré que le chien se jeta sur lui et le mordit au bas de la jambe sur son pantalon et ses bottes *qui ne furent en aucune façon lacérés*.
Il n'en fallut pas davantage ; il fut déclaré enragé, condamné et exécuté séance tenante.
C'est alors que les faits deviennent intéressants et instructifs.
Aussitôt le médecin militaire se rappela, non sans effroi, que le chien lui avait souvent léché les mains. Il examina avec anxiété son épiderme et n'y constata aucune espèce d'éraillure.
De son côté, le brosseur se rappela également avoir été léché sur les mains ; il conçut les mêmes inquiétudes et crut apercevoir sur ses mains quelques petites gerçures. *Celles-ci furent immédiatement cautérisées*, bien que rien ne démontrât que le chien l'eût jamais léché sur les gerçures si fréquentes sur la main d'un brosseur.
Un conciliabule eut lieu entre les quatre parties intéressées (le médecin, sa femme, le vétérinaire et le brosseur) et on résolut de partir pour Paris pour se faire traiter par le MAÎTRE.

Il n'est pas besoin de dire que ces quatre clients furent acceptés à l'École normale et soumis aux inoculations réglementaires.

Ainsi, voici comment on recrute les clients, voici les garanties qui sont demandées aux affolés qui se précipitaient en foule rue d'Ulm.

Quelles sont, dans ce cas, les preuves qu'on pourrait fournir à l'appui de la rage chez le chien incriminé ? Le seul symptôme morbide qu'eût présenté cet animal consiste à avoir mal accueilli le vétérinaire. Il n'en faut pas davantage pour que toute la famille se croit atteinte, y compris ceux qui n'avaient pas été mordus.

Sur ces quatre personnes, UNE SEULE avait été mordue par un animal qui semblait parfaitement sain et ne présenta quelques symptômes insolites que huit jours plus tard.

Et voilà comment on recrute les clients dont l'agglomération constitue les 3 000 enragés de l'École normale !

Nous abuserions de la patience de nos lecteurs si nous rapportions tous les faits de nature à démontrer qu'on inocule à l'École normale des centaines d'individus qui ne sont pas enragés.

C'est certainement le cas de dire : *ab uno disce omnes*[14].

Je ne ferai certainement pas un crime à M. Pasteur d'inoculer ses dix bouillons aux individus qui n'ont point de mal et de leur donner ainsi une assurance morale qui ne peut qu'être utile. Mais ce que je reproche au grand chimiste, c'est de déclarer, par les circulaires qu'il adresse chaque jour au *Figaro*, que les 3 000 individus qui sont passés à l'École normale *ont été arrachés à une mort certaine*. Il y a là un manque de bonne foi et d'exactitude scientifique qui est de nature à jeter le plus grand discrédit sur les procédés employés à l'École normale.

Nous examinerons plus loin les questions relatives à la mortalité de la rage et les faits qui peuvent expliquer l'énorme affluence des enragés pendant ces six derniers mois. Nous examinerons par quels prodiges de publicité et de réclame l'école pastorienne est arrivée à faire de la rage une *maladie à la mode*. Pourquoi le nombre des enragés, qui avait été de douze pendant le dernier trimestre de 1885, s'est subitement élevé à 1 500 pendant le premier trimestre de l'année 1886.

Chapitre 5

FRÉQUENCE DE LA RAGE

Nous avons déjà donné dans l'introduction quelques notions sur la fréquence de la rage dans divers pays. Les documents officiels que nous reproduisons montrent que la rage est d'une grande rareté en France. On sait qu'en Orient, où les chiens errants ne sont l'objet d'aucune surveillance, la rage est à peu près inconnue.

Les statistiques de tous les pays démontrent que le nombre des victimes que fait la rage est extrêmement minime. D'après les statistiques présentées par le Dr Frisch à la Société des médecins de Vienne, la rage a fait en Autriche, de 1879 à 1885, treize, huit, cinq, sept, deux et dix victimes. En Prusse, où le seul traitement prophylactique consiste à museler les chiens, il y a eu dans les cinq dernières années dix, six, quatre, une et zéro personne ayant succombé à la rage. On le voit, l'hydrophobie occupe une place peu importante dans notre pathologie, surtout si on la compare à la phtisie, à la diphtérie, à la variole.

FRÉQUENCE DE LA RAGE EN FRANCE

En France, sur l'initiative du comité consultatif d'hygiène, une circulaire ministérielle en date du 17 juin 1850, prescrivait une enquête générale sur la rage. Depuis lors, de nombreuses circulaires ont rappelé la première et l'enquête résumée dans cinq rapports de Tardieu et un de Bouley nous donne une idée exacte de la fréquence de la rage et de sa répartition sur le territoire français. Il y a eu en France :

En :	Morts	En :	Morts	En :	Morts
1850	27	1858	17	1866	64
1851	12	1859	19	1867	37
1852	46	1860	14	1868	56
1853	37	1861	21	1869	36
1854	21	1862	26	1870	6
1855	21	1863	49	1871	14
1856	20	1864	66	1872	15
1857	13	1865	48	**Total**	**685**

Ainsi, d'après les chiffres empruntés à Brouardel, et dont personne ne conteste l'authenticité, de 1850 à 1872 la moyenne des cas de mort par hydrophobie a été de *vingt-sept*. En 1851, il y en a eu *douze* ; en 1857, *treize* ; en 1860, *quatorze* ; en 1870, *six* ; en 1871, *quatorze* ; en 1872, *quinze*.

En s'appuyant sur ces chiffres, il est donc établi que dans certaines années, le nombre des cas de mort par la rage peut s'abaisser à six, et cela, bien entendu, avant l'avènement de M. Pasteur. Or, si l'on considère que, pendant un an, c'est-à-dire depuis l'invention de l'admirable découverte, il s'est produit en France trente décès rabiques, on verra que le traitement pastorien n'a pas eu une grande influence sur cette maladie dont la mortalité est, d'ailleurs, très faible.

FRÉQUENCE DE LA RAGE CHEZ LES ENFANTS

Au-dessous de 5 ans	24
de 5 à 15 ans	88
de 15 à 20 ans	36
de 20 à 30 ans	53
de 30 à 60 ans	164
de 60 à 90 ans	31

Ce tableau fait ressortir, d'après Bouley, ce fait intéressant que le plus grand nombre des cas de morsures correspond à l'âge de l'imprévoyance, de la faiblesse et surtout de l'âge des jeux et de la taquinerie. Bien des chiens, sous le coup de la rage, épargneraient les enfants auxquels ils sont familiers, s'ils n'étaient poussés à bout par les harcèlements continuels auxquels les enfants se livrent d'autant plus volontiers, que ne reconnaissant pas dans le chien avec lequel ils jouent son humeur habituelle au moment des premières manifestations de l'état rabique, ils sont déterminés, par là, à l'exciter davantage.

D'un autre côté, cette si grande proportion d'enfants mordus s'explique par le nombre plus grand de chances qu'ils courent d'être atteints par des chiens errants dans les rues des villes ou des villages, où ces enfants se trouvent si communément réunis en groupes pour se livrer à leurs jeux.

Il est également important de rechercher l'espèce de l'animal qui a fait la morsure. (Enquête du comité d'hygiène, 1850 à 1872.)

Chien	655	Renard	1
Loup	38	Vache	1
Chat	22	**Total**	715

COMBIEN D'INDIVIDUS MORDUS DEVIENNENT ENRAGÉS

Il est non moins important de rechercher combien, sur une quantité donnée d'individus mordus, il en meurt de la rage.

La statistique suivante empruntée à M. Leblanc, nous donne un aperçu de la question et prouve surabondamment que les individus mordus par *des chiens enragés* ne deviennent pas nécessairement enragés.

Sur trente-six individus de sexe et d'âge différents, dit Leblanc (*Documents pour servir à l'histoire de la rage*, Paris, 1873), mordus par des chiens enragés morts sous mes yeux, trente et un n'ont présenté aucun symptôme de rage et cinq ont succombé. Le siège de la blessure faite sur des parties nues et l'absence de cautérisation ont été constatées dans ces derniers cas. Cependant, parmi ceux dont l'issue n'a pas été funeste on remarque des blessures faites à la main et non cautérisées.

DURÉE DE L'INCUBATION

L'enquête du comité d'hygiène de 1862 à 1872 portant sur cent soixante-dix cas, montre qu'après la morsure, les accidents rabiques se sont déclarés :

	Fois		Fois
Avant le 15e jour	8	Du 120e au 130e	4
Du 15e au 20e	6	Du 130e au 140e	1
Du 20e au 30e	24	DU 140e au 150e	1
Du 30e au 40e	26	Du 150e au 160e	3
Du 40e au 50e	29	Du 160e au 170e	0
Du 50e au 60e	19	Du 170e au 180e	1
Du 60e au 70e	11	Du 180e au 190e	0
Du 70e au 80e	9	Du 190e au 200e	0
Du 80e au 90e	15	Du 200e au 210e	0
Du 90e au 100e	6	Du 210e au 220e	1
Du 100e au 110e	4	Du 220e au 230e	0
Du 110e au 120e	1	Du 230e au 240e	1

Soit :

	Fois
1er mois de 1 à 30 jours	38
2e mois de 30 à 60 jours	74
3e mois de 60 à 90 jours	35
4e mois de 90 à 120 jours	11
5e mois de 120 à 150 jours	6
6e mois de 150 à 180 jours	4
7e mois de 180 à 210 jours	9
8e mois de 210 à 240 jours	2

En sorte que sur cent soixante-dix cas, cent quarante-sept fois la rage s'est déclarée dans les trois premiers mois qui ont suivi la morsure et vingt-trois fois à une époque plus éloignée. D'après ces documents, la rage n'a pas paru plus de huit mois après la morsure.

Le dépouillement des observations publiées par des médecins donne des chiffres très comparables aux précédents :

	Fois		Fois
1er mois	16	7e mois	3
2e mois	41	8e mois	0
3e mois	16	9e mois	0
4e mois	10	10e mois	1
5e mois	4	15e mois	1
6e mois	4	18e mois	1

LES MÉDECINS OBSERVENT TRÈS RAREMENT LA RAGE

Les articles critiques que nous avons publiés sur le *Traitement de la rage par la méthode Pasteur* et les questions adressées au professeur de l'École normale nous ont valu un très grand nombre de lettres. Nous remercions sincèrement les confrères qui ont bien voulu, en nous fournissant des renseignements cliniques, nous encourager ainsi à continuer la campagne que nous avons entreprise contre l'intolérante et puissante coterie qui, des hauteurs de l'École normale, voudrait imposer à l'École clinique des procédés qui répugnent à la fois au sens médical et à la dignité professionnelle.

La plupart de nos correspondants ont été, comme nous, frappés du nombre énorme de 1 500 enragés arrachés à la mort par M. Pasteur. Nous publions aujourd'hui quelques lettres qui s'élèvent, au nom du simple bon sens, contre les assertions hyperboliques du professeur de l'École normale et que nous pouvons grouper sous ce titre : *Fréquence de la Rage*.

Gournay, 8 juin 1886.

J'exerce la médecine à la ville et à la en campagne depuis bientôt trente ans (septembre 1856). Il m'a été donné de voir et d'observer beaucoup de choses pendant ce long exercice dans une clientèle nombreuse et très variée. Or, bien que j'aie donné mes soins à un assez grand nombre de personnes mordues par des chiens, les uns reconnus enragés, les autres passant pour l'être et sur lesquels je n'ai pu être renseigné, je n'ai observé *qu'un* cas de rage et encore m'a-t-il fallu aller dans le département de l'Eure, à 25 km de Gournay, ma résidence. J'ai bien entendu parler de deux ou trois autres cas, mais je ne les ai pas constatés moi-même. Peut-être convient-il d'attribuer cette rareté *exceptionnelle* de la rage dans nos contrées à l'influence d'un pasteur connu dans un rayon peu étendu, n'ayant pas la presse à sa disposition, visité seulement par les commères du pays et qui est célèbre, en Normandie et en Picardie, *depuis plus d'un siècle* (l'aïeul, le père et le fils ne faisant dans l'esprit du public qu'un seul berger) sous le nom modeste d'*homme du Gallet*.

Toutes les bêtes mordues (hommes ou animaux) lui sont conduites et pas une ne devient enragée. À quel traitement a-t-il recours, quel genre d'inoculation pratique-t-il ? Je n'en sais rien, ne l'ayant jamais vu opérer. Il se contenterait, m'a-t-on dit, de la simple apposition des mains. Elles ont une vertu telle, ses mains, qu'il lui suffit d'en tendre une vers un troupeau de bestiaux ravagé par un chien enragé pour que tous les animaux mordus, ceux-là seulement, viennent vers lui et il les renvoie guéris de la rage présente et préservés de toutes les rages futures. Jugez si cet homme ne devrait pas être plus connu. Il joint à sa propriété antirabique une modestie excessive et un désintéressement peu commun. Je suis convaincu que dans notre pays les braves gens mordus par des chiens enragés continueront encore longtemps à l'aller trouver de préférence à tout autre, avec cette pensée qu'il guérit toujours aussi bien et qu'il ne fait jamais de mal.

Voilà, Monsieur, ce que j'ai vu de la rage depuis trente ans dans le pays de Bray.

Veuillez agréer, etc.

Dr Ch. Duval,
Membre du Conseil Général de la Seine-Inférieure.

Saint-Céré (Lot).

J'exerce la médecine à Meyssac (Gorrèze) et plus tard à Saint-Céré (Lot) depuis trente-trois ans : je voyage assez régulièrement, dans un rayon de vingt à trente kilomètres autour de ma résidence.

J'ai la certitude qu'il y a eu assez souvent autour de moi des chiens hydrophobes qui ont même communiqué la rage à une vache, une autre fois à un taureau, mais bien souvent à d'autres chiens ; il ne se passe guère d'années sans que la municipalité se voit dans la nécessité d'ordonner d'abattre les bêtes mordues et de museler les chiens qui doivent paraître dans les rues. Cinq ou six fois j'ai eu à cautériser des plaies faites aux mains ou aux bas des jambes par des chiens crus enragés. Il ne m'a jamais été donné d'observer un cas de rage humaine.

Faut-il vous raconter que dans nos contrées les sujets mordus (bourgeois ou paysans) ne manquent pas de se rendre chez un empirique des environs de Souillac Lot) pour y manger (comme moyen préventif) une omelette que l'on prétend faite avec de la poudre d'huîtres mâles !

Je crois pouvoir attribuer à ce fait le petit nombre de sujets que mes confrères et moi avons à cautériser.

Agréez, etc.

Dr Brun.

J'ai l'honneur de vous informer que j'ai exercé la médecine pendant vingt ans en ville et dans mon service d'hôpital (je suis médecin en chef de l'hôpital civil d'Auxerre) et que je n'ai *jamais* observé dans ma pratique personnelle un seul cas de mort par la rage confirmée consécutive à la morsure d'un chien.

Agréez, etc.

Dr Drouin,
à Auxerre.

J'ai exercé la médecine pendant quarante-deux ans en ville et dans mon service d'hôpital (pendant trente-trois ans) ; je n'ai observé dans ma pratique personnelle ou dans celle de mes confrères aucun cas de mort par la rage confirmée, consécutive à la morsure d'un animal. J'ai soixante-dix ans, j'ai fait et je fais encore beaucoup de clientèle, je n'ai jamais vu un seul cas de rage, quoique j'aie été appelé à donner des soins à de nombreuses personnes mordues par des animaux déclarés enragés (chiens et chats) par des vétérinaires des plus autorisés.

Dr X.

Monsieur et honoré Confrère,

Je reçois à l'instant le n° 13 du *Journal de Médecine de Paris* renfermant, entre autres articles, la nécrologie des individus qui, ayant été mordus par des loups, par des chiens ou par des chats, et traités (!) par M. Pasteur ou ses complices, n'ont pas été préservés de la rage, malgré les affirmations du maître. Il est vrai que tous ceux qui sont restés indemnes sont comptés à l'actif de ce qu'on appelle la méthode ; quant à ceux qui sont atteints, il y a toujours une excuse à l'usage des crédules : ainsi, l'homme de Grenoble était un ivrogne ; l'inoculation devait échouer (il est vrai qu'on n'a inventé cette excuse phénoménale qu'à la mort) ; les parents du jeune homme de Dordrecht ne connaissaient que la langue hollandaise ; ils n'auront pas compris les instructions qu'on leur a données en français ; d'où inexécution des prescriptions et mort de l'inoculé. Quant à la petite Peltier, de Paris, l'institutrice de la rue Saint-Benoît, que j'ai vue, m'a affirmé que M. Pasteur avait dit, après le traitement : « Il n'y a plus aucun danger, vous pouvez la renvoyer en classe. » L'institutrice a refusé de la reprendre ; quatre jours après, elle était atteinte de la rage et mourait en moins de 36 heures. Alors M. Pasteur déclara qu'il avait commencé le traitement trop tard ; et, chose curieuse, les parents défendent énergiquement M. Pasteur.

Que de luttes j'ai soutenues déjà contre l'engouement incroyable du public, même médical, qui accepte comme infaillible (et démontré tel), cette pratique consistant à ajouter, pour préserver de la rage, un peu de virus rabique à celui que l'animal a déjà inoculé par sa morsure ! Mais quand je considère le culte que l'on rend à feue Mme Paillasson sous le nom de Notre-Dame de Lourdes, je me dis que la bêtise humaine, la crédulité ignorante, n'ont pas de limites et sont les seuls agents sur lesquels comptent les thaumaturges de la rue d'Ulm, ainsi que ceux de Lourdes. Comment se fait-il que l'Académie de médecine, si sévère envers les autres remèdes secrets, se montre si bienveillante pour celui-ci ? Comment se fait-il que mon ex-collègue d'internat Peter, qui avait entrepris une louable campagne contre ce charlatanisme, ait donné 15 fr. pour l'institut Pasteur (*Officiel* du 20 septembre) ? Est-ce qu'il aurait, lui aussi, trouvé son chemin de Damas ? Je ne puis le croire, et je me propose de l'interroger à ce sujet.

Véritablement, M. Pasteur est devenu le fondateur d'une religion, et ses adeptes sont des fanatiques aussi intolérants que les sectaires des autres cultes ; je m'en aperçois à chaque instant à la Chambre, où les Paul Bert de tous les départements me traitent en profane, en impie, et ne seraient pas fâchés de voir allumer à mon usage une foule de bûchers. Pensez donc : oser élever des doutes sur une affirmation de M. Pasteur !

De plus, j'ai publié il y a deux ans environ, dans le *Journal de Médecine de Laborde*, une protestation contre la communication louangeuse faite à l'Académie de médecine par Dujardin-Beaumetz, sur des expériences de désinfection faites en ma présence à l'hôpital Cochin, à propos du choléra, sur les microbes du charbon, de la tuberculose et de la maladie des poules... et rien du choléra. Enfin, dans plusieurs circonstances, à la Chambre des députés, je me suis élevé contre cet engouement pour les affirmations sans preuves d'un homme, contre les expériences peu sérieuses, point concluantes qu'il donne comme des axiomes ; contre ces *principes posés : tout chien qui mord est enragé ; tout homme mordu deviendra enragé*, qui sont la base du traitement préventif. Rochefontaine, pour démontrer qu'il était certain de la non-contagion du choléra, inoculait sur lui-même des liquides de l'intestin des cholériques et même en avalait ; M. Pasteur a-t-il assez de certitude sur l'excellence de sa méthode (!) pour se faire mordre par un chien véritablement enragé et se traiter ensuite ?

J'admire les chiffres publiés par son entourage : quand, il y a quelques années, on ne constatait que de quarante à soixante-dix mordus par des chiens certainement enragés, sur lesquels 1/9 ou même 1/10 devenaient enragés, je frémirais — si j'étais un partisan du *Pastor asinorurn* — en considérant que depuis dix mois il y a eu en France 2 503 individus mordus par des chiens qualifiés d'enragés. Il est vrai que l'on tue aussitôt l'animal qui a donné le coup de dent et qu'on se donne bien garde de l'enfermer pour savoir ce qu'il deviendra.

Pendant une pratique médicale à la campagne, s'étendant à quatorze ou quinze villages, où les chiens, très nombreux, sont en toute liberté, j'ai souvent traité des morsures de chiens et de chats ; je n'ai pas été une seule fois appelé pour une morsure de chien ou de chat enragé. Et dans mon département non plus que dans la Côte-d'Or et la Haute-Marne, limitrophes d'Essoyes, j'affirme que pendant ces vingt ans il n'y a pas eu un seul être humain mordu par un animal enragé. Il est vrai qu'on paraît aujourd'hui vouloir rattraper le temps perdu ; une morsure fait aussitôt penser à la rage, et deux personnes d'Autricourt (Côte-d'Or), village voisin d'Essoyes, sont allées récemment implorer le secours du Dieu. — Dans l'Yonne, mon pays d'origine, on conduit les chiens mordus à Mezilles, canton de Saint-Fargeau ; le sonneur fait rougir au feu la clé de l'église, l'appuie sur le front de l'animal, qui est certainement préservé de la rage, aussi bien, du moins, que par le virus atténué. Tout récemment, la condamnation, en Savoie, d'un rival gênant de M. Pasteur nous a révélé l'existence du gâteau antirabique.

Pardonnez-moi la longueur de cette lettre qui ne manquera pas de vous ennuyer ; mais je serais intarissable quand je m'attaque à de telles monstruosités. Je vous en dirai de belles, si vous le voulez, quand je serai rentré à Paris, et je vous donnerai l'appréciation de M. de Saint-Vallier, appréciation très juste et faite en termes exquis.

Croyez, je vous prie, à mes meilleurs sentiments.

Dr Michou,
Député de l'Aube

RARETÉ DE LA RAGE

Permettez-moi d'apporter, aussi, à mon tour, ma petite pierre à l'édifice que vous avez entrepris, poussé par la logique et l'intérêt de la vérité, contre les inoculations antirabiques de M. Pasteur. Comme vous, Monsieur, depuis déjà longtemps, j'avais des tendances à protester contre l'engouement de la presse politique pour ce qu'elle appelle la guérison de la rage. Mais qu'aurait pu la protestation d'un humble médecin de campagne, d'un pygmée contre l'aigle dont la réputation plane sur les deux hémisphères ? Néanmoins, enhardi par les exemples déjà nombreux de vos correspondants, je viens vous dire, aussi, que, exerçant dans le Lot-et-Garonne depuis près de quarante ans, j'ai eu bien des fois l'occasion de voir des individus mordus par des chiens, quelquefois par des chats bien et dûment enragés. Je les ai cautérisés soit avec le nitrate d'argent, soit avec l'acide phénique, soit avec la teinture d'iode, très rarement avec le fer rouge. Les uns peu après l'accident, d'autres au bout de 24 et même 48 heures, et je n'ai jamais vu survenir un seul cas de rage. Je suppose que mes confrères de la contrée ont dû, comme moi, avoir eu leur bonne part d'individus mordus et j'affirme n'avoir jamais entendu dire qu'un seul cas de rage se soit présenté dans un rayon de quarante lieues et plus. Quand il est question de rage on se rabat encore sur un cas qui aurait eu lieu dans notre région, il y a plus de quatre-vingts ans, chez une demoiselle qu'on étouffa entre deux matelas. De sorte que sans être aussi affirmatif que votre correspondant, le Vieux vétérinaire[15], je ne serais pas éloigné d'adopter sa doctrine et considérer ce qu'on appelle la rage comme une espèce de tétanos auquel je l'avais déjà, *in petto*, comparée depuis longtemps en cherchant, surtout, à me rendre compte de la façon dont se transmet le virus de la circonférence au centre et ne pouvant faire introduire dans ce cas que la lésion nerveuse locale qui un peu plus tôt un peu plus tard, sous l'influence de la douleur et, surtout, de la crainte et de la surexcitation morale provoque les accidents nerveux qui constituent la rage comme ils constituent le tétanos.

J'ai vu, dans ces dernières années, un industriel qui, dans une chute de plusieurs mètres de hauteur, se fractura les deux malléoles du pied droit avec une large ouverture de l'articulation tibio-tarsienne à travers laquelle sortirent les extrémités du tibia et du péroné. Je proposai l'amputation immédiate à laquelle se refusa le malade. Devant ce refus, je me décidai à lui appliquer un bandage par occlusion, c'est-à-dire le bandage de l'entorse un peu élevé sur la jambe, collodionné, phéniqué, etc.

Pendant neuf jours le malade alla parfaitement ; pas de suintement, pas de fièvre, pas d'odeur ; je croyais à un succès certain, lorsque, tout à coup, après un ébranlement nerveux occasionné, la veille au soir, par une vive contrariété et aussi par les préoccupations inévitables que causait au blessé le chômage de son industrie, il fut pris de trismus et ensuite de convulsions dans la gorge et les voies respiratoires et mourut étouffé dans les 36 heures sans pouvoir avaler ni salive ni liquides. S'il eût été mordu par un chien, nul doute que cette affection eût été prise pour un cas de rage.

Je vous autorise, à faire de cette communication l'usage que vous voudrez bien dans l'intérêt de la science et de la vérité. Dans tous les cas, je reconnais que si la pratique de M. Pasteur n'a pas d'autre efficacité, elle a, jusqu'à présent, celle de rassurer les malades qui viennent réclamer ses soins, et c'est beaucoup. Il est à souhaiter qu'elle n'ait pas de plus grands inconvénients que l'omelette traditionnelle.

Agréez, etc.

Dr Gipoulou.
Libos, 28 juin 1886.

Chapitre 6

LA RAGE DU CHIEN

Nous avons énoncé, dans un précédent chapitre, les principales objections qui se présentent nécessairement à l'esprit de tout médecin en présence des miracles opérés chaque jour à l'École normale où le nombre des enragés augmente dans d'effroyables proportions et approche aujourd'hui le chiffre énorme de 3 000.

Cette excessive et soudaine élévation du nombre des rabiques nous avait amené à poser à l'illustre chimiste une question qui ne s'était peut-être pas présentée spontanément à son esprit : *Pourquoi tant d'enragés ? Êtes-vous sûr que les chiens qui ont mordu vos 3 000 clients étaient vraiment atteints de la rage ?*

C'est en étudiant ce second point que nous avions émis l'opinion que la rage était encore, même chez le chien, une maladie mal définie et qu'il n'existait *aucun signe anatomique certain pouvant prouver qu'un chien est vraiment atteint de la rage*. Cette affirmation nous a valu plusieurs dénégations de la part de vétérinaires distingués.

Nous devons donc répondre à nos confrères de l'art vétérinaire et, au risque d'entraîner nos lecteurs dans une discussion un peu technique, nous allons nous efforcer, par une longue incursion dans le domaine vétérinaire, de démontrer que : *L'étiologie et la symptomatologie de la rage sont encore mal définies chez le chien et chez la plupart des autres animaux. L'autopsie ne révèle AUCUN SIGNE anatomique se rattachant particulièrement à cette affection*. La grande majorité des *chiens qui ont mordu les 3 000 malades de l'École normale ont été déclarés enragés sans qu'aucune preuve incontestable ait permis d'établir cette assertion*.

Nous allons nous adresser, pour établir notre démonstration, aux auteurs les plus autorisés de l'art vétérinaire, et notamment à Bouley, dont l'article *Rage* occupe plus de 200 pages du *Dictionnaire* de Dechambre, à M. Watrin et à M. Signol, notre distingué collègue de la *Société de médecine de Paris*.

Avant d'aborder la *symptomatologie* de la rage du chien, nous dirons quelques mots de la *virulence*, de la *spontanéité* de l'*incubation* et de l'étiologie.

SIÈGE DE LA VIRULENCE

Sur ce premier point, les auteurs sont loin d'être d'accord. Alors qu'il est généralement admis aujourd'hui que le siège de la virulence réside dans les tissus des nerfs et du cerveau, fait qui a été établi par Duboué, de Pau (et non par M. Pasteur), les auteurs vétérinaires considèrent généralement la salive comme le seul véhicule du virus rabique.

> En définitive, dit Bouley, ce qui ressort de tous les faits observés et de toutes les expériences qui ont été faites, c'est que la salive surtout est virulente, aussi bien dans les glandes qui la sécrètent que dans la cavité buccale ; et même ces faits, comme ces expériences, semblent démontrer que c'est dans la salive *exclusivement* que résident les propriétés virulentes. Toutefois, rappelons-le bien, à l'égard de la deuxième partie de cette proposition il faut se tenir dans une certaine réserve qui est commandée par les quelques cas où l'inoculation du sang est signalée par les expérimentateurs comme ayant donné lieu à des manifestations morbides d'ordre rabique (Gohier et Hertwig) ou s'en rapprochant (Eckel et Lafosse)[16].

En ce qui concerne la virulence, il est bon de rappeler que Rossi, de Turin, avait déjà affirmé, en 1820, que les nerfs partageaient avec la salive la propriété de communiquer la rage. Mais Bouley n'a jamais admis ce fait et se trouvait en désaccord complet avec les pastoriens lorsqu'il disait « que *ces faits* doivent être considérés comme exceptionnels ». Chacun sait, en effet, que les inoculations se font à l'École normale non pas avec la salive de l'animal enragé, mais avec sa moelle.

SPONTANÉITÉ DE LA RAGE

Les mêmes divergences existent chez les auteurs vétérinaires en ce qui concerne la spontanéité de la rage. Alors que Bouley et l'école pastorienne la nient absolument, M. Leblanc a accumulé un nombre considérable de faits qui en démontrent la possibilité. Ce qui est certain, c'est que la rage est inconnue encore aujourd'hui dans plusieurs contrées.

D'après Azara, cette maladie serait inconnue sur le versant oriental des Andes (*Voyage dans l'Amérique méridionale*, et Ulloa déclare n'en avoir jamais entendu parler à Quito, capitale de l'Equateur (*A Voyage to South America*).

Au rapport de M. Liguistin, vétérinaire en premier de l'un des régiments faisant partie de l'expédition du Mexique, la rage serait extrêmement rare dans ce pays.

Les Barbades ne la connaissaient pas avant 1741, Saint-Domingue avant 1776, la Jamaïque et la Guadeloupe avant 1783. La rage ne s'est montrée à l'île Maurice, pour la première fois, qu'en 1813.

Clarke affirme qu'elle est inconnue à la Côte-d'Or (Guinée) et au Cap de Bonne-Espérance. Nous savons de source certaine que la rage n'a jamais été observée sur le territoire australien, qui compte plusieurs millions d'habitants.

M. U. Leblanc croyait à la spontanéité de la rage canine, et il y croyait si bien qu'il lui attribuait une part principale dans le développement de cette maladie, la contagion n'ayant, suivant lui, qu'un rôle secondaire ; et si la rage spontanée est si fréquente à Paris, comme il se croyait en droit de l'affirmer, c'est que les chiens étaient maintenus par leurs propriétaires dans un état d'étroite séquestration, soit dans les appartements, soit dans les cours, et mis ainsi dans l'impossibilité de satisfaire leurs appétits sexuels, d'autant plus excités que ces animaux étaient dans de meilleures conditions hygiéniques.

> Il suffit, disait M. Leblanc dans sa communication académique, d'avoir été témoin une seule fois de l'état d'exaspération d'un chien qui est à côté d'une chienne en chaleur, pour comprendre combien peuvent être grands les troubles fonctionnels qui résultent des besoins sexuels non satisfaits. J'ai vu encore tout récemment un chien qui était resté pendant un assez long temps à côté d'une chienne en chaleur, dont il était séparé par une barrière à claire voie. Ce chien avait été constamment agité et en érection. Son maître, qui le conduisit à la promenade pour le distraire, remarqua que, contre son habitude, ce chien cherchait querelle à tous les chiens qu'il rencontrait dans la rue ; quelques jours plus tard, les signes formels de la rage se manifestèrent.

On le voit, la non-spontanéité de la rage, qui fait partie du dogme pastorien, est loin d'être admise par tous les vétérinaires.

Il est également démontré qu'il existe fréquemment des épizooties de rage survenant souvent sous les influences météorologiques. Les faits publiés à cet égard sont nombreux et concluants.

RÉCIT D'UNE ÉPIDÉMIE DE RAGE AU PÉROU

Le récit le plus intéressant que nous connaissons sur ce point est celui que M. Fleming a extrait d'un article de *l'Edinburgh Med. and Surg. Journal*, 1841, sur *Les Maladies du Pérou* (*Diseases in Peru*), par A. Smith, et d'un livre du même auteur : *Peru as it is*, vol. II, p. 248. Voici ce récit, tel que M. Fleming l'a reproduit dans son livre *Rabies and Hydrophobia* :

> Avant 1803, on n'avait jamais eu connaissance qu'aucun chien eût été attaqué de la rage, soit dans le Pérou, soit dans les contrées qui l'entourent ; mais, à cette époque, cette maladie fit explosion, pendant

les chaleurs de l'été, dans les vallées des côtes du nord ; de là, elle se répandit vers le sud, le long des plaines maritimes, atteignit la cité d'Arequipa, au commencement de 1807, et s'étendit jusqu'à Lima, à la fin de la même année.

Cette maladie *se développa spontanément* sous l'influence de la température excessive des années 1803 et 1804. Sur la côte nord, communément appelée Costa Abajo, où elle commença, le thermomètre Réaumur marquait 30° dans quelques-unes des vallées. L'air était immobile : aucune brise ne ridait la surface de l'Océan. Les animaux se précipitaient instinctivement dans les eaux inanimées des lacs et des étangs pour trouver quelque soulagement aux souffrances que leur infligeait l'excès de la chaleur.

La maladie s'attaqua à tous les quadrupèdes, sans distinction d'espèces, et elle donna lieu à de tels accès de frénésie que quelques-uns d'entre eux, dans leur fureur, se mordaient eux-mêmes et se mettaient en lambeaux. Dans les localités où la chaleur était extrême, *plusieurs personnes présentèrent tous les symptômes de l'hydrophobie sans avoir été mordues.*

Ce fut parmi les animaux de l'espèce canine que la maladie fit le plus de victimes, et elle revêtit sur quelques-uns un tel caractère de bénignité que leurs morsures n'étaient pas mortelles, mais le plus grand nombre étaient gravement atteints, et par leur intermédiaire, la contagion se propagea aux animaux de leur espèce, aux autres quadrupèdes et à l'homme lui-même.

Dans les villes d'Ica et d'Arequipa, le nombre des personnes qui moururent des suites de morsures de chiens enragés fut plus considérable encore, et les cas observés moins équivoques que ceux dont il vient d'être question. Dans Ica, une seule chienne enragée mordit, dans une nuit, quatorze personnes, dont douze moururent ; les deux qui survécurent avaient été soumises à un traitement médical.

[...] Dans la cité d'Arequipa, on discouru beaucoup sur la question de savoir si la maladie à laquelle on avait affaire était une *hydrophobie vraie* (*légitimate hydrophobia*), et de savants écrits furent publiés pour et contre par les docteurs Rosas et Salvani. Beaucoup de temps fut perdu à cette guerre de plumes [...].

Dès que le vice-roi du Pérou, Abascal, fut avisé que l'hydrophobie épidémique s'approchait de la capitale, il ordonna que tous les chiens de la ville fussent mis à mort : et, par cette mesure prévoyante, il sauva Lima du fléau qui le menaçait. Les quelques malades hydrophobes, qui, à cette époque, furent admis dans les hôpitaux, n'étaient pas des habitants de la cité, mais venaient des vallées et des fermes environnantes.

Lorsque cette calamiteuse épidémie fit son apparition dans les vallées de Costa Abajo, les chiens, d'après la relation de don José Figuera, s'en allaient la queue pendante entre les jambes, et la bave s'écoulait abondamment de leur gueule ; ils fuyaient la présence de l'homme, poussaient des hurlements retentissants, puis ils s'affaissaient sur leurs membres et restaient sans mouvements. Les chats, avec leurs poils hérissés, se sauvaient sur le toit des maisons. Les chevaux et les ânes se précipitaient furieux les uns contre les autres ; ils se jetaient à terre, se roulaient et mouraient comme foudroyés. La décomposition des cadavres était immédiate. Les bestiaux, au noir pelage, beuglant et mugissant, se précipitaient en bondissant les uns contre les autres, et luttaient avec tant d'acharnement qu'ils se brisaient leurs cornes. Leur mort était aussi foudroyante.

Le professeur Estrada a constaté que, sur les quarante-deux personnes qui moururent à Ica des suites des morsures des chiens enragés, le plus grand nombre succombèrent du douzième au quatre-vingt-dixième jour après l'accident. Leur maladie se caractérisa par des convulsions, une grande oppression de la poitrine, des soupirs, de la tristesse, une respiration laborieuse, l'horreur des liquides et des objets brillants, des fureurs, des vomissements de matières bilieuses, et enfin des prières instantes adressées par les patients à ceux qui les assistaient, afin qu'ils s'écartent d'eux, car ils se sentaient dominés par le besoin impérieux de les attaquer, de les mordre, et de les mettre en pièces. Pas un ne survécut au-delà de cinq jours.

Depuis l'année 1808, cette terrible épidémie a complètement disparu. De temps en temps cependant, on voit encore des chiens se précipiter avec violence, çà et là, et mordre tous ceux qu'ils rencontrent sur leur route, absolument comme le font les chiens réellement enragés.

Smith ajoute, après avoir fait cette relation dans l'*Edinburgh Med. and Surg. Journal*, que « durant sa longue résidence au Pérou, il n'a jamais été témoin d'un seul cas d'hydrophobie déclarée ».

ÉTIOLOGIE DE LA RAGE DU CHIEN — ACTION DES INFLUENCES MÉTÉOROLOGIQUES — LA RAGE EST INCONNUE DANS CERTAINS PAYS OÙ LES CHIENS NE SONT CEPENDANT L'OBJET D'AUCUNE SURVEILLANCE

Les nombreuses statistiques publiées jusqu'à ce jour et les observations de tous les médecins et voyageurs démontrent cependant que les influences météorologiques n'ont aucune action sur la production de la rage chez les animaux.

Dans un grand nombre de pays chauds où les chiens ne sont l'objet d'aucune surveillance la rage est absolument inconnue ; aucun cas de rage n'a jamais été observé en Australie.

Que conclure de ces renseignements, qui nous sont fournis parce que l'on sait de l'histoire géographique de la rage ? Viennent-ils apporter quelques témoignages en faveur de l'action prépondérante de quelque influence météorologique ? Évidemment non. On invoque les chaleurs excessives comme une des causes les plus favorables au développement spontané de cette maladie, et les voyageurs qui sont le plus autorisés par leur savoir et la justesse de leurs observations, sont d'accord pour affirmer que la rage est une maladie inconnue dans les régions du globe où la température est la plus élevée, comme Quimto et Sumatra, par exemple, dans les régions équatoriales ; ou encore dans les contrées les plus chaudes de l'Afrique, que Livingstone a visitées, sans y constater l'existence de cette maladie sur les animaux réputés susceptibles de la contracter spontanément. Mais ne peut-on pas inférer alors de cette immunité de quelques pays très chauds, que l'élévation de la température est la condition à laquelle cette immunité se rattache ? Non, car la rage sévit dans d'autres contrées où les chaleurs sont souvent excessives, comme l'Abyssinie, l'Hindoustan, l'Afghanistan, le nord de l'Afrique ; on l'a vue faire aussi irruption au Pérou, au Chili, au Brésil, etc. De sorte qu'en définitive, en présence de ces faits, on ne saurait attribuer à l'élévation de la température atmosphérique une influence telle sur l'organisme du chien, qu'elle serait susceptible d'y faire développer le germe de la rage ou d'empêcher son éclosion.

Quand on a vu, en Europe, les recrudescences de la rage coïncider, dans les grandes villes, avec un hiver doux et un printemps précoce, on a rattaché cette manifestation morbide exceptionnelle, à ce que l'évolution des saisons présentait d'exceptionnel elles-mêmes ; et, d'un rapport de coïncidence, on a fait un rapport de causalité. Mais la rage ne règne pas en Australie, où la moyenne de l'hiver est de 12° et celle du printemps de 18°. Et puis, est-ce que, dans tous les cas où, en Europe, l'hiver s'est montré exceptionnellement doux et le printemps précoce, toujours et par une conséquence connue nécessaire, on a vu les cas de rage se multiplier et accuser ainsi l'influence causale dont ils dépendraient ? En aucune façon : bien des fois, au contraire, malgré cette influence présumée causale, aucune recrudescence rabique ne s'est manifestée dans les contrées ou les saisons.

INCUBATION DE LA RAGE CHEZ LE CHIEN
DANS TOUTES LES ESPÈCES

Dans toutes les espèces, la durée de la période d'incubation de la rage reste variable entre des limites de temps quelquefois les plus extrêmes, et, dans aucun cas, il n'est possible de la déterminer même d'une manière approximative. Étant donnée une inoculation, il est impossible de prévoir au bout de combien de temps elle produira ses effets, si elle doit en produire.

Suffira-t-il pour cela de quelques jours ou de quelques semaines ? Ou faudra-t-il quelques mois et même une longue série de mois ? À tous ces points de vue, incertitude absolue. Pourquoi cela ?

Pourquoi le même virus, puisé à la même source et inoculé dans un même moment à des individus d'une même espèce, est-il tantôt stérile, tantôt fécond ? Et pourquoi, lorsqu'il manifeste son activité, le fait-il dans des périodes de temps dont la durée est si variable ?

Trois, cinq, six, huit, dix, douze jours dans quelques cas, et, dans d'autres, au bout seulement d'un nombre de mois égal à celui des jours qui peuvent suffire à son évolution ?

> Dire que les différents organismes constituent des terrains plus ou moins propices pour la semence virulente, qu'ils ont pour cela plus ou moins de réceptivité, ou bien encore que le virus est plus ou moins actif, c'est exprimer le fait, mais non pas l'expliquer.

On le voit, Bouley, à qui nous empruntons ces lignes, se déclare impuissant à expliquer un des faits les plus extraordinaires de la virulence rabique. Dans tous les autres virus (syphilis, vaccine, etc.) la durée de l'incubation est à peu près la même chez tous les individus.

C'est là encore un des points qui contribuent le plus à démontrer notre ignorance sur cette maladie qui fait depuis si longtemps la terreur de l'humanité et qui fait cependant si peu de victimes.

SYMPTÔMES DE LA RAGE

Mais arrivons enfin au point essentiel de notre étude. En reproduisant les faits empruntés aux auteurs les plus compétents, nous avons surtout pour but de montrer la difficulté du diagnostic et l'impossibilité dans laquelle se trouve un vétérinaire *qui ne voit un chien qu'une seule fois et qui ne peut le suivre pendant toute l'évolution de la maladie*, de déclarer avec certitude qu'il est enragé.

Bouley a d'abord fort bien réfuté les idées absolument erronées que le public et même beaucoup de médecins ont encore sur la rage.

> Le mot rage, dit-il, dans notre langue, comme dans toutes les autres, du reste, n'exprime pas autre chose que les passions furieuses, la colère, la haine, la cruauté.
>
> Dans le style élevé, comme dans le langage commun, il a la même

signification, et même lorsque ce mot est employé d'une manière figurée ou familière, il exprime quelque chose d'excessif et d'outré. On ne saurait trop se tenir en garde contre cette idée si fausse que l'on se fait de la rage du chien, sur la foi même du mot qui sert à la qualifier. Cette maladie ne se caractérise pas, dans les premiers temps de sa manifestation, par des excès de fureur et des actes de férocité. *Souvent même, c'est le contraire qui a lieu.* Un seul jour ne fait pas d'un chien affectueux, cet animal féroce, furieux et cruel à l'excès que tout le monde croit ; c'est par une transition insensible qu'il arrive à la période de la frénésie rabique. Mais quand bien même cette période n'est pas encore déclarée, il faut que l'on sache bien que du moment que les premiers symptômes de la maladie ont apparu, déjà la salive du malade est virulente et que *ses lèchements peuvent être tout aussi dangereux que ses morsures.* Déjà, dès 1828, un vétérinaire anglais, M. Delabère-Blaine, avait insisté sur cette particularité importante. « On suppose naturellement, disait-il, qu'un chien affecté de la rage doit nécessairement être farouche et furieux, et dans tous les tableaux que l'on en a faits, cette maladie est ainsi décrite. Mais bien loin que ce soit le fait constant, à peine ai-je trouvé un seul chien adulte qui avait une aliénation totale ; tandis qu'au contraire, dans le plus grand nombre, les facultés mentales ont été à peine dérangées. Les malheureuses victimes de cette maladie reconnaissent ordinairement la voix de leur maître, et y obéissent, et cela souvent jusqu'au dernier moment. »

LE CHIEN ENRAGÉ N'EST PAS TOUJOURS FURIEUX

Non seulement le chien enragé est inoffensif au début de son mal, en ce sens qu'il s'abstient de toute attaque, mais il arrive souvent encore que, chez lui, les sentiments affectueux grandissent et s'exagèrent, pour ainsi dire, proportionnellement à l'intensité du malaise qu'il éprouve. Son instinct le pousse, à de certains moments, à se rapprocher de son maître, comme pour lui demander un soulagement à ses souffrances, et, si on le laisse faire, il témoigne volontiers sa reconnaissance pour les soins qu'on lui donne par l'ardeur de ses lèchements sur les mains et le visage. *Ce sont là de perfides caresses, car, tout aussi sûrement que les morsures, elles peuvent inoculer la rage, si la langue humide d'une bave déjà virulente vient à toucher des parties où la peau est excoriée ou blessée.*

Mais dans l'un ou l'autre de ces états, il ne montre aucune propension à mordre. Il est docile à la voix de son maître et va vers lui quand il s'entend appeler. Toutefois, ce n'est pas avec le même empressement que par le passé et surtout avec la même expression de physionomie.

> Si sa queue est agitée, elle est lente dans ses mouvements. Son regard a quelque chose d'étrange ; destitué de son animation habituelle que la voix du maître n'a réveillée qu'un instant, il n'exprime plus qu'une sombre tristesse, et, dès que l'animal ne se sent plus sous l'excitation de cet appel, il retourne à sa solitude.

Quand on examine en silence un chien enragé, on le voit qui s'endort ; ses yeux se ferment, sa tête s'affaisse, puis quand elle arrive trop bas et qu'elle rencontre les pattes ou un obstacle, l'animal se réveille subitement, pour se rendormir de suite après, comme fait un homme qui dort debout et dont la tête s'abaisse et se relève automatiquement.

> J'ai vu fréquemment, dit M. Dubuc, des petits chiens qui, étant couchés sur des chaises, présentaient ce symptôme. Emportés par la somnolence, ils glissaient de dessus le siège, tombaient sur le plancher, la tête la première, et n'étaient réveillés que par la chute. (*De la rage des chiens*, etc., par Dubuc, Bordeaux. 1873.)

Ainsi, voilà donc un premier point : le chien enragé n'est pas furieux et le plus souvent il n'a pas de tendances à mordre.

UN CHIEN QUI LÈCHE EST AUSSI DANGEREUX QU'UN CHIEN QUI MORD

En outre, dit Bouley, les lèchements sont AUSSI DANGEREUX QUE LA MORSURE. Voilà un point qui me semble bien peu connu des pastoriens. Parmi les clients de l'École normale, il n'y a que des *mordus* et non des *léchés* ; que deviennent donc les malheureux qui ont contracté la rage par lèchement ? Ils doivent cependant être nombreux étant donné la fréquente et déplorable habitude qu'ont un grand nombre d'individus de se faire lécher par des chiens.

J'insiste sur ce point qui ouvre une parenthèse nouvelle dans la voie de transmission de la rage canine.

Bouley, continuant sa symptomatologie, s'exprime ainsi :

> Au début de la rage, le malaise intérieur que le chien éprouve se traduit par un changement de son humeur. Le plus souvent, il devient triste, sombre et l'on peut dire taciturne, car il n'est plus déterminé à aboyer comme il le faisait en santé, quand sa vigilance était excitée. Il cherche à s'isoler, se complaît dans la solitude et dans l'obscurité et va se cacher dans les coins des appartements, sous les meubles ou dans le fond de sa niche.

Qui donc n'a vu des chiens dans cet état ? Pourrait-on, après un seul examen constatant ces symptômes, déclarer l'animal enragé ? Nous ne pouvons que très difficilement l'admettre.

Blaine et Bouley attachent une grande importance à l'irritabilité de l'animal.

> Alors même, disent-ils, que l'animal ne paraît pas avoir de propension à attaquer les personnes qui sont auprès de lui, cependant il se montre disposé à ressentir les offenses, et si on lui présente un bâton, on est sûr d'exciter sa colère, même envers ceux qu'il aime le plus, et il le prend et le secoue avec violence. Ainsi fait-il encore quand on l'excite avec le pied.

Cette épreuve du bâton a, pour Blaine, une telle signification qu'elle lui suffit pour affirmer la rage :

> On ne saurait trop fortement persuader, dit-il dans une note, ceux qui y ont intérêt, que quand un chien qui, dans d'autres moments est doux et tranquille, saute après un bâton qu'on lui présente, surtout si c'est quelqu'un qu'il connaît, on peut, sans hésitation, déclarer que ce chien est enragé.

J'avoue que, si ce symptôme est caractéristique, j'ai rencontré beaucoup de chiens enragés dans mon existence.

LE CHIEN ENRAGÉ N'A PAS HORREUR DE L'EAU

Nous devons ensuite signaler l'absence de l'hydrophobie que la plupart des auteurs considèrent comme le symptôme capital :

> Depuis le premier jusqu'au dernier moment, dit Bouley, jamais on n'observe d'aversion pour l'eau. Dans les premiers moments, l'animal prend les liquides comme à l'ordinaire, et il y en a qui continuent à les prendre pendant toute la maladie. D'autres ne peuvent, à cause de la tuméfaction et de la paralysie des parties de l'arrière-bouche, avaler si facilement lorsque la maladie est avancée ; mais dans ceux-là l'effort ne cause aucun spasme et aucune douleur ou crainte. Au contraire, à cause de la chaleur et de la soif occasionnées par la fièvre, l'animal cherche de l'eau et, dans la plupart des cas, il témoigne en avoir le plus grand désir. Loin que la rage du chien, dit-il, soit caractérisée par l'horreur de l'eau, elle est, au contraire, signalée par une soif qui souvent est tout à fait inextinguible.

LE CHIEN ENRAGÉ NE REFUSE PAS TOUJOURS LA NOURRITURE

En ce qui concerne la perte d'appétit, il suffit de citer le passage suivant pour montrer que le symptôme est loin d'avoir la valeur que lui accordent M. Signol et la plupart des vétérinaires.

> Le chien ne refuse pas d'ordinaire sa nourriture, et quelques-uns même font preuve, lorsqu'on la leur présente, d'une voracité qui ne leur est pas habituelle. Mais tous ne tardent pas à perdre complètement l'appétit, et alors tantôt ils s'éloignent de leur pitance, sans y toucher et comme dégoûtés, et d'autres fois ils en mangent quelque peu, puis ils la rejettent en renversant l'écuelle qui la contient. Cette manifestation de dégoût est, d'après Youatt, un signe dans lequel il faut avoir une grande confiance.

Mais l'*inappétence* existe dans toutes les maladies du chien et ne peut avoir aucune importance dans le diagnostic différentiel de la rage. Il en est de même pour la *salivation* qu'on a souvent considérée comme caractéristique et sur laquelle Bouley s'exprime ainsi :

> La bave ne constitue pas, par son abondance exagérée, un signe caractéristique de la rage du chien, comme on l'admet généralement d'après les préjugés populaires.

INFLUENCE DES LYSSES

La même incertitude et les mêmes difficultés se présentent à l'égard de la présence des lysses que plusieurs vétérinaires avaient données comme un symptôme capital :

> Existe-t-il des lysses sous la langue des chiens enragés ? Un ingénieux et infatigable chercheur, Auzias-Turenne, a lu sur ce sujet, à l'Académie de médecine, dans sa séance du Ier septembre 1868, un mémoire plein d'intérêt intitulé : *Aperçu historique et philosophique sur les lysses ou vésicules de la rage*, où se trouvent des renseignements très curieux, à tous les points de vue, sur cette sorte d'éruption qu'Auzias-Turenne assimilait volontiers à celles des affections éruptives proprement dites.
> Auzias-Turenne a démontré incontestablement par ses recherches que les vésicules rabiques ont été vues par un certain nombre d'observateurs à l'autopsie de chiens qui étaient morts de la rage ; mais cette

éruption est-elle constante ? Et quand elle se montre, à quelle période apparaît-elle après l'inoculation rabique ? Est-ce avant la manifestation des symptômes ? Est-ce à leur période initiale ? Est-ce à la fin ? Autant de questions qu'il faut se contenter de poser, car leur solution n'est pas actuellement possible. (*Bouley*, article *Rage*, p. 103.)

FRÉNÉSIE ET EXCITATION SEXUELLE

On a attaché une grande importance aux symptômes fournis par l'excitation sexuelle.

> Parmi les symptômes, dit Bouley, il faut signaler maintenant l'orgasme génital qui, chez le chien, est une manifestation très fréquente de la rage à sa période initiale, et même ultérieurement. On sait que, même dans l'état physiologique, au moment où le chien témoigne à ses maîtres ses sentiments affectueux, cet orgasme intervient assez communément et se traduit par l'éréthisme du pénis et par des attitudes et des mouvements dont la signification n'est pas douteuse. Rien d'étonnant donc que, dans l'état rabique, l'exagération de ces sentiments donne lieu à des manifestations de même ordre, elles-mêmes exagérées. C'est ce que l'on observe effectivement sur un certain nombre de chiens familiers.
> Quand ils se trouvent en rapport avec d'autres chiens, tout à fait au début de la maladie, et avant qu'ils n'aient encore de la propension à mordre, ils expriment l'état de surexcitation sexuelle où ils se trouvent par l'ardeur avec laquelle ils leur lèchent l'anus et les parties génitales. « Je prédis une fois l'approche de la rage, dit Blaine, par l'attachement extraordinaire d'un petit roquet à un petit chat qu'il léchait continuellement.»

Il me paraît bien difficile d'admettre ce symptôme comme caractéristique. D'après les auteurs vétérinaires, on doit soupçonner tout chien qui présente une excitation sexuelle extraordinaire. Tout le monde connaît l'ardeur excessive de ces animaux, et il faut convenir que bien peu de chiens ont pu échapper dans leur existence au soupçon de rage.

Alors que certains auteurs donnent la frénésie comme un symptôme capital, d'autres, au contraire, font ressortir l'importance de symptômes diamétralement opposés. C'est ainsi que Delabere-Blaine dit qu'il y a des cas où la docilité et la bonté de caractère du chien sont augmentées par la maladie.

CONCLUSIONS

Nous craindrions de fatiguer nos lecteurs en prolongeant plus longuement notre incursion dans le domaine vétérinaire. Nous avons simplement voulu démontrer que *les symptômes de la rage sont complexes, mal définis et qu'il est impossible, même à un vétérinaire exercé, de reconnaître cette maladie par un seul examen.*

Les *signes fournis par l'autopsie* sont absolument nuls. Sans doute on trouve chez le chien mort de la rage de la congestion des méninges et des poumons, mais *il n'existe aucune lésion caractéristique.*

Les vétérinaires admettent généralement que, lorsqu'on trouve de l'herbe, de la paille ou des fragments de bois dans l'estomac d'un chien on doit le considérer comme enragé. Dans beaucoup de cas, *les médecins vétérinaires déclarent enragés les chiens accusés de morsures, alors même que l'existence de la rage n'est pas absolument démontrée.* En cela je m'empresse de déclarer qu'ils ont parfaitement raison. En premier lieu, tous les honorables vétérinaires qui existent dans nos campagnes n'ont pas le talent des cliniciens de l'École d'Alfort ; d'un autre côté, j'aime mieux voir mourir un chien injustement que d'exposer des individus à la rage, alors même que celle-ci est problématique.

Le vétérinaire qui fait abattre un chien seulement soupçonné de rage ne fait donc que son devoir. Il met sa responsabilité à l'abri, protège la vie des citoyens et débarrasse sa commune d'un animal qui, s'il n'est pas enragé, s'est tout au moins rendu coupable de morsures plus ou moins graves.

Je persiste donc à croire que les 3 000 individus qui ont suivi le traitement Pasteur n'avaient pas tous été mordus par des chiens atteints de la rage.

OPINION DE M. COLIN

Voici du reste comment s'exprime M. Colin, professeur à l'École vétérinaire d'Alfort, sur les chiens qui ont mordu les inoculés de M. Pasteur dans la communication qu'il a faite à l'Académie de médecine, dans la séance du 9 novembre 1886. Nous reproduisons plus loin cette importante communication :

> Il me paraît impossible d'accepter sans examen les chiffres effrayants de la statistique de M. Pasteur. En un an, 3 000 individus sont venus rue d'Ulm faire traiter leurs morsures d'animaux enragés. Ces 3 000 individus sont venus après avoir été mordus par des chiens, des loups, des chats et ont été traités, c'est certain ; mais que ces 3 000 individus, dont 1 700 Français, aient été mordus par des animaux enragés, c'est ce que je ne puis admettre.

Les éléments de cette statistique sont recueillis par des gens incompétents, ils ne sont pas contrôlés, ni même très souvent susceptibles de contrôle. Voici un chien triste, qui sans motif s'échappe du logis, se jette sans provocation sur les passants. On le poursuit et on le tue. Celui-ci est à peu près certainement enragé. Mais voici un autre chien qui, dans la rue, est agacé ; il donne un coup de dents, on tombe sur le délinquant ; naturellement, il se défend d'un air féroce ; sa physionomie confirme les spectateurs dans l'idée que l'animal peut être enragé ; il est mis au même rang que l'autre. S'il se trouve un vétérinaire dans le voisinage, on songe à l'autopsie, mais elle est rarement faite ; si elle est faite elle ne peut donner qu'une présomption. Si l'on trouve un peu de rougeur à la gorge, quelques brins de paille dans l'estomac, et il s'en trouve sur tous les chiens qui n'ont pas l'avantage de manger à table, on incline à déclarer l'animal enragé. On le fait encore parce que le chien a mordu et a paru furieux, parce qu'on l'a tué, parce que dans le doute il est bon de prendre des précautions, de cautériser les individus, de surveiller les individus mordus, etc.

Pour ces cas, qui sont les plus fréquents, il n'y a pas de certitude ; cette certitude ne peut être acquise qu'au vu de l'animal vivant, malade et surtout mourant paralysé, quelques jours après les premiers symptômes rabiques.

Chapitre 7

LA RAGE DU LOUP

En présence des nombreux insuccès survenus à la suite du traitement des Russes mordus par des loups, M. Pasteur, qui n'est jamais pris à l'improviste, imagina, pour disculper sa méthode, que la rage était constamment mortelle chez le loup ou que la mortalité atteignait généralement 95 %.

Il suffit de jeter un coup d'œil sur la littérature médicale pour reconnaître que l'assertion du grand chimiste est absolument inexacte. Si, au lieu de remonter comme il l'a fait intentionnellement, à des faits du siècle dernier et à des légendes qui échappent à tout contrôle scientifique, on recherche des faits récents, on constate que la mortalité de morsures de loup est d'environ 25 à 50 % et non pas de 95 %.

J'indiquerai à M. Pasteur les faits que vient de publier la *Gazette hebdomadaire* (n° 17, 23 avril 1886) et desquels il résulte que sur vingt-trois personnes mordues par une louve enragée, six seulement ont succombé.

D'autres faits publiés dans le *Journal des connaissances médicales* par le Dr Magistel donnent une mortalité de neuf sur trente mordus.

Enfin, nous publions sur cette importante question de la rage du loup, un travail lu à la Société de Médecine pratique le 15 avril 1886 par M. Mathieu, M. Pasteur et ses élèves pourront y puiser d'utiles renseignements.

> Les questions qui se rattachent à la rage, à la rage du loup notamment, ont en ce moment un vif intérêt d'actualité.
> Nous pensons donc que la Société de Médecine pratique ne trouvera pas inopportune la communication de la note suivante extraite, en partie, d'une thèse présentée en 1826 à la Faculté de médecine de Paris par le Dr H. N. Thierry (de l'Yonne).
> Les 26 mai 1824 et octobre 1825, vingt-sept personnes ont été mordues par deux louves enragées dans la commune d'Argenteuil (Yonne).
> La durée de la période d'incubation a été chez les individus mordus de dix-neuf à trente jours, de quarante à quarante-deux jours, de cinquante-deux jours, une fois. Nous avons lieu de croire que dans un cas qui n'est pas relaté dans le travail précité, le temps écoulé depuis la morsure jusqu'à la manifestation, des symptômes rabiques a été d'une année environ.
> Des vingt-sept personnes mordues dix-huit sont mortes de la rage ; soit les deux tiers. Quinze avaient été mordues à la tête.

Trois autres ont succombé à la suite de morsures dont le siège n'a pas été indiqué.
Trois individus mordus à la tête,
Deux mordus aux mains et à nu,
Trois mordus au bras à travers leurs vêtements,
Un mordu à la jambe à travers ses vêtements,
N'ont présenté aucun phénomène rabique.

Après ce résumé succinct, faisons connaître quels ont été le siège, la gravité des morsures faites par ces louves à chacune de leurs victimes ; quelles ont été pour chacune d'elles les suites de ces morsures.

B …, âgé de quinze ans. Perforation de la région métacarpienne à nu. Cautérisation avec l'acide nitrique. (Aucun accident rabique.)

F …, âgé de trente-cinq ans. Vingt-sept blessures à la face, au cuir chevelu ; déchirement des ailes du nez, et enlèvement partiel de l'oreille. Cautérisation au cautère actuel. (Mort.)

Dans les six cas suivants, l'étendue des blessures a rendu la cautérisation impossible.

S. B …, âgé de sept ans. Une partie de la joue enlevée, plaie grave au cuir chevelu, occiput dénudé. (Mort.)

B. J …, âgé de cinquante ans. Maxillaire inférieur, cartilage du nez, os des pommettes dénudées, plusieurs doigts arrachés. (Mort.)

B. M …, âgée de douze ans. Dénudation de la partie postérieure de la tête, du côté gauche de la face, et plaies profondes aux bras. (Mort.)

L. J …, âgé de soixante ans. Coronal dénudé, ainsi que la racine du nez ; les bras et les mains horriblement déchirés. (Mort.)

L. M …, âgée de quinze ans. Cuir chevelu presque totalement enlevé, la face entièrement dilacérée. (Mort.)

S. S …, Plaies au visage pénétrant dans l'orbite, lèvre inférieure emportée, blessures nombreuses à la tête, aux bras et aux mains. (Mort.)

Les cinq blessés suivants ont été cautérisés avec l'acide nitrique :

B …, âgé de sept ans. Quatorze blessures au cuir chevelu. (Mort.)

P. J …, âgé de 50 ans. Blessure à la racine du nez. (Mort.)

B. D …, âgé de soixante-six ans. Ailes du nez perforées. (Mort.)

B. N …, âgé de cinquante-cinq ans. Blessure légère à la commissure droite, enlèvement d'une partie de l'expansion muqueuse de la lèvre inférieure (Mort.)

V. B …, âgé de quarante ans. Six blessures à la face. (Mort.)

Les trois suivants ont été cautérisés au cautère actuel.
A. J ..., âgé de soixante ans. Trois blessures à la face. (Mort.)
M ..., âgé de quatorze ans. Plaie pénétrante dans la parotide, commissure d'un côté, égratignures au cou. (Mort.)
G ..., âgé de dix-huit ans. Morsures légères a l'angle de la mâchoire et au cou. (Mort.)

Les six blessés suivants ont été cautérisés avec l'acide nitrique, et n'ont présenté aucun symptôme rabique :
Th ..., âgé de douze ans. Mordu au bras, à travers les vêtements.
J ..., âgé de trente ans. Six blessures extrêmement profondes au bras.
B. D ..., cinquante ans, idem.
J. P ..., âgé de six ans. Légères morsures au-dessous de l'oreille et à la nuque.
M. N ..., âgé de quarante-huit ans. Morsures aux deux mains, dénudation du médius.
J. S ..., Égratignures aux tempes.

Les deux blessés qui suivent, cautérisés au fer rouge, ont survécu :
P ..., âgé de vingt-huit ans. Morsure au front.
D ..., âgé de trente-cinq ans. Cinq blessures profondes à la jambe.

Trois autres personnes sont mortes des suites de leurs blessures.

La durée des phénomènes rabiques depuis leur apparition jusqu'à la mort a été :

    1° Chez un enfant de sept ans, d'un jour.
    2° Chez un second enfant de sept ans, de deux jours.
    3° Chez un homme de cinquante ans, de deux jours.
    4° Chez un homme de quarante ans, de trois jours et demi.
    5° Chez un homme de soixante-six ans, de trois jours et demi.
    6° Chez un homme de cinquante ans, de deux jours et demi.

La durée du drame pathologique a été moindre chez les jeunes enfants que chez les adultes.
Il ne serait pas sans intérêt de rechercher si la rage qui a pour cause la morsure du loup n'a pas une marche plus rapide que la rage inoculée par les chiens de rue.
Les lysses rabiques ont été recherchées dans la bouche des malades et n'ont pas été découvertes.

Il eût été plus à propos de se livrer à cet utile examen pendant la période d'incubation, époque à laquelle les lysses rabiques ont été signalées et décrites par Magistel et avant lui par d'autres observateurs chez des individus mordus par des loups enragés.

En comparant le nombre des victimes qui succombent à la suite de morsures de loups enragés (les 2/3 dans l'observation que nous venons de relater) à celui des victimes de la rage du chien de rue (5 à 6 % des individus mordus) on arrive à cette conclusion : « La nocuité du virus rabique chez le loup est supérieure à la nocuité du virus rabique chez le chien de rue. »

La division des virus en torts et en fables n'est pas un fait scientifique nouveau ; il a été déduit de l'observation clinique, il y a vingt-cinq ans, par Auzias-Turenne.

Le chien familier n'est, zoologiquement parlant, qu'un *canis* (loup, chacal), dégénéré, modifié à l'infini par l'influence des milieux, des croisements, de l'alimentation, de l'éducation, etc. Cet animal essentiellement carnassier à l'état sauvage, est devenu parfois, dans l'intimité de l'homme, forcément herbivore.

Devant des modifications aussi profondes que celles qui séparent un *canis* primitif de l'un de ses dérivés éloignés, le chien comestible des Chinois, par exemple, n'est-il pas permis d'admettre que chez ce dernier la rage a perdu de son intensité contagieuse.

Remarquez bien, je vous prie, qu'en admettant cette hypothèse à laquelle les laits observés donnent l'apparence de la probabilité, nous ne disons pas que la Rage, quel que soit l'animal du genre chien d'où elle procède, ait perdu de sa gravité.

Elle est toujours mortelle, et cette terrible maladie eût-elle, chez un chien enragé arrivé au maximum de dégénérescence zoologique, une tendance à s'atténuer, que le virus rabique affaibli chez ce dernier animal reprendrait bientôt de la force en passant par un autre chien se rapprochant du type primitif.

Auzias-Turenne a dit :

> Un virus est régénéré par un bon terrain. Un virus est affaibli par un ma«¥ais-terrain ; il s'y dégrade.

Quelle que soit la valeur des appréciations qui précèdent et qui pourront être contestées, les faits observés restent et ceux-ci autorisent à croire :

Que le loup est un plus puissant agent de contagion de la rage que le chien de rue.

Nous disons « que le chien de rue », car il est des chiens familiers très rapprochés des types primitifs et dont les morsures rabiques sont presque aussi souvent mortelles que celles du loup enragé lui-même.

Quant au siège des blessures rabiques, qu'elles soient infligées à l'homme par un loup ou par un chien, il est reconnu depuis longtemps que celles de la tête ont une gravité exceptionnelle.

Nous avons déjà cité plus haut les faits oubliés par M. Magistel en 1824 et que M. Pasteur ignore sans doute. Nous avons sous les yeux le travail publié par ce médecin[17], qui a observé dans les communes de Burlay et de Saint-Thomas-des-Bois (arrondissements de Saintes et de Marennes), dix cas de morsures de loup enragé. Cinq seulement sont morts.

On voit donc que M. Pasteur a été mal renseigné lorsqu'il a affirmé à l'institut que la mortalité à la suite de morsures de loups était de 75 et même de 95 %. Une observation plus exacte des faits ramène cette mortalité de 30 à 50 %.

Chapitre 8

LA MÉTHODE PASTEUR CONTRÔLÉE À VIENNE PAR LES EXPÉRIENCES DU PROFESSEUR VON FRISCH

Nous avons parlé, dans l'introduction de cet ouvrage, de la visite faite, il y a six mois, par le D^r von Frisch, professeur de Bactériologie à Vienne, au laboratoire de la rue d'Ulm. Ce savant, qui avait été envoyé à Paris par un Comité de dames viennoises, présidé par la princesse de Metternich, pour y étudier le traitement de la rage, était retourné à Vienne complètement séduit par la nouvelle méthode.

La visite du professeur viennois eut lieu en avril 1886. Depuis cette époque, M. von Frisch a entrepris une série d'expériences destinées à contrôler celles de l'École normale. Les résultats obtenus à Vienne ont été en CONTRADICTION ABSOLUE avec ceux de M. Pasteur. Nous reproduisons, d'après le correspondant viennois de la *Semaine médicale*, le travail du professeur von Frisch.

Avant d'employer les inoculations antirabiques chez l'homme, M. Pasteur avait appliqué avec succès son traitement préventif à vingt chiens qu'il avait fait mordre par un chien enragé. Ces expériences ne sont pas — d'après M. von Frisch — exemptes de toute objection, parce qu'on ne sait pas combien de ces chiens mordus ont été réellement atteints de rage ; il n'est même pas impossible que le virus rabique ne se soit fixé chez aucun des animaux mordus. Le procédé le plus sûr pour transmettre le virus rabique est, d'après M. Pasteur lui-même, la transplantation de particules de substance cérébro-spinale au moyen de la trépanation. Il faut donc, dit M. von Frisch, étudier l'efficacité des inoculations préventives de M. Pasteur, sur des animaux auxquels on a transmis le virus rabique par la voie de la trépanation, autrement dit sur des chiens qui, sans ces inoculations préventives, seraient atteints de la rage au bout d'une certaine période d'incubation.

Dans ce but, M. von Frisch a entrepris les expériences suivantes : Seize lapins ont été inoculés par la voie de la TRÉPANATION avec un morceau de moelle cervicale, dissoute dans du bouillon stérilisé. Cette moelle provenait d'un chien enragé ; inoculée à des lapins jusqu'à la troisième génération, elle donna à la troisième transmission une période d'incubation de seize jours.

Quinze de ces animaux furent inoculés d'après la méthode de M. Pasteur ; on commença avec le virus le plus faible (la moelle séchée pendant quinze jours d'un lapin inoculé avec le virus fixe d'une période d'incubation de sept jours) et on injecta chaque jour des virus de plus en plus forts. Chez le premier animal, la première inoculation préventive fut pratiquée vingt-quatre heures après la trépanation ; chez tous les autres, un jour plus tard, pour voir combien de temps avant l'apparition probable de la rage l'influence de l'inoculation préventive se manifesterait encore.

Le seizième lapin ne fut pas inoculé d'après la méthode de Pasteur, pour pouvoir servir de témoin. Il tomba malade le dix-huitième jour et succomba à la rage le vingt et unième jour après la trépanation.

Des quinze animaux inoculés, le treizième, le quatorzième et le quinzième présentèrent les premiers symptômes de la rage avant qu'on leur eût appliqué le traitement préventif ; treize sont morts de la rage du quatorzième au vingt et unième jour après la trépanation.

À l'époque où M. von Frisch a fait cette communication à l'Académie des sciences, deux animaux se trouvaient encore dans la période d'incubation ; ils succombèrent à la rage, l'un, le huitième, et l'autre, le treizième jour après la dernière inoculation préventive, c'est-à-dire, pour le premier, 28 jours, et le second, 33 jours après la trépanation.

Dans une seconde série d'expériences, M. von Frisch a essayé d'abréger la série des onze inoculations indiquées par M. Pasteur, en omettant méthodiquement quelques virus de façon à rendre ainsi les animaux plus vite aptes à la réception du virus le plus fort. Tous les animaux de cette série succombèrent à la rage. Un seul survécut. Celui-ci reçut dix injections (virus fixe séché depuis treize jours jusqu'à un jour) ; les injections furent commencées le cinquième jour après la trépanation. Il est impossible de dire pourquoi cet animal a échappé à l'infection, dit M. von Frisch, mais eu égard aux résultats obtenus chez les autres animaux, il est permis de supposer que le virus n'a pas été fixé par la trépanation.

Bien que les symptômes présentés par les animaux devenus rabiques à la suite de la trépanation, et malgré les inoculations préventives, aient été tout à fait identiques au tableau clinique présenté par les animaux auxquels la rage a été inoculée par la voie de la trépanation, M. von Frisch a injecté des parcelles de la moelle allongée de ces lapins à d'autres animaux, afin de ne laisser place à aucun doute sur la cause de la mort. Les animaux ainsi injectés tombèrent malades entre le neuvième et le quatorzième jour et moururent entre le treizième et le dix-huitième jour après la trépanation. Il est à remarquer que la période d'incubation chez ces animaux a été réduite de quatre ou cinq jours. Après avoir obtenu ces résultats, M. von Frisch a répété les mêmes expériences sur des chiens.

Cinq chiens furent inoculés le même jour avec du virus rabique provenant d'un chien enragé, transmis à des lapins jusqu'à la quatrième génération et ayant présenté, à la dernière inoculation, une période d'incubation de quatorze jours. Chez trois de ces chiens, on commença les inoculations préventives vingt-quatre heures après la trépanation ; deux autres servirent de témoins. Ceux-ci tombèrent malades le douzième et le treizième jour après la trépanation : l'un succomba à la rage au bout de trente-six heures ; l'autre fut tué quarante-huit heures après le début de la période maniaque, à cause de sa tendance excessive à mordre. Quant aux trois chiens inoculés préventivement, le premier tomba malade le treizième jour et succomba trente-six heures plus tard. Le second présenta les premiers symptômes morbides le quinzième jour et succomba à la rage le dix-huitième jour. Le troisième était encore bien portant vingt-trois jours après la trépanation.

M. von Frisch a inoculé le même jour six lapins en leur pratiquant une INJECTION SOUS-CUTANÉE avec de la moelle cervicale provenant d'un chien atteint de « rage de rue ». Trois de ces animaux furent soumis au traitement préventif ; la première inoculation fut faite 24 heures après l'injection. Les trois autres animaux ne furent pas inoculés, ils servirent de témoins. Tous ces lapins, aussi bien ceux qui avaient été inoculés que ceux qui servaient de témoins, étaient encore en bonne santé quatre semaines après l'injection.

Il résulte de ces expériences — dit M. von Frisch — *qu'on ne peut ni chez les lapins, ni chez les chiens, entraver l'apparition de la rage par les inoculations préventives de M. Pasteur, lorsque le virus* (d'une période d'incubation de 14 jours au minimum) *est transmis aux animaux par la voie sûre de la trépanation.*

RÉFLEXIONS SUR CES EXPÉRIENCES

Les très remarquables expériences du professeur von Frisch, de Vienne, sur la prétendue prophylaxie pastorienne de la rage, semblent avoir eu pour but « la recherche de l'absolu », ce qui n'est pas pour déplaire à M. Pasteur, grand amateur de précision, comme on le sait.

Pour déterminer la valeur de la prétendue prophylaxie pastorienne, il fallait, en effet, posséder la « rage absolue », et lui opposer les inoculations pastoriennes.

Comme contre-épreuve, il importait de se placer dans les conditions de rage contingente et éventuelle, et opposer à celle ci les mêmes inoculations.

Von Frisch a donc fait deux séries d'expériences qui, toutes deux, ont réduit à néant les prétentions de M. Pasteur.

La première série d'expériences consiste, rappelons-le, à donner la rage d'une façon inévitable. Par sa seconde série d'expériences, le savant professeur de Vienne place ses animaux dans les conditions où se contracte habituellement la rage.

C'est-à-dire que, dans sa première série d'expériences, von Frisch inocule directement la matière rabifique au sein même de la moelle. Dans la seconde série d'expériences, c'est sous la peau qu'il introduit cette matière rabique. Ce qu'il voulait donc, c'était d'obtenir la rage d'une façon certaine et absolue — et de l'obtenir à jour fixe — de façon à déterminer si les inoculations pastoriennes, dites préventives, retardaient l'apparition de la rage soit de quelques jours, soit indéfiniment (ce qui équivaudrait à la préservation).

En conséquence, il inocula par trépanation de la substance nerveuse d'un chien enragé dans le bulbe d'un certain nombre de lapins et, à la troisième génération[18], il obtint une rage, dont la durée d'incubation était de seize jours.

Cette rage absolue dans sa production et fixe dans son incubation, étant obtenue, il l'inocula par trépanation à dix lapins. Puis voici ce qu'il fit et voici ce qui advint.

UN SEUL des lapins *ne fut pas inoculé* par le bouillon moelleux, dit préservateur, et suivant la méthode pastorienne. Il devait servir de témoin. Eh bien, ce lapin mourut de la rage, le vingt et unième jour après la trépanation.

Quant aux 15 autres lapins, ils furent inoculés par le bouillon dit préservateur, et inoculés de jour en jour. TOUS MOURURENT DE LA RAGE et tous moururent dans *le même temps* que le lapin non inoculé.

De sorte que l'inoculation pastorienne dite préservatrice, non seulement *ne préserva de la rage* AUCUN des animaux, mais même ne *retarda* CHEZ AUCUN l'apparition de celle-ci. En somme, il se passa sur les lapins du professeur von Frisch, ce qui se passe tous les jours sur les inoculés de M. Pasteur à l'École normale.

On ne pouvait pas plus complètement échouer ; on ne pouvait pas plus complètement démontrer que la méthode pastorienne, dite préservatrice de la rage, n'en préserve absolument pas.

C'est là une première démonstration de von Frisch contre Pasteur.

Voici la seconde : Ce n'est pas par trépanation, c'est par morsure qu'on contracte habituellement la rage, c'est-à-dire par inoculations sous-cutanées. En conséquence, von Frisch, pour se rapprocher des conditions habituelles de transmission de la rage, injecta sous la peau de six lapins une dissolution de la moelle cervicale d'un chien enragé : trois de ces lapins furent inoculés avec les bouillons pastoriens et trois ne le furent pas. *Or, ceux-ci ne devinrent pas plus enragés que ceux-là.*

Cette expérience est donc absolument l'inverse de la première, dans laquelle TOUS *les animaux meurent* ; tandis qu'ici AUCUN ne devient malade.

Ce qui démontre : 1° Que ce ne sont pas les inoculations pastoriennes qui préservent ; 2° Que l'on ne devient pas nécessairement enragé pour avoir été mordu (ou inoculé sous la peau).

Ce qui démontre, comme corollaire, que la plus grande partie des mordus de M. Pasteur ne devaient pas devenir enragés, et que ses fameuses statistiques ne prouvent pas ce qu'il prétend qu'elles prouvent. Mais, il est très possible que quelques-uns des lapins de la deuxième série des expériences de von Frisch (inoculés pastoriennement ou non, ce qui revient au même, l'inoculation préventive ne servant à rien), il est très possible que quelques-uns de ces lapins deviennent enragés d'ici à quelque temps, la période d'incubation étant indéterminée pour les inoculations ou les morsures sous-cutanées.

On retombe alors dans le cas des inoculés de M. Pasteur qui n'en sont pas moins morts enragés *quelques semaines après* les inoculations préventives et même SEPT MOIS après celles-ci (Mathieu Videau).

En résumé, quand les conditions de transmission de la rage sont absolues, les inoculations pastoriennes ne préservent absolument pas. Quand les conditions de transmission de la rage sont éventuelles, les inoculations pastoriennes ne préservent pas davantage, puisque, dans les dites conditions, la rage peut ne pas apparaître.

Quod erat demonstrandum[19].

RÉPONSE DE M. PASTEUR AU PROFESSEUR VON FRISCH

Les expériences de von Frisch étaient concluantes et M. Pasteur ne pouvait rester sous le coup d'une aussi accablante déception. Aussi, répondit-il, au professeur viennois dans la communication qu'il fit à l'Académie des sciences le 2 octobre. La réfutation du MAÎTRE est vraiment surprenante. Elle est contenue dans ces lignes étranges que nous reproduisons textuellement :

> Il me reste à faire connaître à l'Académie les résultats de nouvelles expériences sur les chiens.
> On pouvait objecter à la pratique habituelle des vaccinations de l'homme *après* morsure, fondée sur la vaccination des chiens *avant* morsure, que l'immunité des animaux n'avait pas été suffisamment démontrée après leur infection certaine par le virus rabique. Pour répondre à cette objection, il suffit de produire l'état réfractaire des chiens après trépanation et inoculation intracrânienne du virus de la rage des rues. La trépanation est le mode d'infection le plus certain et ses effets sont constants.
> Mes premières expériences sur ce point remontent au mois d'*août* 1885. *Le succès avait été* PARTIEL. Dans le cours de ces derniers mois, j'ai repris ces expériences aussitôt que le SERVICE *de la rage* m'en a

laissé le loisir. Voici les conditions de leur réussite : la vaccination doit commencer peu de temps après l'inoculation, dès le *lendemain*, et l'on doit y *procéder rapidement*, donner la série des moelles préservatrices en vingt-quatre heures et même dans un délai moindre, puis répéter, DE DEUX HEURES EN DEUX HEURES, le traitement UNE OU DEUX FOIS.

Si le docteur de Frisch (de Vienne) a échoué dans des expériences de ce genre, cet échec est dû à la méthode de *vaccination lente qu'il a adoptée*. Pour réussir, il faut, je le répète, procéder rapidement, vacciner les animaux en peu d'heures, puis les revacciner. On pourrait formuler ainsi les conditions de réussite ou d'échec de ces expériences : le succès de la vaccination des animaux, après leur infection par trépanation, dépend de la rapidité et de l'intensité de la vaccination.

L'immunité conférée dans de telles conditions est la meilleure preuve de l'excellence de la méthode.

COMMENTAIRES SUR LA RÉPONSE PASTEUR

Dans cette partie de la communication de M. Pasteur, l'invraisemblable le dispute à l'irrationnel, et l'incohérence du langage s'ajoute à l'incohérence des doctrines.

La vaccination[20], dit M. Pasteur, « doit commencer PEU DE TEMPS après l'inoculation, dès le LENDEMAIN. » — « Peu de temps », c'est-à-dire afin que le virus rabique « naturel » inoculé au bulbe du chien n'y ait pas produit de trop grands ravages. Pourquoi dès lors attendre vingt-quatre heures ?

> Et l'on doit y procéder (à la vaccination) rapidement, donner (sous la peau et par injections), la série des moelles préservatrices en vingt-quatre heures et « même dans un délai[21] MOINDRE ».

Qu'est-ce que cela veut dire ? L'espace de temps doit-il être de vingt, dix ou cinq heures ? M. Pasteur nous le laisse ignorer. Il ne nous dit pas si le « délai » de vingt-quatre heures peut faire échouer la vaccination ; ni dans combien de cas elle a échoué alors. — Et, si la vaccination a échoué dans ce « délai », pourquoi conseille-t-il vingt-quatre heures ? Si elle n'a pas échoué, pourquoi conseille-t-il un « délai » moindre ?

« Puis » répéter, de deux en deux heures, le TRAITEMENT « une » ou

---

20. On sait que, par un abus de langage volontaire, M. Pasteur appelle « vaccination » son inoculation de moelles diluées.

21. « Délai » est mis ici pour « espace de temps » ; c'est là une de ces impropriétés de langage dont M. Pasteur (de l'Académie française) est si coutumier.

« deux fois ». Ce passage est absolument et volontairement incompréhensible. Voyons : que veut dire « traitement ? » Est-ce la vaccination ? Mais il conseille plus haut de la pratiquer en vingt-quatre heures. Comment peut-on la pratiquer en vingt-quatre heures, puis la répéter de deux en deux heures ! — Et comment peut-on, après l'avoir pratiquée « en vingt-quatre heures », DE DEUX EN DEUX HEURES, répéter la chose UNE OU DEUX FOIS !

Ici, l'équivoque est évidente ; et l'échappatoire ne l'est pas moins. En effet, si vous pratiquez la vaccination en vingt-quatre heures et que vous échouiez, M. Pasteur vous objectera que vous l'auriez dû faire dans un « délai » moindre. Si vous l'avez fait dans un moindre espace de temps, et que vous échouiez, M. Pasteur vous dira que vous n'avez pas répété (chose impossible) le TRAITEMENT (chose incompréhensible) de deux en deux heures. Et si (chose irréalisable) vous aviez répété le traitement (?) de deux heures en deux heures et que vous échouiez, M. Pasteur vous objecterait que vous ne l'avez pas répété à « une » ou « deux fois ».

De sorte que ce passage, volontairement incompréhensible, ne contient pas moins de trois échappatoires. Et nous demandons sincèrement pardon à nos lecteurs d'avoir à les faire ressortir. Il est pénible, en effet, d'avoir à démontrer à quels subterfuges s'est abaissé ce pauvre chimiste fourvoyé dans la médecine.

Voilà pour le *modus faciendi*[22] de la nouvelle méthode. Voici maintenant pour son *modus agendi*[23].

M. Pasteur inocule par trépanation la matière nerveuse de la « *rage des rues* » ; puis, quelques heures après, il inocule sous la peau la matière nerveuse de la « *rage de laboratoire* » ; puis, de deux en deux heures, il sature et sursature de sa rage de laboratoire l'animal trépané qui se trouve avoir ainsi deux rages : une dans son bulbe qui se diffuse dans son système nerveux ; l'autre sous sa peau qui se diffuse dans son appareil circulatoire (lymphatique et sanguin). La rage de laboratoire va ainsi au devant de la rage des rues et l'étouffer sous sa masse ; car elle est en plus grande abondance et arrive par bataillons pressés, de deux en deux heures. C'est affaire de quantité et non plus de qualité.

Et, chose étrange (!), cette rage de laboratoire, si puissante à l'égard de la rage des rues, est impuissante à l'égard de l'organisme qu'elle inonde ; car elle n'y produit rien d'appréciable, pas plus au point de vue local qu'au point de vue général. Tout s'accomplit dans le plus profond mystère.

Et ces choses mystérieuses, combien de fois et dans quelles conditions M. Pasteur les a-t-il observées ? Comment sait-il que les chiens sur lesquels il a opéré ne deviendront pas enragés, malgré ses inoculations dites préventives ? M. Pasteur ne le dit pas. Or, nous pouvons, d'après son texte même, affirmer que ses expériences sont récentes, puisqu'il les a faites dans le cours de ces

---

22. « Manière de faire. »
23. « Mode d'action. »

derniers mois. Mais, dans le cours de ces derniers mois, il n'a pu tenter qu'un nombre restreint d'expériences ; et, puisque ces expériences sont récentes, il ne sait évidemment pas ce que deviendront ses chiens dits « préservés ».

Les expériences mystérieuses dont parle M. Pasteur ont été évidemment tentées pour réfuter celles de von Frisch, de Vienne, auquel il reproche la « méthode de vaccination » lente qu'il a adoptée. Mais M. von Frisch n'a rien adopté, il n'a fait que suivre, en disciple docile et enthousiaste, la méthode qu'il avait vu pratiquer à l'École normale. Il est bien évident qu'ici M. Pasteur tente d'accuser M. von Frisch d'avoir suivi une méthode mauvaise alors que cette méthode était précisément celle de l'École normale.

On a rarement vu pousser l'absence de probité scientifique à un tel degré pour soutenir une cause en détresse.

« J'ai repris les expériences de von Frisch dans le cours de ces derniers mois », dit M. Pasteur. Mais de quels mois s'agit-il ? Cela ne peut être évidemment que depuis la publication des travaux du savant allemand qui a eu lieu en septembre 1886. Or comme la note aux Académies est du 2 novembre, les expériences Pasteur n'ont pu être faites qu'en octobre, époque à laquelle le grand chimiste a modifié son *modus faciendi*. Mais tous les physiologistes au courant de la méthode savent que ces expériences demandent plusieurs mois pour être exécutées et surtout pour être concluantes. Il ressort du simple exposé de ces dates que M. Pasteur, semblable à ces médecins peu scrupuleux qui publient des observations fabriquées de toutes pièces, affirme avoir répété des expériences qu'il n'a pas eu le temps matériel d'exécuter. Ce n'est pas la première fois que nous avons l'occasion de signaler l'absence de bonne foi chez le thaumaturge de l'École normale.

Mais il est encore dans cette communication de M. Pasteur un passage où se trouve un aveu bien involontaire, et dont la conséquence inattendue est écrasante aussi bien pour la méthode dite « intensive » que pour la méthode des inoculations antirabiques en général. Ce passage, le voici :

Mes premières expériences sur ce point remontent au mois d'août 1885.

« Sur ce point » veut dire l'inoculation sous-cutanée, dite préservatrice, à des chiens inoculés dans leur bulbe après trépanation ; cette trépanation étant « le mode d'infection le plus certain » (Pasteur).

D'où il appert que M. Pasteur a pratiqué sur l'homme le 6 *juillet* 1885 (sur le petit Meister) ses inoculations antirabiques avant d'avoir acquis la certitude expérimentale de leur efficacité sur le chien.

Ce n'est pas tout : il avoue encore que ses expériences tardives sur les chiens ne lui ont donné qu'un « *succès* PARTIEL ». Un succès « partiel » implique des insuccès. M. Pasteur se garde bien de nous dire le nombre et n'en continue pas moins ses audacieuses inoculations sur l'homme.

Mais le plus fort est qu'il n'a essayé sur le chien sa méthode dite « intensive » qu'après l'avoir appliquée sur l'homme. En effet, il dit que, « très troublé » en voyant mourir de rage ses Russes de Smolensk. il résolut de faire aux autres trois inoculations par jour au lieu d'une seule. Et, « comme il n'avait pas d'accident », il a continué. Or, les expériences destinées à lui démontrer sur les chiens l'efficacité de la méthode dite intensive, M. Pasteur ne les a faites que « dans ces derniers mois », et nous avons vu ce qu'il fallait entendre par ces paroles. Ainsi, dans sa témérité d'empirique « troublé », le chimiste de l'École normale a renversé l'adage médical et humain : « *Experimentum faciamus in ANIMA VILI* ! »[24] L'*anima vilis*, ici c'est l'homme.

Évidemment M. Pasteur, malade sans doute, ne savait plus exactement ce qu'il faisait : il a agi « au petit bonheur ». Mais ce n'est pas avec de tels arguments qu'on peut sauver la vaccination antirabique et convaincre l'Europe scientifique.

Chapitre 9

LA MÉTHODE PASTEUR À L'ACADÉMIE DE MÉDECINE DE PARIS — LE PROFESSEUR COLIN

L'Académie de médecine avait d'abord accueilli avec un certain enthousiasme les étranges communications de M. Pasteur. Les faits paraissaient bien étranges, mais personne n'avait pu les contrôler, il fallait les admettre ou mettre en doute la bonne foi de l'inventeur.

Or, M. Pasteur avait été considéré jusqu'à ce jour par la docte assemblée comme le savant par excellence, le savant impeccable. L'Académie lui fit donc bon accueil à la fin de l'année 1885 lorsqu'il fit sa première communication. À part une protestation très énergique de M. Jules Guérin, on crut ou on feignit de croire à la méthode curative.

Mais les faits surprenants que nous avons relatés dans cette étude, les réclames charlatanesques répandues à profusion par les amis du maître, puis les nombreux décès survenus finirent par ouvrir les yeux à ceux qui avaient vraiment le désir de connaître la vérité.

Au mois de mai 1886, l'Académie fut plus réservée lorsque le maître vint lui parler de la rage du loup et de la mort des Russes. Quelques membres furent même très surpris et froissés de son attitude hautaine et de la colère qu'il manifestait en présence de la plus légère contradiction.

Le 2 octobre 1886, M. Pasteur n'osa pas se présenter pour lire sa communication dans laquelle il préconisait la nouvelle méthode progressive, préventive et intensive. Il fit lire la note par le secrétaire perpétuel. M. Béclard. Celle-ci ne fut pas écoutée et on eut beaucoup de peine à faire cesser les conversations particulières. Cinq ou six fidèles seulement avaient osé applaudir.

Un homme cependant, froissé sans doute du pauvre accueil fait au savant dont il avait partagé les errements et imité les procédés de réclame se leva, prononça quelques phrases ronflantes et traita d'*obscurs blasphémateurs* les médecins qui mettaient en doute l'infaillibilité du Grand Pasteur.

Cet homme était le professeur Verneuil qui avait, une année auparavant, prononcé un discours dans lequel il se proclamait le *seul chirurgien honnête* et jetait la calomnie sur ses confrères.

M. Verneuil ne recueillit que le ridicule auquel il est, du reste, habitué.

Enfin, le 9 novembre 1886, M. le professeur Colin, d'Alfort, protesta, au nom de la science et du sens commun, contre les assertions fantaisistes du chimiste de l'École normale. Voici la communication de M. Colin :

J'aurais depuis longtemps dit ma pensée sur les vaccinations rabiques, charbonneuses et autres, si on m'eût donné la parole aux rares séances où M. Pasteur nous a apporté le résultat de ses travaux. L'expression de mes doutes, de mon incrédulité à l'endroit de beaucoup de points de ses communications, lui aurait fourni l'occasion très belle et certainement très enviable de

> Jeter des torrents de lumière
> Sur ses obscurs blasphémateurs.

Ces torrents de lumière, je viens les réclamer pour moi et pour ceux qui n'ont pas la vue aussi perçante que les admirateurs du grand maître.

Tout ce que je vais dire se rapportera à la question de savoir si les résultats indiqués dans la statistique de M. Pasteur donnent la mesure de la valeur des inoculations rabiques, dites préventives, telles qu'elles ont été pratiquées jusqu'à ce moment.

D'abord, il me paraît impossible d'accepter, sans un sérieux examen, les chiffres effrayants de la statistique de M. Pasteur. En un an et quelques mois, 2 400 individus sont venus rue d'Ulm faire traiter leurs morsures d'animaux enragés. Que ces 2 400 individus soient venus là, après avoir été mordus par des chiens, des loups ou des chats et qu'ils y aient été traités, c'est ce dont je ne doute pas, puisqu'on les a comptés. Mais, que ces 2 400 individus dont 1 700 Français aient été mordus par des animaux enragés, sûrement enragés, c'est ce que, malgré tous mes efforts, je ne puis admettre. Aucune statistique passée ou présente ne changera ma conviction, car je sais avec quels éléments ces statistiques sont dressées. Ces éléments, dans une foule de cas, sont recueillis par des gens incompétents ; ils ne sont pas contrôlés, ni même très souvent susceptibles de contrôle.

Voici, par exemple, un chien triste depuis quelques jours, qui, sans motif apparent, s'échappe du logis de son maître, se jette sans provocation sur les hommes et les animaux qu'il rencontre en son chemin. On le poursuit et on le tue. Celui-ci est, à peu près, certainement enragé. Mais voilà un autre chien qui, dans la rue, est agacé et maltraité. Il lui prend fantaisie de donner un coup de dent à un passant. On tombe sur le délinquant à coups redoublés. Naturellement il se défend d'un air furieux, féroce. Sa physionomie étrange confirme les spectateurs dans l'idée que l'animal peut être enragé, et il est mis au même rang que l'autre. Si, dans la localité ou au voisinage, il se trouve un vétérinaire, on songe à l'autopsie. Mais comme il y en a trente à quarante par département, un pour dix ou quinze communes, l'autopsie n'est pas faite, ou, si elle l'est, elle ne donne qu'une présomption au lieu d'une certitude. Pour peu qu'on trouve une légère rougeur à la gorge, quelques brins de foin ou de paille dans l'estomac — et il s'en trouve sur tous ceux qui n'ont pas l'avantage de manger à table — on incline à déclarer l'animal enragé. On le fait encore pour une foule de raisons : parce que le chien a mordu et qu'il a paru furieux, parce qu'on a cru devoir le tuer, enfin, parce que, dans le doute, il est toujours bon de prendre des précautions, de cautériser les individus blessés, de surveiller les animaux mordus, et, d'ailleurs, parce qu'il n'y a aucun inconvénient à éclaircir la population canine en abattant un certain nombre de ses blessés.

Dans les cas du genre de ceux-là qui sont les plus communs, il n'y a pas de certitude. L'autopsie seule faite avec le plus grand soin ne peut la donner, même en y ajoutant l'examen microscopique fait par le vétérinaire le plus habile, fût-il de la force des Kœllicker ou des Ranvier. Cette certitude ne peut être acquise qu'au vu de l'animal vivant, malade et surtout périssant paralysé quelques jours après la manifestation des premiers symptômes rabiques. Aussi faut-il, tout en commençant, déduire du nombre total des animaux donnés comme enragés par les statistiques un nombre considérable mais indéterminé de non enragés. Par conséquent, il faut de même déduire, dans celle de M. Pasteur, du chiffre des personnes mordues un chiffre également considérable représentant les mordus pour le compte desquels les résultats du traitement antirabique ne prouvent absolument rien.

D'ailleurs, il importe de remarquer que le chiffre total englobant les deux catégories de mordus est beaucoup moins élevé dans les statistiques officielles que dans celles de l'École normale. En voici une toute récente qui le prouve de la façon la plus nette et la plus sûre. Elle émane du Ministère de l'Agriculture et elle est dressée par application de la nouvelle loi sur la police sanitaire. Ce qui lui donne de l'intérêt, c'est qu'elle est dressée, mois par mois, pour la présente année. Les mordus qui y figurent sont ceux que M. Pasteur doit avoir eus pour clients. Or, je trouve clans cette statistique ministérielle que j'ai sous la main :

	Personnes mordues		Personnes mordues
En octobre 1885	24	En avril 1886	17
En novembre 1885	18	En mai 1886	25
En décembre 1885	15	En juin 1886	21
En janvier 1886	40	En juillet 1886	50
En février 1886	21	En août 1886	36
En mars 1886	40	En septembre 1886	44

D'après cette statistique, dont je ne suis pas chargé de garantir l'exactitude, il y a beaucoup plus d'animaux mordants que de personnes mordues. Pour l'année entière il a été abattu 1 713 de ces animaux, à savoir : 1 697 chiens et 16 chats, de sorte qu'il a fallu 4 chiens 8 dixièmes pour mordre une seule personne. Cette particularité suffit seule à montrer que de ces animaux occis, une bonne partie ne devaient pas être enragés, car s'ils l'eussent été tous, ils auraient réussi à marquer de leurs dents un bien plus grand nombre de victimes.

En tout cas, il y a loin de ce nombre 351 à celui que donne la statistique des individus soumis aux injections antirabiques. L'écart est de plus de 1 000, puisqu'il faut retrancher des 1 726 Français les 350 qui ont été traités antérieurement au mois d'octobre 1885.

Qu'on tienne ou qu'on ne tienne pas compte de cet écart entre les deux statistiques, il est une première défalcation à faire dans le nombre des individus traités. Il faut, au point de vue de la valeur du traitement, retrancher de ce nombre celui des individus mordus par des chiens non enragés, chiens qu'on a crus rabiques ou déclarés tels d'après de vagues indices ou des constatations insuffisantes.

Une deuxième défalcation est non moins nécessaire que la précédente. Chacun sait que tous les individus, hommes ou animaux, mordus par des chiens enragés ne contractent pas la rage, quoiqu'ils ne soient soumis à aucune espèce de traitement. C'est là un fait d'observation confirmé par un grand nombre d'expériences souvent répétées dans les Écoles vétérinaires. Tous ces individus ne la contractent pas, ne peuvent pas la contracter, pour une foule de raisons.

Souvent, la dent est sèche et ne porte rien dans la plaie ; lorsqu'elle est humide, elle s'essuie en traversant les vêtements ou en passant entre les poils. Lorsqu'elle porte la salive dans la plaie, ce peut être en quantité insuffisante, ou bien cette salive est entraînée par l'hémorragie, ou encore, bien qu'elle reste, ne s'absorbe pas, soit parce qu'elle se mêle à l'exsudat, se dessèche avec lui et se comporte comme un corps étranger ; enfin, c'est que, dans certains des cas où elle est absorbée, elle peut encore être neutralisée ou détruite sous des influences inconnues.

Quoiqu'on ne puisse pas établir exactement la proportion des sujets qui doivent, pour ces diverses causes, éviter la contagion rabique, — car cette proportion est variable suivant les conditions où se trouve l'animal qui mord — on est fondé à affirmer qu'elle est assez forte. Les expériences de M. Renault ont fait voir que sur dix chiens couverts de morsures dans des combats acharnés avec des rabiques de leur espèce, la moitié échappe quelquefois aux suites de ces morsures. Comme l'homme paraît avoir moins d'aptitude que le chien à contracter la rage, il doit vraisemblablement se montrer réfractaire dans une proportion encore plus forte que le carnassier.

Aux deux défalcations précédentes qui réduisent déjà de beaucoup le nombre des individus à traiter, il faut en ajouter une troisième et fort importante, celle des sujets cautérisés, j'entends assez bien cautérisés pour éviter les suites des morsures.

L'IMPORTANCE DE LA CAUTÉRISATION

La cautérisation qui est appliquée aujourd'hui à la presque totalité des sujets mordus, n'est pas appréciée à sa juste valeur, parce qu'on s'imagine que les inoculations rabiques la réclament, sous peine d'inefficacité, dans des délais très courts. C'est là une grande erreur. La salive, surtout quand elle est épaisse et filante ou sous forme de bave, est un liquide peu diffusible, peu miscible à l'eau, à la sérosité et au sang, peu apte à pénétrer les tissus et à former des courants osmotiques. Elle demeure longtemps dans les solutions de continuité avant d'imbiber les tissus et d'entrer dans les absorbants. Elle est encore au lieu du dépôt au moment où une foule d'autres liquides auraient complètement disparu. Aussi la cautérisation, si elle est suffisamment étendue et profonde, peut-elle être efficace, même longtemps après la morsure. Il est à peu près certain qu'elle préviendrait la rage sur tous les sujets, si elle était appliquée exactement, dans de courts délais et que, par conséquent, elle pourrait rendre les autres traitements superflus.

À cette cautérisation, mieux pratiquée aujourd'hui qu'autrefois et sur la presque totalité des sujets mordus, il faut, en bonne logique, pour être juste, rapporter une grande partie des cas de préservation mis à l'actif de la vaccination rabique.

Si, maintenant, nous additionnons les sujets des trois groupes à déduire de la somme totale des sujets traités, à savoir : 1° les mordus par animaux non enragés ; 2° ceux sur lesquels les morsures ne devaient pas avoir de suites fâcheuses ; 3° ceux qu'une cautérisation efficace a préservés, il nous reste les sujets pour lesquels la vaccination ou un autre traitement pouvait être utile. Quoique nous n'ayons pu arriver à la détermination du nombre des sujets de chacun des trois premiers groupes, celui que nous cherchons est tout trouvé : c'est le nombre des mordus qui mouraient annuellement avant l'emploi du traitement de M. Pasteur. Ce nombre, d'après les statistiques les plus sérieuses, est une trentaine par an. Il ne devrait être augmenté que si celui des animaux enragés s'était accru, et il devrait être réduit si, ce qui est très probable, le traitement par la cautérisation était mieux appliqué et dans une plus forte proportion qu'autrefois.

En admettant que le nombre des condamnés à mort à la suite des morsures rabiques soit en moyenne de trente, nous arrivons à porter à dix-huit ou à vingt celui des sujets que la vaccination a graciés.

RÉSULTATS RÉELS DU TRAITEMENT

Les résultats du traitement employé par M. Pasteur ne sont donc pas ce qu'ils paraissent être à première vue. S'ils semblent en démontrer l'efficacité dans un certain nombre de cas, ils prouvent aussi que ce traitement échoue fort souvent. M. Pasteur signale dix ou douze échecs parmi les sujets français ; on en a compté trente-quatre à l'étranger. La méthode des inoculations rabiques telle qu'elle a été appliquée jusqu'ici n'a donc pas la sûreté, l'infaillibilité qu'on voulait lui attribuer dès le début.

On aurait pu cependant, dès les premiers moments, se fixer exactement sur sa valeur par l'expérimentation sur les animaux. Il fallait, par exemple, faire mordre cent, deux cents chiens par un enragé ou par plusieurs, diviser les mordus en trois lots : un d'animaux abandonnés, un de cautérisés et un de vaccinés. On aurait vu, en quelques mois, dans quelle proportion les animaux non traités contractaient la rage, dans quelle autre les cautérisés et les vaccinés échappaient à la maladie. Dans des séries parallèles on aurait déterminé la valeur relative des cautérisations et des vaccinations tardives ou à bref délai, celle des vaccinations simples ou réitérées avec virus faibles ou énergiques.

Si j'avais eu l'honneur de faire partie de la commission chargée de suivre des expériences à ce sujet, j'aurais demandé celles-là. La commission désignée semble avoir été moins exigeante que moi. On ne sait pas au juste ce qu'elle a demandé ni ce qu'elle a vérifié, et personne, je crois, ne se souvient des résultats de son contrôle.

LES INOCULATIONS CHARBONNEUSES

Pour moi, je n'ai jamais cru à l'infaillibilité du traitement antirabique, et ce qui m'a empêché d'y croire, avant tout essai, ce sont les résultats des inoculations ou des vaccinations préventives en ce qui concerne les maladies charbonneuses. J'avais vu, avant les vaccinations préventives du charbon par les virus atténués, que les inoculations de petites quantités de sang charbonneux plusieurs fois répétées développent l'immunité sur le chien, sur l'âne, sur le cheval, au point qu'à un certain moment il me devenait impossible de tuer, même de rendre malade les animaux avec des doses virulentes énormes ; mais j'avais vu, en même temps, que cette immunité n'est pas acquise par tous les individus, qu'elle est d'une durée limitée, qu'elle s'éteint tantôt insensiblement, tantôt tout d'un coup, et qu'enfin les inoculations tentées dans le but de l'obtenir sont fréquemment dangereuses et reproduisent la maladie sous une forme mortelle. Les preuves de la priorité de mes observations sont écrites et datées.

M. Pasteur, sur tous ces points, s'est prononcé dès le début d'une manière absolue. Il a déclaré que ses virus atténués conféraient l'immunité à coup sûr, dans tous les cas, et qu'ils n'exposaient à aucun danger. Mais les faits n'ont pas tardé à contredire ses assertions. Il a fallu vacciner deux ou trois fois pour donner l'immunité, une immunité temporaire, de très courte durée. On a tué un grand nombre d'animaux avec des virus donnés comme inoffensifs. Les insuccès ont d'abord été niés et cachés, puis ils sont devenus si nombreux qu'il a été impossible de les dissimuler.

DANGER DES VACCINATIONS RABIQUES

Relativement à la rage, la vaccination ne paraît pas exposer aux dangers qu'entraîne souvent celle du charbon. Je les craignais autrefois et je les crains encore aujourd'hui depuis que j'entends parler de ces vaccinations intensives, coup sur coup, avec les moelles rabiques du troisième, du deuxième et du premier jour. Si elles sont réellement actives, on ne voit pas pourquoi elles ne pourraient faire quelquefois renaître la rage, comme les vaccins charbonneux font renaître le charbon, notamment sur les animaux qui ont une grande aptitude à le contracter.

D'autres pourraient penser et vous dire, non sans vraisemblance, que de tels accidents sont déjà arrivés à l'insu des vaccinateurs et de tout le monde. En effet, si, parmi les dix, douze ou trente-quatre sujets morts jusqu'ici de la rage, malgré le traitement, il s'en trouvait dont les morsures n'étaient pas rabiques ou sur lesquels la cautérisation avait complètement détruit la matière virulente, ne serait-il pas certain, absolument certain que la rage leur aurait été communiquée par les injections préventives ?

Nous faisons tous des vœux et des vœux bien sincères, dans l'intérêt de l'humanité, pour le succès de vos tentatives, mais permettez-nous de peser et de discuter leurs résultats.

Chapitre 10

LA RAGE DANS LES HÔPITAUX DE PARIS

M. Pasteur a dit que dans les cinq dernières années, il était mort de la rage *soixante* personnes dans les hôpitaux de Paris, et qu'ainsi la moyenne de la mortalité, par an, dans ces hôpitaux, avait été de *douze*. C'était invraisemblable, mais invraisemblable pouvait être vrai.

Pour s'en assurer, il fallait remonter aux sources, c'est-à-dire, aux registres de l'Assistance publique de Paris. Eh bien, l'invraisemblable n'est pas vrai.
Il n'est pas exact que, durant ces cinq dernières années, la mortalité par la rage ait été de **60** dans les hôpitaux de Paris ; elle y a été de **26**, c'est-à-dire, pas même la *moitié* de celle que M. Pasteur est venu annoncer sommairement et sans preuve.
Il n'est pas exact que la moyenne par an, dans ces cinq dernières années, ait été de **12** ; elle n'a été que de **5.2**, *moitié moindre* que celle donnée par M. Pasteur.
On comprend d'ailleurs de quelle importance c'eût été pour la méthode préventive de M. Pasteur que la mortalité par la rage fût aussi considérable chaque année dans les hôpitaux de Paris. Aussi toute son argumentation repose-t-elle sur cette donnée. Or comme ses assertions sont inexactes, les déductions qu'il en a tirées s'évanouissent. Nous allons donner tout à l'heure les chiffres authentiques et officiels ; mais, avant de le faire, nous citerons le texte même de M. Pasteur :

NOTE COMMUNIQUÉE À L'ACADÉMIE DE MÉDECINE LE 2 NOVEMBRE PAR M. PASTEUR

Le document suivant s'ajoute à tous les faits de notre statistique : Le nombre des personnes qui meurent de la rage, à Paris, est très rigoureusement connu pour les hôpitaux, surtout depuis cinq ans.
Par ordre du préfet de police, tout cas de rage qui se présente dans les hôpitaux de Paris est immédiatement signalé par le directeur de ces hôpitaux à M. le Dr Dujardin-Beaumetz, membre du conseil d'hygiène et de la salubrité de la Seine, qui est chargé de faire une enquête suivie d'un rapport au Conseil. On sait ainsi, pertinemment, que, dans les cinq dernières années, 60 personnes sont mortes de la rage dans les hôpitaux de Paris : en moyenne, 12 par an. Aucune année, d'ailleurs, n'a été exempte de morts plus ou moins nombreuses. L'an dernier, il y

en a eu 21. Or, depuis le 1ᵉʳ novembre 1885 que fonctionne la méthode préventive de la rage à mon laboratoire, il n'est mort de la rage, dans les hôpitaux de Paris, que deux personnes, toutes deux non inoculées, et une troisième qui l'avait été, mais non par les traitements intensifs répétés dont je vais parler dans un moment.

(Bulletin de l'Académie de médecine,
séance du 2 novembre.)

On pourrait dire qu'il y a ici presque autant d'erreurs que de phrases.

1° Il n'est pas mort de la rage 60 individus dans les hôpitaux de Paris durant ces cinq dernières années.

2° La moyenne n'y a pas été de 12 par an.

3° Il est mort de la rage, en 1886, plus de trois personnes dans les hôpitaux de Paris.

Première proposition de M. Pasteur : « On sait ainsi pertinemment que, dans les cinq dernières années, 60 personnes sont mortes de la rage dans les hôpitaux de Paris. »

Première rectification. — Dans ces cinq dernières années, il n'est pas mort 60 personnes dans les hôpitaux de Paris, il en est mort VINGT-SIX. (Je ne sais vraiment pas où M. Pasteur a pu trouver son chiffre de 60 morts.)

Les 26 cas de morts vrais sont pour :

	Cas		Cas
1881	11	1884	3
1882	3	1885	5
1883	4	Total	26

Les 11 cas de 1881 se répartissent ainsi :

	Nombre de morts		Nombre de morts
Hôpital Trousseau	1	Enfants malades	3
Hôpital Beaujon	3	Hôtel-Dieu	1
Hôpital Lariboisière	1	Total	11
Hôpital Pitié	2		

Les trois cas de 1882 ont été observés à l'hôpital Beaujon.

Les quatre cas de 1883 ont été observés à l'hôpital Trousseau (1), à Necker (2) et aux Enfants malades (1).

Les trois cas de 1884 ont été observés à l'hôpital Trousseau (1) et à Saint-Louis (2).

Les cinq cas de 1885 ont été observés à l'hôpital Lariboisière (3), à Saint-Louis (1) et à l'Hôtel-Dieu (1).

Le total est bien de 26 (11 + 3 + 4 + 3 + 5). Voici, d'ailleurs, leurs noms :

1881

HÔPITAL TROUSSEAU : *Renaut* (Henri), mort le 30 mars. — HÔPITAL BEAUJON : *Masse* (Alfred), mort le 10 juillet ; *Holu* (Alexis), mort le 3 novembre ; *Martin* (Etienne), mort le 29 décembre. — HÔPITAL LARIBOISIÈRE : *Potier* (Edouard), mort le 10 août. — HÔPITAL DE LA PITIÉ : *Becker* (Michel), mort le 22 juin ; *Cluet*, mort le 16 septembre. — HÔTEL-DIEU : *Chicanot* (Célestin), mort le 1er décembre. — HÔPITAL DES ENFANTS MALADES : *Phlé* (Émile), mort le 23 juillet ; *Fauvet* (Charlotte), morte le 25 juillet ; *Rull* (Georges), mort le 27 juillet .... soit 11 ;

1882

HÔPITAL BEAUJON : *Pedzer* (Émile), mort le 9 août ; *Aizières* (Émile), mort le 19 août ; Millot (Victor), mort le 7 décembre ....soit 3 ;

1883

HÔPITAL TROUSSEAU : *Grucy* (Alphonse), mort le 12 mai. — HÔPITAL NECKER : *Lambert* (Léon), mort le 5 août ; *Huette* (Camille), morte le 14 août. — HÔPITAL DES ENFANTS MALADES : *Fauque* (Sévérin), mort le 5 novembre .... soit 4 ;

1884

HÔPITAL TROUSSEAU : *Mathon* (Albert), mort le 13 juin. — HÔPITAL SAINT-LOUIS : *Paulice* (femme Monnet), morte le 1er mars ; *Matho* (Alphonse), mort le 8 juillet .... soit 3 ;

1885

HÔPITAL LARIBOISIÈRE : *Bouillet* (Eugène), mort le 19 août ; *Bonnen-*

fant (Jacques), inoculé par M. Pasteur et non mentionné dans sa statistique mortuaire, mort le 8 septembre ; *Bibiant* (François), mort le 8 septembre. — HÔPITAL SAINT-LOUIS : *Schneider* (Pierre), mort le 14 août. — HÔTEL-DIEU : *Raffin* (René), mort le 18 décembre .... soit 5 ;

Le total général est donc de 26 au lieu de 60, première inexactitude de M. Pasteur.

Deuxième proposition de M. Pasteur : « En moyenne 12 morts de la rage par an. »

Deuxième rectification : 26 morts divisés par 5 années donnent 5,2 par moyenne par an. La moyenne vraie pour ces cinq dernières années est donc de 5,2 au lieu de 12. Deuxième inexactitude de M. Pasteur.

Troisième proposition de M. Pasteur : « Aucune année, d'ailleurs, n'a été exempte de morts plus ou moins nombreuses. L'an dernier, il y en a eu 21. »

Troisième rectification. — Ce chiffre de 21, qui vient ici à propos de la mortalité par la rage dans les hôpitaux de Paris, ne peut vraiment pas s'y appliquer, puisque la rage y a été, en 1885, de cinq seulement. Ce chiffre de 21 s'appliquerait donc à la France entière. Or, on verra tout à l'heure qu'il est de beaucoup inférieur à celui de 1886, où la mortalité par la rage a été de 30, c'est-à-dire dans l'année même où la méthode de M. Pasteur a été mise en pratique.

Quatrième proposition de M. Pasteur : « Depuis le 1er novembre 1885 que fonctionne la méthode préventive de la rage à mon laboratoire, il n'est mort de la rage, dans les hôpitaux de Paris, que deux personnes, toutes deux non inoculées, et une troisième qui l'avait été, mais non par les traitements intensifs répétés, dont je vais parler dans un moment.

Quatrième rectification. — Il n'est pas mort de la rage trois personnes seulement de novembre 1885 à novembre 1886, dans les hôpitaux de Paris. Il en est mort quatre, qui sont :

– Raffin, Hôtel Dieu (1886) ;
– Rifflandi, Hôpital Beaujon (1886) ;
– Clerjot, Hôpital Tenon (1886) ;
– Peytel, Enfants-Malades (1886).

Quant à Bonnenfant, mort à Lariboisière en septembre 1885, il ne figure nulle part dans les statistiques de M. Pasteur parmi les cas de mort.

MORTALITÉ PENDANT L'ANNÉE 1886

Il n'est pas mort de la rage, malgré les inoculations de M. Pasteur, une personne seulement dans les hôpitaux de Paris, il en est mort trois, qui sont : 1° Clerjot ; 2° Peytel ; 3° Bonnenfant. Ce cas de mort, malheureusement incontestable (il est prouvé par la feuille officielle émanée de Lariboisière et signée du directeur de cet hôpital), ne figure nulle part dans les statistiques de M. Pasteur.

La mortalité a donc été de quatre dans les hôpitaux de Paris, dans ces douze derniers mois, dont deux non inoculés et deux inoculés.

Or, ce chiffre de quatre morts par la rage est intermédiaire à celui de la moyenne pour les cinq dernières années, et à celui de la moyenne des onze années qui ont précédé l'application de la méthode pastorienne, chiffre que nous allons voir tout à l'heure être de 3,9.

Il était, en effet, intéressant de savoir combien de sujets étaient morts de la rage en onze ans, de 1875 à 1885, dans les hôpitaux de Paris. Eh bien, il en est mort 43. Que nous voilà loin des 60 morts attribués par M. Pasteur aux hôpitaux de Paris pour la période de cinq ans !

Ces 43 morts sont pour :

	Cas		Cas		Cas
1875	0	1879	5	1883	4
1876	2	1880	2	1884	3
1877	3	1881	11	1885	5
1878	5	1882	3	Total	43

HOPITAUX DE PARIS
Statistique des cas de mort par rage.

ANNÉES	Trousseau	St-Antoine	Cochin	Necker	Beaujon	Lariboisière	Pitié	St-Louis	Enfants-Mal.	Hôtel-Dieu	ANNÉES	Total
1875											1875	Néant
1876					2						1876	2
1877	1				1		1				1877	3
1878		1	1		2		1				1878	5
1879		1	1			2				1	1879	5
1880	1	1									1880	2
1881	1				3	1	2		3	1	1881	11
1882					3						1882	3
1883	1			2						1	1883	4
1884	1								2		1884	3
1885						3		1		1	1885	5
Total	5	3	2	2	11	6	3	4	4	3	Total	43

Mais 43 morts divisés par 11 années donnent une moyenne de 3,9 ; ou à peu près 4 *morts par an*, moyenne bien différente de celle de M. Pasteur (12 *morts par an*) et qui est identique à celle de 1886.

On remarquera qu'il n'y a eu *aucun cas* de mort dans les hôpitaux de Paris en 1875 ; qu'il n'y en a eu que deux en 1876 et 1880 ; qu'il n'y en a eu que trois en 1877, 1882 et 1884 ; que, par conséquent, s'il n'y avait eu aucun cas de mort dans ces douze derniers mois, il n'en faudrait rien conclure en faveur de la méthode de M. Pasteur, puisque cela pourrait rentrer dans le cas de l'année 1875. Même raisonnement pour les années 1876 et 1880, 1877, 1882 et 1881.

On remarque encore que, sauf l'année 1881, où la mortalité dans les hôpitaux a atteint le chiffre 11, toutes les autres années présentent les chiffres nuls ou faibles de 0, 2, 3, 4. Or, ce dernier chiffre est précisément celui de l'année où la méthode dite préventive a été pratiquée. C'est donc à peu près pour Paris comme s'il n'y avait eu rien de fait.

En somme, M. Pasteur a perdu 14 de ses inoculés morts de rage après ses inoculations :

1° *Bonnenfant* qui a été découvert par hasard à l'hôpital Lariboisière (et que M. Pasteur a oublié de citer), mort le 8 septembre 1885.

2° *Dix* qu'il veut bien reconnaître et qui sont : Lagut, Peytel, Clédière, Moulis, Astier, Videau, la femme Leduc (70 ans), Marins Bouvier (30 ans), Clerjot (30 ans), Magneron (Norbert) (18 ans).

3° *Deux* qu'il n'a pas le droit scientifique de repousser et qui sont : Louise Pelletier (36 jours), et Moermann, 43 jours après leurs morsures.

4° *Christin*, qui a été découvert par hasard, près d'Evian (Haute-Savoie) (et que M. Pasteur a oublié de citer), mort le 17 juillet 1886.

C'est-à-dire que M. Pasteur a perdu un de ses inoculés en septembre 1885 et treize de ses inoculés de novembre 1885 à novembre 1886.

Ces 13 morts inoculés, joints aux 17 morts non inoculés, font bien 30 morts de rage en France depuis un an, en admettant qu'il n'y ait pas eu quelque autre mort de rage oublié par hasard.

Ainsi l'année 1886 a eu un nécrologe par la rage absolument semblable à la moyenne des *vingt-trois dernières années*, laquelle est de 30 ; on ne voit guère, après cela, ce que la France a gagné à la méthode Pasteur.

En résumé, il est inexact que, comme M. Pasteur nous l'a dit, il soit mort de rage dans les hôpitaux de Paris durant ces cinq dernières années 60 individus — il en est mort 26.

Il est inexact que, comme M. Pasteur nous l'a dit, la moyenne de la mort dans les hôpitaux de Paris, durant ces cinq dernières années, ait été de 12 — elle a été de 5,2 seulement.

Il est inexact que, comme M. Pasteur nous l'a dit, il ne soit mort de rage dans les hôpitaux de Paris, durant ces douze derniers mois (où la méthode a été appliquée), que 3 personnes — il en est mort 4. Or ce chiffre 4 est, comme je l'ai déjà dit, précisément intermédiaire entre 5,2, moyenne des cinq dernières années, et 3,9, moyenne des onze dernières années. De sorte que la mortalité par la rage, dans les hôpitaux de Paris, est restée absolument ce qu'elle était avant la médication pastorienne.

Il est inexact que, comme M. Pasteur nous l'a dit, il ne soit mort de rage que 10 de ses inoculés — il en est mort 14.

En résumé encore, M. Pasteur a donc involontairement grossi le chiffre des décès par rage dans ces cinq dernières années et amoindri celui des cas de mort par rage dans les douze derniers mois, depuis lesquels on a pratiqué ses inoculations.

Il en résulte qu'il a involontairement faussé la statistique en indiquant 3 cas de mort (en réalité 4 cas pour ces douze derniers mois). Aussi M. Pasteur a très inexactement opposé ces trois cas de mort (en réalité 4 cas) à une moyenne inexacte de 12 morts. Par conséquent, enfin, il y a eu autant de morts par rage, dans les hôpitaux de Paris, depuis les douze mois de l'inoculation pastorienne qu'avant cette inoculation.

On peut même dire que dans le cours de ces douze mois, il est mort de rage dans les hôpitaux de Paris plus d'individus (puisqu'il en est mort 4) que dans le cours de certaines années où il n'est mort que 2 ou 3 individus ou même aucun.

On ne voit pas trop, après cela, le bénéfice de la nouvelle méthode. Et peut-être trouvera-t-on étrange qu'une médication, annoncée avec un certain éclat, aboutisse à des résultats pareils et s'appuie sur des chiffres aussi peu exacts.

Chapitre 11

LA MÉTHODE PASTEUR DEVANT LE CONSEIL MUNICIPAL DE PARIS

Au moment où il s'est agi de la création de l'Institut Pasteur, le Conseil municipal de Paris, de même que tous les conseils municipaux et généraux a été mis à contribution par les hommes de l'École normale. Profitant de l'enthousiasme qui avait alors envahi la France, on demandait un terrain dont la valeur dépassait un million.

Le Conseil municipal ne livra pas les cordons de sa bourse sans examiner sérieusement la question. Il a fallu toute la pression administrative et des démarches nombreuses des pastoriens pour vaincre les résistances très légitimes des représentants de la ville qui déclaraient avec raison ne pas être suffisamment édifiés sur la valeur du nouveau traitement.

On a beaucoup exploité dans la presse pastorienne les opinions téméraires émises par les édiles de Paris à cette époque. Il suffit de relire froidement aujourd'hui les discours prononcés pour se rendre compte de leur modération et de leur justesse. M. Joffrin lui-même est resté dans les mesures des strictes convenances.

Parmi les discours entendus à cette occasion, il en est un qui mérite d'être reproduit ici. Il a été prononcé par M. le Dr Chassaing dans la séance du 19 mars 1886, c'est-à-dire à une époque où aucun journal n'avait osé encore lutter contre l'engouement irréfléchi de la nation. On peut dire que tous les arguments mis en avant par M. Chassaing se sont trouvés justifiés. Notre confrère a été vraiment prophète et, si sa cause n'a pas été gagnée devant le Conseil, il a au moins le mérite d'avoir fait entendre une utile protestation.

Ce n'est du reste qu'avec répugnance que le Conseil a contribué à la création du célèbre Institut. 33 membres seulement sur 60 votants ont accepté la proposition.

Parmi les abstentions ou les votes hostiles se trouvent des noms appartenant à des opinions très diverses, ce qui prouve que la politique était parfaitement étrangère à la question. C'est ainsi que M. Pasteur s'est trouvé combattu par MM. Chassaing, Réty, Dufaure, Gamart, et soutenu par MM. Vaillant et Alphonse Humbert, anciens membres de la Commune.

Nous reproduisons une partie de la remarquable argumentation de M. Chassaing. Elle mérite d'être lue avec attention.

DISCOURS DE M. CHASSAING

Je n'appartiens pas à l'école de ces péripatéticiens qui ne disent plus rien quand le maître a parlé ; j'ai le courage comme le droit, tout en recevant volontiers les enseignements de nos maîtres, d'y réfléchir, de les commenter, de les discuter.

Comme le rappelait tout à l'heure M. Paul Viguier, notre honorable collègue, M. Strauss, nous dit très justement dans le rapport qu'il nous présente au nom de la 8ᵉ Commission sur sa proposition : « Il n'est évidemment pas en notre pouvoir de nous faire juges, au véritable sens du mot, de la méthode de M. Pasteur et des résultats obtenus par elle. Ce serait une singulière confusion que de remettre le soin de prononcer sur une telle cause à une assemblée délibérante, si éclairée soit-elle. Le débat scientifique est à coup sûr hors de notre compétence, étranger à nos attributions et à notre rôle. »

Comme lui, plus que lui, devrais-je dire, je désire rester sur le terrain purement municipal ; mais si, dans le cours de mon argumentation, je fais une excursion sur le domaine médical, vous devrez vous en prendre à notre collègue, dont je vais suivre pas à pas le rapport.

Et d'abord, immédiatement après avoir déclaré que le débat scientifique n'est pas de notre compétence, le rapporteur s'empresse d'ajouter : « Cette réserve n'est pas pour porter atteinte aux prérogatives du Conseil. La preuve est faite où l'expérience est incertaine ; chacun de nous est en droit d'opter pour l'une des deux opinions en présence. La majorité de votre 8ᵉ Commission a pris parti pour l'opinion soutenue par l'Académie des sciences, acceptée par l'Académie de médecine, presque universellement reconnue dans le monde entier. »

C'est donc l'opinion admise par la majorité de la 8ᵉ Commission que l'on nous propose d'adopter, et le Conseil qui, suivant M. Strauss avec lequel je suis d'accord sur ce point, « n'a pas à juger la méthode de M. Pasteur et les résultats obtenus par elle », est invité à dire avec M. Strauss que la création d'un établissement vaccinal « s'impose comme une mesure d'utilité publique ».

Tels sont les derniers mots du dispositif du projet de délibération de notre collègue.

Faut-il parler des considérants ? On ne vote pas, disait-on il n'y a qu'un instant, sur des considérants, et cependant, à mon avis, ils peuvent modifier considérablement la portée d'une délibération : l'amendement que vient de vous lire M. Viguier en est la preuve.

La 8ᵉ Commission les a acceptés, ces considérants ; et l'on y voit que la méthode de M. Pasteur « a donné des résultats positifs », et que « la prophylaxie de la rage est fondée ».

Je m'élève, Messieurs, contre cette prétention d'ériger le Conseil en académie, et de le faire participer à des débats qui sortent de sa compétence.

La ville de Paris peut, si elle le veut, concourir financièrement ou autrement à l'œuvre entreprise par M. Pasteur. Mais doit-elle dire que la méthode pastorienne a donné des résultats positifs, qu'il lui est actuellement démontré que la création d'un établissement vaccinal s'impose comme une mesure d'utilité publique ?

Un nombre considérable de malades, nous dit M. Strauss, ont été traités au laboratoire de M. Pasteur. Malades n'est pas le mot qui convient ; c'est mordus qu'il faut dire.

Et tous ces mordus l'ont-ils été par des chiens enragés ? Ont-ils été cautérisés ? Devaient-ils fatalement contracter la rage ? Tout le monde sait que tous les individus mordus par un chien enragé et abandonnés à eux-mêmes sans traitement, ne la contractent pas. Bouley soutenait que sur cent personnes mordues, il n'y en a guère que cinq chez lesquelles la rage se déclare. A plus forte raison y en a-t-il moins, si on leur fait subir immédiatement la cautérisation au fer rouge.

Je ne m'attarde pas sur l'insuccès observé chez une personne tardivement traitée. Rien ne démontre cependant que cette personne n'était pas la seule qui dût contracter la rage.

M. Strauss nous donne une statistique de laquelle il résulte que :
– en 1878, dans le département de la Seine, sur 103 personnes mordues, il y a eu 24 morts par rage ;
– en 1879, sur 76 personnes mordues, il y a eu 12 morts par rage ;
– en 1880, sur 68 personnes mordues, il y a eu 5 morts par rage ;
– en 1881, sur 156 personnes mordues, il y a eu 23 morts par rage ;
– en 1882, sur 67 personnes mordues, il y a eu 11 morts par rage ;
– en 1883, sur 49 personnes mordues, il y a eu 6 morts par rage.

Examinons ce tableau : il nous apprendra d'abord que, non seulement les cas de mort par la rage sont en décroissance, mais que le nombre même des personnes mordues, en dehors de l'année 1881 qui a vu une recrudescence due à des causes que M. Strauss ne nous fait pas connaître, diminue d'année en année.

Si nous prenons la moyenne de cette statistique, nous voyons qu'il s'agit d'appliquer le traitement dit préventif à 60 personnes environ par année pour le département de la Seine. La création d'un établissement vaccinal s'impose-t-elle pour ces 60 personnes mordues, mais non malades ? Je ne m'arrête pas à l'idée d'un établissement international ni même national : je dirai tout à l'heure pourquoi. N'y a-t-il pas d'autres affections beaucoup plus meurtrières, atteignant des milliers de malheureuses victimes qui sont sur le pavé parisien et que nous devrions hospitaliser d'abord ?

En effet, si la rage est la plus effrayante, c'est aussi la plus rare des maladies. Elle est prévenue la plupart du temps par la cautérisation immédiate au fer rouge. En Allemagne, on l'a enrayée par de simples mesures administratives[25].

M. Strauss a tort de considérer comme « hors de danger les personnes inoculées qui ont dépassé la période normale d'incubation de la rage, qui n'excède pas 60 jours ». Ne sait-on pas que la rage éclate bien souvent après plusieurs mois et même après une année ?

Le rapporteur n'a pas raison non plus d'affirmer que « l'opposition est morte, que le parti pris et le scepticisme n'ont ni raison d'être ni excuse ». Le parti-pris, mon cher collègue, il ne doit pas exister et il n'existe pas dans les rangs de l'opposition scientifique ; mais il y a l'expectation, qui n'est pas la négation, il y a l'attente de la démonstration et de la preuve, il y a la libre discussion des faits allégués et des théories émises. Et ce n'est pas après quelques mois, mais bien après quelques années que d'habitude les observations acquièrent une autorité, que les expérimentations deviennent indiscutables, que la lumière se fait, en un mot.

Ce n'a pas été jusqu'ici avec enthousiasme et avec engouement que les grandes découvertes ont été accueillies, mais avec calme et avec sang-froid. Raisonner et approuver sans passion, c'est rendre un plus grand hommage au savant que d'applaudir avec frénésie et d'admirer sans discernement.

Et ne dites pas « qu'il n'y a plus, désormais, qu'à tirer le meilleur parti possible d'une telle découverte » ! Sans parler de Guérin, sans parler de Bochefontaine qui sont morts, sans parler de l'opposition de l'étranger, il en est encore chez nous qui, au milieu de l'exaltation des autres et désirant autant que ceux-ci, par amour de l'humanité, que le problème soit résolu, se rappellent que M. Pasteur avait aussi la certitude que, muni de ses instructions, le courageux Thuillier reviendrait sain et sauf de l'Égypte.

Collin, le sévère professeur d'Alfort ; Peter, le fidèle interprète des grandes traditions médicales, tous deux membres aussi de l'Académie de médecine, ne font-ils pas partie de cette opposition que vous niez ? Je ne parle pas de M. Després, qui siège parmi nous, ni d'autres plus modestes qui, dans la presse scientifique, attendent des démonstrations que vous considérez comme acquises.

M. STRAUSS, rapporteur. — Pourquoi MM. Colin et Peter n'ont-ils rien dit à l'Académie de médecine ?

M. CHASSAING. — M. Colin n'a pas attendu la question de M. Strauss : il s'est exprimé à l'Académie depuis longtemps. Quant à M. Peter, s'il n'a pas parlé, je n'ai pas qualité pour répondre en son nom aux interrogations de M. Strauss.

M. HERVIEUX. — Il avait peut-être changé d'avis.

M. CHASSAING. — Je ne crois pas, Monsieur.

Je poursuis. — Est-ce dans ces conditions, Messieurs, que vous pouvez voter dans son intégralité le projet de délibération de la 8ᵉ Commission ?

M. Strauss disait tout à l'heure que ce traitement renouvelé de Mithridate, ne ferait-il que donner la sécurité à des personnes pusillanimes, rendrait encore des services incontestables. Mais l'effet moral produit par la seringue de M. Pasteur ne peut-il être obtenu par d'autres moyens analogues, ou mieux par l'éducation, par la persuasion, par la suggestion, s'il le faut ? Et démontre-t-il l'utilité d'un établissement vaccinal ? Je sais bien que le Conseil municipal peut se considérer comme couvert par l'autorité de l'Académie des sciences et de l'Académie de médecine. Mais cette garantie lui fait-elle une obligation de se prononcer sur une question scientifique qui n'est pas de son ressort ?

Envisagez la responsabilité que vous auriez bénévolement encourue s'il venait à être démontré un jour que l'inoculation n'a fait que retarder l'éclosion de la maladie, ou si les personnes inoculées venaient à contracter la rage.

M. COCHIN. — C'est impossible.

M. CHASSAING. L'avenir le dira.

En résumé, Messieurs, le traitement curatif de la rage est-il trouvé ? Non. — Le traitement préventif ?

Hippocrate dit non, et Galien dit oui.

En admettant la découverte du spécifique préventif de la rage, la création d'un établissement vaccinal international à Paris s'impose-t-elle comme une mesure d'utilité publique ? Je réponds résolument non : car il importe alors, non d'attirer à Paris tous les enragés, les mordus et les poltrons du monde, mais de répandre au plus vite, par humanité, la méthode et le vaccin rabique dans tous les pays. (Très bien ! Très bien !)

Enfin, Messieurs, si l'on veut créer un établissement vaccinal, ce n'est pas pour les hommes qu'il faut le faire, mais pour les chiens qui, une fois inoculés, ne pourront contracter la rage ni par conséquent la transmettre à l'homme. (Très bien !)

Je termine. La contagion de l'engouement est autant à craindre que la contagion de la peur. Il y a eu de l'engouement pour Koch, l'inventeur allemand du bacille en virgule du choléra. Notre ami Robinet ne nous proposait-il pas l'envoi de médecins des hôpitaux en Espagne pour étudier la méthode d'inoculation du choléra du docteur Ferran ? Grâce à quelques-uns d'entre nous ce projet a échoué : il n'en eût pas été ainsi, si la chose se fût passée en France. Or, en Espagne même, on s'est gardé de l'enthousiasme, et la théorie de Ferran a vécu.

Est-ce à dire que je refuse toute valeur aux idées pastoriennes ? Loin de là. L'observation et l'expérimentation scientifiques ont toujours une utilité. La doctrine de M. Pasteur restera si elle est vraie, elle tombera si elle est erronée. Dans les deux alternatives, elle aura servi, soit en indiquant aux savants qu'il ne faut plus chercher de ce côté (Très bien !), soit, ce que je désirerai de tout mon cœur, en donnant à l'humanité un moyen spécifique de se préserver d'une terrible maladie. (Approbation.)

Pour le moment, rien n'est démontré d'une façon absolue, la question est encore controversée,

... adhuc sub judice lis est[26] ;

et le Conseil, s'il a pu discuter cette question, grâce à l'initiative d'un de ses membres, n'a pas à prendre parti dans un débat qui sort de sa compétence.

Croyez-moi, Messieurs, laissons un libre cours à nos sentiments généreux, oui ; mais réprimons cette tentative d'empiétement sur le domaine de la science.

C'est pour atteindre ce double but que je vous prie de vouloir bien voter l'amendement dont M. Paul Viguier vous a donné connaissance.

DISCOURS DE MM. COCHIN, CATTIAUX ET JOFFRIN

M. COCHIN. — La certitude est acquise et la preuve est donnée. Quand les choses sont si simples, si faciles à comprendre, je m'étonne qu'on puisse hésiter.

Les travaux de M. Pasteur — comme d'ailleurs tous les travaux des hommes de génie sont parfaitement nets, parfaitement clairs. En présence de tels

---

26. « Le procès est encore devant le juge. »

travaux, de tels résultats, appartient-il au Conseil municipal de se montrer trop modeste et de dire que de telles choses ne sont pas de sa compétence ? Non, Messieurs, dîtes au contraire hautement que vous appréciez les travaux de M. Pasteur, que vous en admirez les résultats et que vous entendez le manifester.

Et si vous persistez à être trop modestes, eh bien ! retranchez-vous derrière l'académie des Sciences.

On disait tout à l'heure : Hippocrate dit oui, Galien dit non. Cette fois, Hippocrate et Galien n'ont eu qu'une voix pour applaudir l'illustre savant et le remercier de sa découverte.

En présence d'un tel fait, je demande s'il serait digne de la ville de Paris de ne pas s'y associer et de ne pas donner à ce grand homme l'hommage qu'il mérite, au point de vue des services qu'il a rendus à l'humanité.

M. CATTIAUX. — Bien que M. Cochin ait dit que tous les hommes de bon sens devaient être de son opinion, je consens volontiers à ne pas me trouver parmi les hommes de bon sens...

M. Pasteur est un savant, je le reconnais ; mais tous les savants, comme tous les inventeurs, sont sujets à se tromper. M. Pasteur a cru découvrir le bacille du choléra et il a envoyé M. Thuillier en Orient. Pourquoi n'y est-il pas allé lui-même ?

M. JOFFRIN. — Messieurs, je ne suis pas assez prétentieux pour examiner le point de vue scientifique de la question qui a déjà été trop longuement discutée à cette tribune. (Très bien !) Mais je viens vous demander d'adopter l'amendement qui limite à trente années la durée de l'affectation.

Comme je l'ai exposé au sein de la Commission, si l'institut qu'on se propose de créer devait être un établissement national ou municipal, nous n'aurions aucune observation à présenter au sujet de l'aliénation du terrain. En effet, les socialistes, partisans du progrès, ne refuseront jamais les moyens d'ouvrir un champ d'expérimentation. (Très bien !)

On a objecté qu'en limitant à trente ans la durée de l'affectation, on empêcherait par cela même d'élever des constructions convenables.

Je ne crois pas cette assertion fondée et je ne fais pas à nos successeurs l'injure de croire qu'ils demanderont, dans trente ans, la désaffectation du terrain, si l'institut Pasteur a rendu les services qu'on en attend.

Il n'y a donc aucun inconvénient à n'affecter que pour trente ans et à ne pas engager l'avenir.

En terminant, je déclare que les socialistes regrettent que l'institut qui va être créé ne soit pas un établissement national ou communal ; car c'est avec enthousiasme que nous aurions accordé la concession du terrain.

Chapitre 12

LA MÉTHODE À LA FACULTÉ DE MÉDECINE.
M. LE PROFESSEUR PETER

Malgré l'anathème lancé par les pastoriens contre tous ceux qui se permettaient quelques objections sur la nouvelle méthode ; malgré l'admiration imposée par les régions officielles et la connivence de M. le professeur Grancher qui avait accepté, à l'École normale, le rôle indigne et inutile de porte-seringue, il s'est trouvé un professeur indépendant pour faire entendre sa voix autorisée en faveur du bon sens et de la clinique.

C'est M. le professeur Peter que ses importants travaux placent au premier rang des cliniciens, qui a vengé l'honneur médical et la science française. Dans une remarquable leçon d'ouverture professée à l'hôpital Necker, l'éminent praticien s'est exprimé d'une façon sévère sur l'abus que fait l'école moderne des théories microbiennes. Nous reproduisons une partie de cette intéressante leçon. Nous verrons plus loin que M. Peter s'est prononcé à la tribune de l'Académie de médecine où il a apporté des faits écrasants pour la méthode pastorienne.

> Actuellement, la pathologie tout entière semble dominée par la pathogénie et celle-ci par la *bactériologie* ! Bactérie ici, bactérie là, bactérie partout ! Chaque jour vient apprendre au public médical, stupéfait, que telle maladie après telle autre est manifestement parasitaire ; que la pneumonie l'est comme le rhumatisme et celui-ci, comme le charbon ; qu'il est des bactéries à tout faire ; des bactéries capsulées de la salive, qui font le bien dans la bouche et le mal dans les poumons, où elles fabriquent la pneumonie (il y a erreur de lieu) ; des bactéries qui font l'hyperthermie de la fièvre typhoïde et des bactéries qui font l'algidité du choléra ; des bactéries qui soufflent le chaud et des bactéries qui soufflent le froid !
>
> Il y en a trop ! c'est un débordement.
>
> Cette pathogénie, à tout prendre, pourrait être considérée comme une gymnastique intellectuelle, salutaire au cerveau, mais le médecin est nécessairement « utilitaire »,car, se trouvant toujours en présence du mal, il n'y saurait rester indifférent. Il cherche à appliquer, à utiliser, si possible, toute notion scientifique nouvelle.
>
> On a donc cherché à tirer un parti thérapeutique des doctrines parasitaires et c'est justice de reconnaître que les parasitistes sont tombés dans la même erreur que les organiciens. Pour ceux-ci, la

maladie était la lésion ; pour ceux-là, la maladie, c'est le « microbe ». Pour eux, la pneumonie n'est plus l'inflammation du poumon, mais, ce qui n'est pas plus exact, c'est la maladie du microbe pneumonique ; la dothiénentérie n'est plus la lésion des plaques de Peyer, mais, avec tout autant d'inexactitude, la maladie du microbe dothiénentérique. Et voilà mes parasitistes qui *retournent à l'unicité par la généralisation* (ils décrivent un circulus en sens inverse), et ils proposent de combattre le microbe ennemi par une médication univoque.

Les uns, considérant que, dans la dothiénentérie, c'est le microbe qui fait la fermentation et la fermentation qui fait l'hyperthermie, conseillent de *refroidir* le malade pour refroidir le microbe et empêcher ainsi sa malfaisance fermentescible. C'est le traitement de la fièvre typhoïde par les bains froids.

On sait ce qui est advenu en France de cette médication exotique, à la suite d'une polémique à laquelle je n'ai pas été étranger.

Mais cette médication systématique a eu ce résultat bienfaisant de nous apprivoiser à l'usage de l'eau froide, dans certains cas bien déterminés de fièvre typhoïde. Voilà ce qui nous est resté de la doctrine exclusive de Brand. Et c'est là qu'est le *progrès* lequel n'est autre qu'une série d'additions partielles et successives au fond traditionnel.

D'autres, à propos de la pneumonie et toujours pour mettre à mal le microbe mortifère, ont conseillé les *injections dans le poumon*, sans songer à ce qu'il y a d'irrationnel dans une semblable médication, puisque, par hypothèse, les pneumocoques étant des parasites, les parasites étant d'essence repullulante, il suffirait que dix, que deux, qu'un seul pneumocoque ne fût pas touché par l'injection pour que la maladie persistât par la repullulation du ou des microcoques survivants. On ne peut que répéter, à propos d'une semblable médication, que ce qu'en ont dit avec candeur ceux qui l'ont pratiquée. Il n'y a pas eu d'accidents. Les malades ont souvent plus de résistance qu'on ne croit.

Une troisième tentative thérapeutique, directement inspirée par l'observation parasitiste, est celle de Koch, lequel, remarquant que son bacille-virgule du choléra cesse de se reproduire dans un milieu qui n'est pas humide, a eu l'idée de le faire mourir de soif et n'a pas hésité (la chose est historique) à conseiller aux malheureux Marseillais décimés par le choléra, de cesser d'arroser les rues de Marseille.

D'autres encore, pour faire pendant à l'antisepsie chirurgicale, ont imaginé l'*antisepsie médicale* ; idée généreuse, mais chimérique, car l'antisepsie chirurgicale repose sur cette notion, que le blessé est un individu sain, mais porteur d'une plaie. Or, cette plaie peut, par hypothèse, donner entrée à ce qu'on appelle les germes de l'air, et ces germes de l'air peuvent, entrés, infecter l'organisme. Il importe donc de s'opposer à la pénétration de ces germes ou de les détruire afin d'empêcher cet organisme sain de devenir malade : telle serait la tâche du chirurgien. Mais, pour le médecin, la situation est toute autre ; il est, lui, non pas en présence d'un organisme sain, mais d'un organisme déjà malade. Quand il est appelé et qu'il intervient, cet organisme est déjà infecté : par hypothèse, le microbe est déjà dans la place ; il n'a plus à lui en défendre l'entrée, son rôle n'est plus que de l'en faire sortir. Je n'ai pas à insister davantage pour démontrer le chimérique de l'antisepsie médicale, dont les résultats d'ailleurs sont loin d'être encourageants.

Les *inoculations antirabiques* ne sont ni moins généreuses ni moins chimériques : irrationnelles en principe, elles ont été inefficaces en réalité.

Irrationnelles, puisqu'elles ont la prétention, contraire aux faits, d'empêcher l'éclosion d'une maladie en incubation et qui tient l'organisme en sa puissance : la vaccine n'a pas ce pouvoir sur la variole incubante ; et l'on voit dans l'organisme contaminé par la variole, qu'on veut entraver par la vaccination, variole et vaccine apparaître à leur jour et simultanément évoluer.

Inefficaces ces inoculations, dites antirabiques, qui, après avoir été annoncées, avec l'éclat que vous savez, échouent aujourd'hui lamentablement. La France ayant eu dans l'année qui vient de s'écouler une mortalité, par la rage, égale à la moyenne des années précédentes, c'est-à-dire, 30 cas, dont 14 morts enragés, après les inoculations, se disant préservatrices, et 16 morts enragés, sans ces inoculations.

Vous voyez ce que la médecine vraiment scientifique et le public y ont gagné !

Chapitre 13

L'OPINION DE LA PRESSE MÉDICALE SUR LE TRAITEMENT DE LA RAGE

La plupart des journaux de médecine français se sont abstenus de discuter les faits merveilleux communiqués à la Presse politique par M. Pasteur pendant ces derniers mois. À part deux ou trois organes dévoués à la coterie, tous ont gardé le silence le plus absolu et se sont bornés à enregistrer les faits sans commentaires. Les pastoriens avaient, bien entendu, interprété ce silence en leur faveur et M. Pasteur avait déclaré que, à part le *Journal de Médecine de Paris*, la Presse médicale était UNANIME à reconnaître l'efficacité de la nouvelle méthode de traitement par les virus moelleux.

Les nombreux décès survenus pendant l'année 1886 ont enfin ouvert les yeux du public médical. Un grand nombre de médecins ont eu le courage de parler et ont reconnu que l'engouement avec lequel on avait accueilli la thérapeutique pastorienne était au moins irréfléchi.

À la suite d'un nouveau décès survenu chez une petite fille de six ans venue de Palerme, et n'ayant même pas eu le temps de subir complètement le traitement pastorien, un des journaux
les plus autorisés publiés à Paris, le *Progrès médical*, s'est décidé à faire connaître son opinion sur la méthode Pasteur.

Voici la note publiée par ce journal dans son n° du 11 septembre 1886, au nom de toute sa rédaction :

> Nous ajouterons qu'il y a lieu, avant de se prononcer sur l'efficacité du traitement de la rage par la méthode Pasteur, de demander des statistiques qui nous renseignent EXACTEMENT sur l'état des inoculés depuis leur retour dans leur pays. On n'ignore pas, en effet, que la durée de l'incubation rabique est très variable, qu'elle peut être très prolongée, que l'inoculation elle-même pourrait aussi en prolonger la durée, etc. Nous pensons donc, pour ces motifs et d'AUTRES ENCORE, qu'il est prudent, avant de préconiser et d'admettre définitivement la méthode Pasteur, d'attendre du temps des renseignements ultérieurs et complets.

Nous ignorons quelles sont les AUTRES RAISONS qui ont décidé la rédaction du *Progrès médical* à exprimer sur le traitement pastorien une opinion aussi dubitative ; mais nous félicitons nos confrères d'avoir eu le courage de faire connaître leurs réserves à une époque où la plus petite critique sur le grand homme de l'École normale est considérée comme un blasphème[27].

Un peu plus tard, le *Progrès médical* faisait lui-même connaître de nouveaux décès survenus après le traitement Pasteur et les faisait suivre des commentaires suivants :

> Dans sa récente communication sur la rage, M. Pasteur après avoir éliminé de ses statistiques un certain nombre de cas, met encore à part deux autres personnes, Louise Pelletier et Moermann, dont la mort doit être attribuée à leur arrivée tardive au laboratoire : Louise Pelletier, trente-six jours, et Moermann, quarante-trois jours après leurs morsures. Si Moermann était mort de la rage au cours du traitement, comme cela est arrivé à trois Russes, nous n'hésiterions pas un instant à croire que les inoculations avaient été trop tardives. Or, dans le cas spécial, cet argument ne saurait être mis en avant; la mort est survenue 27 jours après la première inoculation, et 17 jours après la dernière. A en juger d'après les théories mêmes de M. Pasteur, les inoculations avaient eu largement le temps d'agir et de conférer l'immunité. Dire que Louise Pelletier est morte, d'ailleurs, après le traitement, parce qu'elle ne s'est présentée au laboratoire de la rue d'Ulm que le 36e jour, ne nous semble pas non plus un argument de grand poids. Jamin fils, et Marie Touchard, que l'on considère comme guéris, ne sont venus à l'École normale qu'au bout de 44 jours : pourquoi donc ne sont-ils pas morts ? En somme, sur quatre individus mordus, deux sont morts, soit 50 %, ce qui est notablement supérieur à la proportion habituelle. Sur trois individus inoculés, un est mort, soit 33 %, ce qui est sensiblement égal à la proportion ordinaire des cas de décès, en dehors de toute inoculation curative. Les observations rapportées plus haut ne peuvent donc, en aucune manière, être considérées comme démontrant l'efficacité de la méthode Pasteur pour le traitement de la rage.

Un autre journal de médecine autorisé, *Le Praticien*, s'exprimait ainsi après la communication faite à l'Institut, par M. Pasteur, le 2 novembre 1886.

> Il y a quelque temps, en parlant des quelques échecs éprouvés par M. Pasteur dans le traitement de la rage après morsure, nous faisions ressortir combien la clinique réservait de déboires même à la thérapeutique la mieux assise et fondée sur l'expérimentation la plus rigoureuse. Ce n'est pas la communication faite hier à l'Académie des

---

27. Un fougueux pastorien, M. Verneuil, a traité d'*obscurs blasphémateurs* les médecins qui mettaient en doute la découverte de Pasteur.

sciences et aujourd'hui à l'Académie de médecine qui nous fera changer d'avis. Nous avons toutefois été heureux de l'entendre, non pas que nous attachions grande importance au nombre (trop considérable) d'individus inoculés, mais parce que nous avons appris incidemment que M. Pasteur avait fait de nouvelles expériences qui contredisaient les mauvais résultats obtenus par le D^r von Frisch, de Vienne.

Il est encore deux points sur lesquels M. Pasteur fera bien de ne pas insister. Le premier, c'est le chiffre des personnes traitées. Il ne prouve que la vogue de l'inoculation ; or l'engouement du public même pour une chose juste est loin d'être une preuve scientifique. De plus, le chiffre si élevé des clients de l'institut Pasteur démontre la fausseté des statistiques (que le Dr Grancher a eu le tort d'employer), qui donnent 1 mort sur 10 mordus. Au compte même de M. Pasteur, et en supposant que tous les mordus se soient rendus à son appel, cela devrait nous faire en France 170 morts enragés qui, ajoutés aux 29 qui ont eu lieu, donneraient 200 enragés succombant par an, ce qui n'a jamais eu lieu.

Le second point faible, c'est d'affirmer l'efficacité de la nouvelle méthode. Hélas ! en médecine, rien n'est infaillible ! et M. Pasteur n'a qu'à se rappeler que son ancienne méthode lui avait aussi paru douée de cette suprême qualité ! Que celle qu'il recommande aujourd'hui soit meilleure ? D'accord ! Mais qu'il ne se fasse pas trop d'illusion, pour ne pas avoir trop de déboires plus tard. »

Enfin, un médecin compétent, M. CONSTANTIN JAMES, publiait sous le titre : *La Rage* ; *Avantages de son traitement par la méthode Pasteur*, un ouvrage entièrement consacré à l'apologie de la méthode. Nous y relevons cependant les critiques suivantes :

Les cures doivent être divisées en deux catégories, suivant qu'elles se rapportent aux morsures de loup ou de chien.

Les morsures de loup ont donné des résultats bien moins satisfaisants que ces dernières, probablement parce qu'elles sont par elles-mêmes beaucoup plus dangereuses. Ainsi nous avons vu que, sur les dix-neuf Russes de Smolensk, trois sont morts de la rage, et que, sur les neuf Russes de Wladimir, le même nombre a succombé, ce qui représente, pour les premiers, une mortalité de près d'un sixième, et, pour les seconds, une mortalité, d'un tiers. M. Pasteur, il est vrai, en est encore, pour les morsures de loup, à la période d'essais. Par conséquent, n'insistons pas. C'est pour les morsures de chien que la méthode, on peut le dire, s'épanouit dans toute sa splendeur. Comment ! sur plus de douze cents inoculés, à peine trois ou quatre insuccès ! Mais c'est de la féerie, car cela prouve que la rage qui, avant M. Pasteur, était la maladie dont on guérissait le moins, est devenue, grâce à lui, la maladie dont on guérit le plus. Le sulfate de quinine lui-même, ce spécifique par excellence de la fièvre intermittente, ne compte pas d'aussi beaux états de service.

Mais ce n'est pas tout, en fait de choses extraordinaires. Les meilleures statistiques établissent qu'avant que la méthode de M. Pasteur ne fût connue, il n'y avait pas en France deux cents personnes mordues par année. Or, savez-vous combien il s'en est présenté, rue d'Ulm, rien qu'en un seul trimestre ? HUIT CENT CINQUANTE !

D'où sortent-ils donc tous ces hydrophobes ? Serait-ce qu'aujourd'hui on attraperait la rage comme on attrape un rhume ? Sans doute, il faut en défalquer les étrangers ; mais, même après ce triage, ils représentent encore un chiffre énormément disproportionné avec ce qui se voyait autrefois.

Les adversaires de la méthode s'en font une arme pour dire qu'il en est beaucoup dans le nombre dont la maladie consistait bien moins dans la rage elle-même que dans ce qu'on pourrait appeler la « Rage de la peur ».

Je suis complètement de leur avis quant au fait ; seulement cela n'infirme en rien les mérites de la méthode. Que ceux à qui la dent de l'animal n'avait point inoculé le virus rabique prennent patience : bientôt la petite seringue Pravaz les compensera et au-delà de ces retards. Quand ils seront à la fin de leur cure et que, par conséquent, ils auront reçu les dix injections réglementaires, ils n'auront plus rien à envier aux autres, comme approvisionnement intérieur de virus. Aussi pourront-ils s'appliquer également ce que M. Pasteur disait du jeune Meister, son premier guéri, QU'IL AVAIT ÉCHAPPÉ[28] À LA RAGE QU'IL LUI AVAIT INOCULÉE, RAGE PLUS VIRULENTE QUE CELLE DU CHIEN DES RUES.

Que va-t-il devenir, en somme, ce virus ainsi emmagasiné dans l'organisme ? Ira-t-il en s'éteignant comme la maladie contre laquelle on l'a dirigé, ou au contraire, après une incubation plus ou moins longue, signalera-t-il son réveil par quelque terrible catastrophe ? Nul ne le sait, M. Pasteur moins que personne. C'est que, n'étant point médecin, il ne peut trouver de point de comparaison avec d'autres maladies également virulentes ; c'est que, de plus, ses magnifiques travaux sur les microbes ne peuvent lui être ici d'aucun secours, puisqu'il n'existe pas de microbes dans la rage.

À défaut d'arguments empruntés à la science, M. Pasteur fait valoir celui-ci :
« L'INOCULATION FINALE TRÈS VIRULENTE A ENCORE L'AVANTAGE DE LIMITER LA DURÉE DES APPRÉHENSIONS QU'ON PEUT AVOIR SUR LES SUITES DE MORSURES. SI LA RAGE POUVAIT ÉCLATER, ELLE SE DÉCLARERAIT PLUS VITE PAR UN VIRUS PLUS VIRULENT QUE CELUI DES MORSURES. »
M. Pasteur a cent fois raison. Il est hors de doute que, si la rage avait eu encore prise sur l'individu, il y a longtemps qu'avec un pareil régime, il ne serait plus de ce monde. Seulement c'est là un genre d'arguments dont il faut se montrer sobre.

Je m'arrête et surtout je m'abstiens de tout commentaire sur une Méthode qui, nous venons de le voir, n'a rien de commun avec nos pratiques médicales[29]. D'ailleurs, maintenant plus que jamais la parole est aux faits. L'événement jusqu'ici a donné gain de cause à M. Pasteur, en ce sens qu'il a immensément rassuré les esprits ; espérons qu'il en sera de même pour le reste. L'opinion ne sera donc pas trompée lorsque, devançant les faits, elle l'a proclamé l'un des grands bienfaiteurs de l'humanité.

Tel est le jugement plein de mesure et de réserve porté par M. Constantin James sur une méthode dont il se déclare partisan. Que serait-ce s'il ne l'était pas ?

Nous nous abstiendrons, pour le moment du moins, de tout commentaire. Il nous est impossible cependant de ne pas faire remarquer que si M. Pasteur est étranger à toute littérature médicale, il n'en est pas de même pour les *Souvenirs intimes* de M. de la Palisse. C'est évidemment à ce dernier qu'il a emprunté son raisonnement pour rassurer les gens sur les dangers de ses inoculations, en leur disant que « la meilleure preuve qu'ils ne sont pas morts, c'est qu'ils sont encore en vie ».

Les pastoriens se sont si souvent vantés de l'approbation de la Russie, de l'argent et des décorations envoyés par le tsar, qu'il nous a paru utile de faire connaître à nos confrères français l'opinion du corps médical russe. Cette opinion a plus de valeur à nos yeux que celle des empereurs de Russie et de Turquie qui ont fait pleuvoir sur la poitrine du MAÎTRE des constellations multiples en même temps qu'ils emplissaient sa cassette.

Dans la séance ordinaire de la Société de MÉDECINE DE SAINT-PÉTERSBOURG, tenue le 26 octobre, M. KESSLER a fait une communication sur un cas de mort survenue chez un enfant après le traitement par la méthode Pasteur[30]. Cet enfant, âgé de quatre ans, fils d'un employé du chemin de fer de Kharkow-Nicolaïew, nommé Tyjnenho, avait été mordu par un chien enragé le 4 juillet. Expédié à l'institut Pasteur d'Odessa, le 10 juillet, pour être traité, il en est revenu le 21 juillet après avoir subi deux inoculations. Le 12 août, les symptômes de la rage se sont manifestés et le 14 août l'enfant mourait, — 42 jours après avoir été mordu et 27 jours après avoir été inoculé.

Cette communication du docteur Kessler a provoqué une discussion fort animée au sujet du traitement par l'inoculation du virus rabique. La discussion a duré jusqu'à minuit et elle sera continuée dans la prochaine séance.

Au cours de la discussion, M. Veniaminow a soumis à l'assemblée la statistique des résultats que M. Pasteur a obtenus jusqu'au 1er octobre. Comparant le total des individus mordus par des chiens dont la rage a été constatée au laboratoire même de M. Pasteur avec le nombre des décès, l'orateur dit que les données existantes sur le nouveau traitement « ne reposent pas sur des faits positifs » et ne fournissent que des DÉCISIONS DOUTEUSES. Aussi la plupart des médecins présents à la réunion se sont-ils prononcés dans ce sens : que le traitement par l'inoculation du virus rabique n'est qu'une méthode de traitement préventive et que la rage peut être traitée tout aussi bien par la méthode de la cautérisation.

Les pastoriens ont souvent invoqué en faveur de leur méthode l'opinion de la presse étrangère. Il nous paraît dès lors intéressant de placer sous les yeux de nos lecteurs quelques extraits des journaux russes où le pastorianisme semble s'être le plus rapidement implanté.

Un journal pastorien, *Le Soleil,* du 21 août, publie une « correspondance particulière » de Pétersbourg, qui ne manque pas d'humour comme on va voir :

LE LION DU JOUR

Le lion du jour, ce n'est ni l'archiduc Charles, ni M. de Bismarck, ni M. de Giers ; c'est votre compatriote, M. Pasteur. On sait à quel point le Russe est enthousiaste des nouveautés, surtout des nouveautés scientifiques ; à plus forte raison lorsqu'elles sont d'origine française. Aussi, dès le premier jour, la découverte de M. Pasteur a-t-elle excité ici une admiration voisine du fanatisme. Dans une lettre que la presse de Pétersbourg a publiée, M. Pasteur déclarait qu'un seul hôpital, exclusivement réservé à la prophylaxie de la rage, suffirait amplement

---
30. Cette note est adressée à la *Semaine médicale*.

pour toute l'Europe et MÊME *pour l'Amérique du Nord*[31]. Mais les Russes, dans leur ardeur de néophytes, n'ont pas suivi ce conseil. Il n'est pas de ville qui ne veuille avoir son établissement antirabique. Pétersbourg, Moscou, Odessa, Samara même ont déjà ouvert les leurs. Chaque *Zeimstro* (conseil général) de province veut avoir le sien. C'est la rage décentralisée.

LA RAGE À PÉTERSBOURG

L'établissement de Pétersbourg a été inauguré le 25 juillet en présence de plusieurs membres de la famille impériale : le prince d'Oldenbourg, la princesse Eugénie Maximilianovna et le duc de Leuchtenberg. Deux Français, les docteurs Loir[32] et Perdrix, étaient venus prêter *l'aide de leur expérience* au docteur Krouglevski et au médecin-vétérinaire Helmann. Le prince d'Oldenbourg avait reçu de M. Pasteur deux lapins inoculés de virus[33]. La première opération a été faite sur un enfant de troupe. Aujourd'hui, plus de vingt malades sont en traitement à Pétersbourg, et l'on ne parle plus d'autre chose. Bon gré mal gré, il faut avoir une opinion sur le virus du lapin, du chien, du chat ou du loup.

LA RAGE EN PROVINCE

Mais la province tient à honneur de ne pas se laisser dépasser par la capitale. La *Douma*, de Moscou, télégraphie, avec un certain orgueil, qu'elle dispose de quinze enragés authentiques, actuellement soignés à l'hôpital Alexandre III. La municipalité d'Odessa, qui ne veut pas rester en arrière, fait publier partout qu'elle reçoit gratuitement tous les individus *mordus*, et qu'elle leur réserve le meilleur traitement. Enfin, la pauvre ville de Sarama est contrainte d'avouer qu'elle n'a pu mettre la main que sur deux malades, dont l'un, il est vrai (circonstance *légèrement consolante*), a été mordu par un loup.

PROTESTATION DU DOCTEUR JAGELL

Pourtant, au milieu de ce concert d'éloges qui ont accueilli la découverte de Pasteur, quelques voix discordantes se font entendre. Certains

---

31. Les « loups » de Smolensk ont modifié quelque peu les opinions du Sauveur « infaillible ».
32. Le jeune Loir n'est pas docteur, mais étudiant de troisième année. C'est l'avènement des jeunes ! Arrière les vieux et les envieux ! — N'en est-il pas des loirs et des perdrix comme des hommes.
33. Entre princes les petits cadeaux entretiennent l'amitié.

journaux font remarquer, non sans malignité, que *trois*[34] des « enragés » d'Odessa sont DÉJÀ MORTS *en dépit du traitement antirabique*[35]. Un médecin polonais, le docteur Ignace Jagell, vient de lancer, dans le *Messager de Vilna*, une violente attaque contre le savant Français[36]. »

Voici maintenant comment le *Novoë Vremia*, un des principaux organes de l'opinion en Russie, apprécie l'enthousiasme irréfléchi des partisans de M. Pasteur :

> L'entraînement pour une nouveauté à la mode — surtout lorsqu'elle vient de Paris — est dans notre tempérament. Ce travers vient d'être poussé au comique à propos des théories de M. Pasteur, concernant le traitement préventif de la rage.
>
> Depuis longtemps M. Pasteur attribue une influence pernicieuse aux organismes inférieurs. Ses théories à ce sujet ont eu beaucoup de partisans et de nombreux adversaires, surtout lorsque, les portant sur le terrain pratique, il a voulu les appliquer au traitement de la maladie des vers à soie, du choléra des poules, du rouget des porcs, du charbon des bestiaux, et finalement de la rage des chiens et des hommes.
>
> À l'étranger, on suivait attentivement tous ces efforts, mais on ne faisait pas de M. Pasteur une idole avant même qu'il eût fait une découverte.
>
> À Paris même, l'organisation de l'Institut Pasteur a rencontré une grande opposition non seulement de la part de savants médecins, mais encore de la part de membres du corps administratif de la Ville.
>
> Il est resté mauvais souvenir de M. Pasteur à l'École normale. Enfin, on a rappelé ses cabrioles politiques, sa passion pour l'argent, etc. Il est donc bien certain que, malgré force réclames, l'admiration n'a pas été unanime en France.

Quant aux autres pays, l'indifférence a été telle qu'il n'y a pas lieu d'en parler.

Chez nous il en a été tout autrement. À peine la découverte de M. Pasteur a-t-elle été signalée qu'il n'est pas jusqu'au moindre médecin de village qui, désireux d'aller flâner à Paris, ne se soit empressé de se procurer un individu quelconque mordu par un chien enragé ou non, chose facile dans toutes les villes russes. Puis, sous prétexte d'aller étudier la méthode du savant français, ces messieurs fréquentent les cafés-concerts des Champs-Élysées ; le tout aux frais des municipalités.

La mort de neuf Russes ayant refroidi l'enthousiasme des contribuables pour ces promenades, on se prit à organiser de toutes parts des instituts Pasteur. Alors qu'en France, on en obtient un à grand-peine, nous en avons déjà chez nous quatre ou cinq ; à Saint-Pétersbourg, Moscou, Varsovie, Samara, Odessa. Il suffit qu'il plaise aux autorités de rayer du budget les frais de voyage pour que toute la Russie se couvre de laboratoires antirabiques.

La mode a du bon lorsqu'il s'agit de tournures ou de gilets. En médecine et surtout lorsqu'elle a recours aux deniers publics, il est essentiel de considérer le but.

Ainsi, que nos médecins fassent du bouillon de moelle de lapin, qu'ils observent avec attention ce qui se passe à l'étranger sans se presser d'aller là-bas aux frais d'autrui, et qu'ils attendent, avant de couvrir le sol d'instituts Pasteur aux dépens des contribuables, que l'utilité en soit définitivement démontrée.

Chapitre 14

LA MÉTHODE PASTEUR EN RUSSIE

La Pasteuromanie, qui avait tout envahi, est partout en décroissance. Elle a perdu son caractère intolérant, a pris une attitude de plus en plus défensive, a fait des concessions à la critique sensée et ne pose plus comme dogme l'infaillibilité du pontife de la rue d'Ulm.

En Russie, le Dr Kessler, de Saint-Pétersbourg a pris la liberté grande d'avoir son opinion sur les inoculations du professeur Méchnikoff et du Dr Gamaléi, d'Odessa, qui en sont à défendre « l'innocuité de la méthode » (!).

Le Dr Kessler pose aux fougueux inoculateurs une série de questions indiscrètes et embarrassantes. Il demande qu'on veuille bien lui expliquer les décès suivants survenus parmi les malades traités par le procédé de M. Pasteur à l'institut d'Odessa.

1. Le paysan Kouznetsoff, inoculé du 15 au 52 juillet, tombé malade le 9 octobre, mort le 12 au soir.

2. Simon Volodinn, inoculé en juin, tombé malade le 28 septembre, mort le 30.

3. Vassili Mirochnitchenko, mordu en juin, mort après inoculation, le 30 août.

4. Nasstassia Brétchkinn, traitée quatre jours après la morsure, tombée malade le 13 octobre, morte le 14.

5. Popoff, de Belgrade, mort après avoir subi le traitement complet.

Le Dr Kessler insiste tout particulièrement sur le cas de Mirochnitchenko, qui s'est produit dans les circonstances suivantes :

En juin dernier, au village de Iachinn, un chien enragé mord quatre personnes, dans l'ordre suivant : Marie Kravtsoff, Marie Datzenkoff, Vassili Mirochnitchenko et Iakoff Kollessnikoff. Les deux jeunes filles se soignent à domicile par les moyens ordinaires. Les deux hommes vont se faire inoculer à Odessa, et l'un d'eux meurt. Les femmes mordues en premier étaient cependant plus exposées à contracter la rage.

CE QU'ON PENSAIT EN ALLEMAGNE

On sait que, interrogé par un député du Parlement prussien sur l'attitude que comptait prendre le gouvernement à propos de la découverte Pasteur, le ministre a répondu :

> La question n'est pas importante pour la Prusse, puisque la mortalité par la rage est descendue dans ce pays à 0 depuis qu'on y applique les mesures administratives décrétées contre les chiens. Le gouvernement pense donc qu'il n'y a pas lieu d'envoyer personne étudier le nouveau traitement. Il se propose d'attendre que la découverte pompeusement annoncée ait été confirmée par le temps.

À ce soufflet officiel et aussi humiliant pour la science française, il faut ajouter les critiques et les quolibets auxquels la nouvelle méthode qui attirait 300 enragés à l'École normale donnait lieu journellement.

Il est pénible, sans doute, à notre amour-propre scientifique déparier de cette question. Mais, la science n'a pas de patrie, et nous pensons qu'il vaut mieux savoir ce qui se dit à l'étranger que de s'infatuer dans une fausse gloire nationale.

L'article suivant, qui émane d'un savant allemand, le Dr de Voigts Rhetz, montrera aux pastoriens comment leur prétendue découverte était appréciée à l'Étranger :

> Le niveau des facultés intellectuelles de la France qui ont jusqu'à présent toujours brillé d'un si vif éclat, aurait-il baissé et le *Figaro* aurait-il eu raison quand il discutait naguère très sérieusement la question à savoir si le temps n'était pas venu d'introduire dans le code pénal un supplément en faveur des demi-fous ?
> On pourrait être porté à le croire en assistant aux manifestations de l'enthousiasme irréfléchi et sans bornes dont la méthode antirabique de Pasteur est entourée en France. À peine le public est-il revenu des illusions désastreuses que les inoculations prophylactiques du Dr Ferran contre le choléra avaient répandues en Espagne, à peine cet insigne charlatan s'est-il retiré de son champ de bataille, couvert de victimes, et ses poches remplies de leurs dépouilles que déjà une nouvelle méthode d'inoculation contre une autre maladie terrible, la rage des chiens, fait son apparition dans le monde et excite, en dépit des protestations énergiques d'un grand nombre de médecins et de savants distingués, une admiration frénétique dans toutes les couches de la société française ; et l'autorité de ces adversaires de M. Pasteur est cependant d'autant plus grande que l'inventeur de la nouvelle méthode n'est ni médecin, ni physiologiste, quoique le zèle de ses partisans l'ait affublé de ces titres, mais seulement un savant chimiste. Ces considérations n'ont pourtant pas empêché les admirateurs de ce nouveau « Sauveur de l'humanité » de consacrer des sommes folles au projet de celui-ci de créer un établissement grandiose où le monde entier doit, selon lui,

pouvoir se garantir contre les suites de morsures de chiens enragés. Tout le monde ne lit pas des traités de médecine et de physiologie ; mais, abstraction faite de toute raison scientifique, le bon sens seul devrait déjà avoir entravé l'entraînement général pour un système qui ne repose jusqu'à présent sur aucune preuve sûre et indiscutable.

Je ne me permettrai pas de fatiguer votre patience par la récapitulation des nombreuses questions qui se présentent à cette occasion toutes seules, pour ainsi dire, à la réflexion de chacun, et qui répandent par la réponse qu'on est obligé à y faire les doutes les plus justifiés sur l'efficacité de la méthode en question. Ce qui est consolant et heureux, c'est que hors de France on a persévéré jusqu'à présent dans une sage réserve par rapport à la méthode Pasteur. M. le professeur Virchow ayant demandé à l'occasion de la discussion sur le budget des affaires médicales, quelle position le gouvernement Prussien comptait prendre par rapport à la méthode Pasteur, le Ministre de l'Instruction publique répondit que le gouvernement suivait avec attention les expérimentations de M. Pasteur, mais qu'il ne croyait pas encore le moment venu ni pour l'Empire ni pour la Prusse de mettre le résultat de ses travaux en pratique. Le ministre ajouta que la question avait plus d'importance pour la France que pour la Prusse où le nombre des personnes mortes de la rage était descendu dans ces 5 dernières années pour toute la monarchie de 10 à 6, et de 4 à 1, et que depuis la dernière année il n'y avait plus de cas de mort causé par la rage.

En causant, il y a quelque temps, avec un des professeurs les plus distingués de la Faculté de médecine de Strasbourg, celui-ci me montra une liste, signée par des docteurs français et par laquelle ceux-ci engageaient leurs collègues d'outre-Rhin à participer à la souscription pour l'institut Pasteur.

« J'espère — dis-je à mon interlocuteur — que vous ne compromettrez pas votre nom en le mettant sur cette liste, car quoique un profane, j'ai la conviction puisée dans les simples données du bon sens que la méthode antirabique de Pasteur finira dans un temps peu éloigné par un fiasco semblable à celui de son prédécesseur Ferran. — Je suis assez disposé à partager votre opinion, répondit mon professeur, et je me garderai bien de signer la liste. »

Quand le moment de la débâcle probable de la méthode Pasteur sera arrivé, la seule classe de la population parisienne qui en aura réellement profité sera peut-être celle des mendiantes de Paris qui demandent aux passants l'aumône en disant : « N'oubliez pas une pauvre mère de famille qui a un enfant chez M. Pasteur. »

CE QU'ON PENSAIT EN ANGLETERRE

L'Angleterre scientifique, toujours à la recherche des nouveautés, a d'abord accueilli avec faveur la nouvelle méthode préconisée à l'École normale. Une commission envoyée à Paris s'est prononcée pour l'expectation et avait d'abord reconnu que la méthode était au moins inoffensive.

Quelques personnes mordues et se croyant atteintes d'hydrophobie sont même venues suivre le nouveau traitement. Mais on verra plus loin que la mortalité sur les Anglais a été considérable et a dépassé celle qu'on observait avant la célèbre méthode.

Les savants anglais commencèrent alors non seulement à douter de l'efficacité de la nouvelle méthode, mais à avoir des soupçons sur son innocuité. Et comme ils étaient indépendants et ne subissaient pas le joug de la puissante école pastorienne, ils exprimèrent nettement leur opinion.

À la fin de décembre 1886, deux nouveaux décès furent signalés en Angleterre après le traitement pastorien : ceux de Goffi et de Wilde.

La mort de Goffi et celle de l'enfant Wilde présentent une importance considérable en ce sens que ces deux malades avaient subi le nouveau traitement préventif, progressif et intensif inauguré le 1er septembre et que M. Pasteur avait donné comme infaillible dans sa communication du 2 novembre aux Académies.

Ces deux nouveaux décès ont causé une vive émotion dans le corps médical anglais et ont plongé dans la consternation les quelques néophytes que la méthode des virus exaltés comptait en Angleterre.

Un médecin qui jouit d'une grande notoriété, et qui avait donné ses soins au jeune Wilde, a adressé à la *Lancet* et au *Daily Telegraph* la lettre suivante dont nous recommandons la lecture aux pastoriens :

> La mort de ces deux jeunes gens (Goffi à Londres, et Wilde à Rotherham) survenue trois semaines après un traitement complet à l'École normale, constituent des faits qu'il importe d'examiner avec la plus stricte attention. Dans le cas de Goffi, il y a eu une enquête, mais la mort n'a pu être expliquée par aucune autre maladie que la rage et les expériences qu'on nous a dit avoir été faites n'ont pas encore donné de résultat. Dans le cas de Wilde, il n'y a pas eu d'enquête, mais les renseignements qui m'ont été donnés par la mère sont de telle nature que je considère comme mon devoir de médecin de leur donner la plus grande publicité.
>
> On a prétendu que cet enfant avait succombé à une congestion pulmonaire ; mais cette version intéressée ne peut être acceptée. Les symptômes présentent la plus grande analogie avec ceux observés sur

Goffi. La prostration intense, la paralysie générale de tous les organes, l'invasion foudroyante de la maladie et la rapidité de la mort, tous les symptômes présentent une identité presque absolue avec ceux que M. Pasteur a décrits et observés sur les animaux qu'il a inoculés et qu'on désigne sous le nom de *paralysie rabique*. Pour moi, IL ME SEMBLE ÉVIDENT *que ces deux individus ont succombé à la suite des dix-neuf inoculations de virus exaltés qu'ils ont subies à Paris.*

La mère d'une des victimes, madame Wilde, m'a autorisé à faire connaître ces faits afin que les autres individus, mordus légèrement par des animaux, puissent se soustraire aux obsessions dont ils sont l'objet et éviter le sort malheureux de son enfant. Pour moi, j'ai la conviction que le jeune Wilde n'a pas succombé à la rage qui ne lui a pas été inoculée par un chien, mais qu'il est mort de la paralysie rabique qui lui avait été inoculée par un des aides de M. Pasteur au laboratoire de l'École normale.

J. H. Clarke.

Cette lettre est extraite du *Daily Tel*u 6 décembre 1886. Nous laissons à nos lecteurs le soin de l'entourer des commentaires qu'elle comporte.

CE QU'ON EN PENSE EN SUISSE

Quelques députés de la Suisse romane ont fait la proposition d'allouer 5 000 francs à l'institut rabique Pasteur de la rue d'Ulm, à Paris.

La Commission médicale suisse consultée s'est *unanimement* prononcée contre cette proposition, à l'exception d'un seul membre, le Dr Reali.

Le Conseil fédéral, à son tour, vient de déclarer habilement et dignement que « la France était en état de pourvoir largement aux besoins de ses savants ; et que, si les dépenses dépassaient ses ressources, elle pouvait provoquer une convention internationale ».

Voilà de pénibles soufflets pour la méthode pastorienne. Quelque douloureux qu'ils puissent être pour notre amour-propre national, il était de notre devoir de les signaler : *Magna est veritas*[37].

Chapitre 15

COMMENT M. PASTEUR INTERPRÈTE LES INSUCCÈS ?

Les événements sont venus malheureusement nous donner raison et justifier les réserves que nous avions conseillées à ceux de nos confrères qui ont pu se préserver de l'enthousiasme contagieux, lorsqu'on leur a annoncé les miracles de la rue d'Ulm.

Les faits qui se sont succédé montrent que M. Pasteur ne guérit pas la rage. Il n'y aurait pas là de quoi récriminer ; mais la manière dont le maître interprète ses insuccès est de nature à nous inquiéter sérieusement sur la méthode et les procédés scientifiques employés à l'École normale.

M. Pasteur s'est d'abord bien gardé de communiquer à la Presse et à nos académies la mort des Russes qui étaient repartis COMPLÈTEMENT GUÉRIS et qui ont succombé en très grand nombre dès leur arrivée en Russie. Ceux-ci avaient, du reste, été mordus par des loups, qui donnent, paraît-il, une rage spéciale, réfractaire à la méthode. Mais les décès survenus à l'Hôtel-Dieu, chez des individus *mordus par des chiens*, n'ont pu être dissimulés. Il a donc fallu s'exécuter, et voici en quels termes M. Pasteur a fait connaître la mort de l'un d'eux, dans sa communication adressée au *Figaro* et au *Petit Journal*, ses organes attitrés :

> Le 25 mai arrivait à Paris, en compagnie de plusieurs de ses compatriotes, un Roumain, nommé Jean Gagu, agriculteur à Vasluin. Ces malheureux, mordus dans la journée du 11 mai par un chien enragé, venaient se soumettre aux inoculations de M. Pasteur.
> Descendus dans un hôtel du boulevard Saint-Michel, ils repartaient samedi soir pour leur pays, COMPLÈTEMENT GUÉRIS, sauf Gagu, qui avait été pris, dans la journée même, de symptômes ressemblant à ceux de la terrible maladie.
> Transporté à l'Hôtel-Dieu et mis dans une chambre spéciale, il se montra d'abord relativement tranquille, manifestant seulement quelque inquiétude lorsqu'il entendait marcher dans le couloir voisin.
> Mais vers 9 heures, pris tout à coup d'un accès épouvantable, il fallut lui mettre la camisole de force et lui injecter une forte dose de morphine.
> Enfin, après une nuit et une matinée fort agitées, Gagu a rendu le dernier soupir hier, à trois heures quarante-cinq du soir, dans un accès d'une violence épouvantable.
> Le malade n'a pas montré l'horreur des liquides qui se manifeste

ordinairement chez les enragés. Il a même bu avec satisfaction à plusieurs reprises.

Il se pourrait donc que Gagu eut succombé tout simplement à un accès de DELIRIUM TREMENS ; mais il faut attendre, pour se prononcer, les résultats de l'autopsie.

Ainsi, voilà comment M. Pasteur interprète les faits. En premier lieu, les malades retournent en Roumanie *complètement guéris*. Mais que savez-vous, grand maître, s'ils sont guéris, puisqu'il est démontré que l'incubation de la rage peut se prolonger jusqu'à 240 jours. La preuve qu'ils ne sont pas guéris est fournie de la façon la plus catégorique par la mort de ce malheureux que vous aviez déjà inscrit parmi vos succès avant son arrivée à l'Hôtel-Dieu. Mais où le fait est plus grave, c'est lorsque vous annoncez que Gagu est probablement mort du DELIRIUM TREMENS, *puisqu'il n'a pas montré l'horreur des liquides*. En agissant ainsi, grand maître, vous altérez la vérité et vous nous montrez que vous ignorez absolument les symptômes de la maladie que vous prétendez guérir. Non, M. Pasteur, les individus atteints de la rage n'ont pas toujours l'horreur des liquides ; c'est là une croyance du siècle dernier que vous et les gens du monde avez seuls conservée. Les enragés boivent ; ils boivent souvent avec avidité jusqu'à la fin. Cela est écrit dans tous les traités classiques, et si vous aviez surveillé vous-même les victimes qui sont mortes à l'Hôtel-Dieu, vous auriez vu qu'elles n'ont pas toujours eu l'horreur des liquides. L'un des enragés que vous aviez inutilement inoculé a accepté des mains de M. Tillaux un verre d'eau qu'il a bu en sa présence un quart d'heure avant de succomber.

En insinuant que le malade est mort du *delirium tremens* et non pas rabique, vous altérez la vérité et vous faites planer une imputation malveillante sur une honnête victime de la rage canine.

Il est vrai que vous aviez déjà déclaré que la petite Lepelletier, morte également de la rage après votre traitement, était morte d'une *méningite*.

Prenez garde, M. Pasteur, en agissant ainsi, vous nous permettrez de mettre en doute votre honorabilité scientifique et alors que deviendra votre méthode ? La Presse médicale, qui s'est cru obligée de garder le silence jusqu'à ce jour, quittera cette prudente réserve et arrivera à critiquer les faits. Ce que nous avons bien voulu considérer jusqu'à ce jour comme de l'ignorance de votre part pourrait alors être interprété autrement.

Que dire, par exemple, du silence prudent que vous avez observé à l'égard de la mort des trois Russes qui ont succombé depuis leur retour en Russie et que vous aviez fait figurer parmi les *complètement guéris*. Vous aurez plus tard des comptes à nous rendre. Il ne suffit pas de dire :

J'ai guéri 1 500 enragés.

Il faudra vous mettre en mesure de dire, dans quelques mois, si vos 1 500 enragés sont encore vivants.

Est-il besoin d'ajouter que nous désirons au moins autant que vous que la rage soit curable et que vous fassiez disparaître cette affection qui, tout en n'occasionnant que vingt-huit décès par an dans toute la France, n'en est pas moins le cauchemar du genre humain. Nous serons donc les premiers à faire très humblement le pèlerinage de la rue d'Ulm lorsque vous aurez démontré que votre système de traitement par l'atténuation des virus s'applique à la rage et surtout aux autres maladies virulentes qui, comme la syphilis, ont une toute autre importance, dans notre cadre pathologique.

Un autre décès survenu à Grenoble mérite encore d'appeler l'attention et montre comment on pratique la vérité scientifique dans le grand laboratoire de la rue d'Ulm. Nous avons souvent affirmé qu'il existait à l'École normale une agence de publicité ayant pour tâche de tromper le public. Les quelques extraits que nous allons donner en fourniront la preuve.

On verra, d'autre part, par ces extraits du *Temps*, qu'on ne sait la vérité sur les agissements pastoriens qu'en s'adressant à des « correspondants particuliers », c'est-à-dire indépendants de la coterie de la rue d'Ulm.

On remarquera que tous ces faits scientifiques ne viennent à la connaissance du public médical que par la voie des journaux politiques (comme pour les pastilles Géraudel) !

Commençons par une citation du *Figaro* :

> I. *Le Petit Lyonnais* annonce la mort, à Grenoble, de M. Marius Bouvier, qui avait été mordu par un chat enragé, et qui, après trois ou quatre inoculations au laboratoire de M. Pasteur, *avait commis la faute de ne plus venir se faire soigner. Il n'a pas continué* le traitement, et il a malheureusement payé de sa vie cette imprudente négligence.

Voilà ce qu'annonce, le 23 juillet, le *Figaro* dans une note communiquée et mensongère.

Autre antienne : on lit dans *La Liberté* (journal pastorien), 25 juillet 1886 :

> **La rage.** — On écrit de Grenoble au *Petit Lyonnais* :
> Il y a quelque temps, M. Bouvier, domicilié à la Creille, était mordu par un chat enragé. Il partit pour Paris afin de se faire traiter par M. Pasteur. À son retour, M. Bouvier se montrait très satisfait de son voyage et faisait les plus grands éloges de M. Pasteur pour les soins qui lui avaient été prodigués. C'est le 30 *avril* qu'il avait été mordu et aujourd'hui (20 *juillet*), après 81 *jours*, vers deux heures et demie, le malheureux était amené à l'hôpital, dans un fiacre, les bras et les jambes liés. Il écumait et

était en proie à de terribles contorsions. Le docteur Hermil a constaté qu'il était atteint depuis quarante-huit heures de délire hydrophobique. Bouvier est mort dans des souffrances épouvantables.

Nous sommes allés aux renseignements et voici ce que nous avons appris : M. Bouvier, mordu à la main gauche par un chat enragé et non par un chien, s'est présenté le 4 mai au Laboratoire de M. Pasteur, où il a subi une première inoculation. Il y est revenu les 5, 6 et 7 mai. Mais, *à partir de cette date*, IL PARAÎT *n'avoir pas continué le traitement*.

C'est, du moins, ce qui semble résulter d'une lettre écrite par M. Bouvier à M. Pasteur, lettre dans laquelle il s'excuse de partir précipitamment pour Grenoble, une dépêche lui annonçant que sa femme est gravement malade.

Le nombre des personnes inoculées jusqu'à ce jour au Laboratoire de M. Pasteur s'élève à 1 630, sur lesquelles 12 décès ont été constatés : 5 personnes ont succombé aux morsures de chiens, 1 à celle d'un chat (Bouvier) et 6 aux morsures de loups.

Le chiffre de mortalité avoué ici est absolument faux. Ce qui est vrai, c'est le chiffre fantastique des inoculés, attendu qu'on inocule tous ceux qui se présentent, le but étant d'avoir un chiffre énorme d'inoculés (quelconques) à opposer au chiffre des morts de rage à la suite d'inoculations.

La note vraie est enfin donnée par le *Temps*, toujours pastorien, mais avant tout respectueux de la vérité comme de ses lecteurs.

On lit dans ce journal à la date du 20 juillet 1886 :

LE CAS DE RAGE DE MARIUS BOUVIER

Nous recevons de notre correspondant particulier de Grenoble, la dépêche suivante :

Grenoble, 24 juillet 1886.

Un grand nombre de journaux de Paris ont raconté que Marius Bouvier, âgé de trente-cinq ans, représentant de commerce, mort le 21 juillet, à Grenoble, après avoir été mordu par un chat enragé, le 30 avril dernier, n'avait suivi que pendant *trois jours* le traitement Pasteur. M. le Docteur Girard, de Grenoble, qui a procédé avec son confrère Hermil à l'autopsie de Bouvier, a reçu aujourd'hui de M. le Docteur Brouardel, de Paris, une lettre lui demandant des explications à ce sujet.

Personnellement je puis affirmer que j'ai eu entre les mains et que j'ai encore vu aujourd'hui à la mairie le certificat délivré par M. Pasteur à

Bouvier, et attestant qu'il avait suivi le traitement préventif de la rage du 4 au 13 mai 1886.
Il est ainsi conçu :

Laboratoire de la rue d'Ulm.

Je déclare que le sieur Marius Bouvier, de Grenoble, a subi le traitement préventif de la rage du 4 au 13 mai 1886 (10 jours).

Signé : PASTEUR.

M. Girard a envoyé à M. Pasteur, sur sa demande, le bulbe du cerveau de Bouvier. Je puis ajouter que l'illustre savant a écrit à son confrère de Grenoble que c'est la première fois que son traitement serait suivi d'insuccès sur un homme mordu à la main (et par un chat).
Avec une partie du cerveau que l'on a conservée à l'hôpital de notre ville, on a inoculé un lapin et un chien. Le lapin est mort hier soir, et le chien est malade. Il est donc certain, et c'est l'avis des deux médecins qui ont fait l'autopsie du cadavre de Bouvier, que celui-ci est *bien mort de la rage*.
Il faut remarquer, il est vrai, que cet homme était un alcoolique invétéré, s'enivrant deux ou trois fois par semaine et se querellant du matin au soir.

(Encore l'alcoolisme, comme pour Gagu, le Roumain calomnié par les pastoriens.)

Une note aussi exacte ne pouvait pas ne pas être suivie d'un « Communiqué » destiné à atténuer les fâcheux effets d'une telle et si rare sincérité. Voici ce « Communiqué », d'un Français et d'une franchise à l'estampille de M. Pasteur :

Le *Temps*, 27 juillet 1886.

LE CAS DE RAGE DE MARIUS BOUVIER

On a reçu hier, au laboratoire de la rue d'Ulm, le bulbe du cerveau de Marins Bouvier qui, mordu par un chat enragé, a succombé à Grenoble, le 21 juillet, après avoir subi le traitement Pasteur. Au moyen de cet organe, on a pratiqué aussitôt des inoculations sur divers animaux. Dans quinze jours environ, on connaîtra leurs résultats. En ce qui concerne celles qui ont été faites à Grenoble sur un lapin et sur un chien, *l'opinion de M. Pasteur* est qu'*elles sont* SANS VALEUR.

> On *pense*, au laboratoire, que Marins Bouvier A PU *ne pas subir* toutes les inoculations prescrites. En effet, au cours de son traitement, sa femme est tombée malade ; à cette occasion. Bouvier s'est *peut-être* absenté de Paris. On croit aussi que Bouvier, qui *se livrait aux amusements*[38], A PU volontairement manquer quelques-unes des séances d'inoculations. Ce qui le ferait admettre aux personnes qui s'occupent des inoculations, c'est que la famille du défunt lui reprochait d'avoir négligé sa maladie ; les remontrances qui lui furent faites à ce sujet déterminèrent Bouvier *à demander avec instance à M. Pasteur* un CERTIFICAT *attestant* qu'il avait subi ponctuellement le traitement ; ce *certificat* lui fut délivré[39].
>
> On reste convaincu, au laboratoire de la rue d'Ulm, que la mort de Bouvier ne saurait remettre en question l'efficacité de la méthode Pasteur, surtout si l'on considère que sur 1 700 personnes traitées jusqu'à aujourd'hui ou en traitement, *quatre* seulement sont mortes, *sans compter*, BIEN ENTENDU, les Russes mordus par des loups enragés.

Ce dernier communiqué n'a nul besoin de commentaires. Remarquons seulement l'opinion aimable de M. Pasteur relativement à nos savants confrères de Grenoble, MM. Girard et Hermil, et le cas qu'il fait de leurs expériences. C'est qu'à Grenoble pas plus qu'à Paris il ne fait pas bon se mettre en travers de la puissante *École des miracles*, et la simple exposition de la vérité est de nature à soulever les colères et les tempêtes des thaumaturges qui ont la prétention d'entraîner à leur suite la clinique française. La courageuse conduite du professeur Girard me donne à penser qu'ils n'y ont pas encore pleinement réussi.

Enfin, nous citerons avec détail, un troisième fait qui montre également que les pastoriens ne peuvent se résigner à accepter un insuccès sans invoquer pour leur défense des arguments empruntés à l'École de Basile. Voici le fait :

> Les deux fils d'un paysan hollandais des environs de Dordrecht, mordus par un chat devenu hydrophobe à la suite d'une morsure de chien enragé, étaient venus, il y a trois semaines environ, *aux frais du gouvernement hollandais*, PRENDRE LES SOINS *de M. Pasteur*.
>
> Retourné dans son pays natal, l'un de ces enfants, âgé de treize ans, est mort de la rage mardi dernier[40].

C'est-à-dire, un mort sur deux inoculés, c'est-à-dire, une mortalité de *cinquante* pour cent. Voilà un gouvernement bien récompensé de ses frais, et qui doit avoir une juste idée de l'« illustre savant », comme de sa prophylaxie antirabique !

Le journal *Le Temps* l'a bien compris, car, voulant (chose assez contradictoire) être véridique et rester pastorien, il insère après sa « nouvelle », le « communiqué »[41] suivant :

> M. Pasteur a été informé de ce décès par un de nos confrères de la presse hollandaise.
> L'illustre savant[42] craint que ses prescriptions ne soient pas toujours exactement suivies par les étrangers auxquels il donne ses soins, qui ne comprennent pas le français et qui, une fois présentés au laboratoire, ne sont plus accompagnés d'aucun interprète.

On reconnaît là le français et la franchise de M. Pasteur.

L'« illustre savant » *craint*, c'est une insinuation, que *ses* PRESCRIPTIONS *ne soient pas* TOUJOURS *exactement suivies*. Qu'est-ce que cela veut dire ? De quelles prescriptions s'agit-il ?

La prophylaxie antirabique de l'« illustre savant » réside tout entière dans les inoculations dites « vaccinations ». En dehors de celles-ci, il n'y a rien.

Voyons ! Est-ce qu'avant d'inoculer les moelles aux hommes, M. Pasteur ne les a pas inoculées aux chiens ? Quels étaient les interprètes entre ces chiens (« qui ne comprenaient pas le français » de M. Pasteur) et lui ? Quelles étaient les « prescriptions » de M. Pasteur à ces chiens ? Et comment étaient-elles « exactement suivies » par ceux-ci ?

Mais il s'agit d'égarer le public non médical qui lit la nouvelle ; c'est pourquoi on parle de *prescriptions*.

> « Voilà ! » s'écrie alors le bon bourgeois (qui a souscrit à l'Institut Pasteur), l'illustre savant et sa méthode sont toujours aussi infaillibles ; mais on n'avait pas suivi ses prescriptions !

Quels misérables subterfuges !

Eh quoi ! l'esprit français, si clair, si scientifique et si franc, serait à ce point méprisé ?

Et l'on oublierait en France ces paroles si judicieuses de Voltaire, adversaire de Maupertuis, le « Pasteur de son époque » ! (Qui, de nos jours connaît l'illustre Maupertuis, lequel fut, lui aussi, en son temps, de l'Académie des sciences de France, puis fondateur et président de celle de Berlin ?)

> Tenons-nous seulement en garde contre les apparences, qui trompent si souvent ; contre l'autorité magistrale, qui veut subjuguer ; contre le charlatanisme, qui accompagne et qui corrompt si souvent les sciences ; contre la foule crédule, qui est, *pour un temps, l'écho d'un seul homme.*[43]

Peut-on mieux dire ? Et n'est-ce pas absolument vrai, à cent ans de distance ?

Chapitre 16

QUELQUES RÉFLEXIONS SUR LA LONGUEUR DE L'INCUBATION — FRÉQUENCE DE LA RAGE

Le *Journal de Médecine de Paris* a fait connaître la mort par la rage d'un inoculé de M. Pasteur qui mérite d'appeler l'attention sur la longueur de l'incubation.

Rappelons qu'il s'agit d'un enfant (le jeune Mathieu Vidau) — mordu par un chien — à la paupière et au poignet — mordu superficiellement. Rappelons que l'enfant fut inoculé trois jours seulement après la morsure — par le porte-seringue de la méthode, M. Grancher ; — qu'il y eut neuf inoculations pratiquées ; — que l'enfant, pendant sept mois, fut considéré comme « guéri » ; — et qu'enfin, après cette longue incubation, l'enfant succomba à la rage.

C'est évidemment là le coup le plus rude qu'ait encore reçu le funèbre chimiste de la rue d'Ulm. Tout y est comme à dessein réuni pour réfuter d'un seul coup la série de sophismes qu'avait accumulés — pour atténuer ou expliquer ses insuccès — le solennel et lugubre empirique.

On sait que, pour se disculper de la mort de la petite Pelletier, sa première victime connue, M. Pasteur avait invoqué : 1° la blessure profonde à la tête ; 2° le long temps écoulé entre la morsure et l'inoculation dite préventive.

On sait, d'autre part, que, pour se disculper de la mort coup sur coup de ses Russes, il invoqua : 1° la blessure à la tête ; 2° le nombre et la profondeur des blessures ; 3° le fait que le vulnérateur était un loup.

Ces arguments n'étaient pas destinés à convaincre les membres de l'Académie de médecine qui les écoutaient tête basse ; ils avaient pour but d'abuser le grand public incompétent.

Car, 1° relativement au premier argument, aucun médecin n'ignore qu'en fait d'absorption, c'est une circonstance insignifiante que la distance qui sépare le point d'inoculation du point de réception. (On est aussi bien vacciné pour l'avoir été à la jambe que pour l'avoir été au bras ; et ceux qui assistent M. Pasteur le savent si bien qu'ils inoculent leurs crédules patients à la région diaphragmatique. Pourquoi ne le font-ils pas à la face pour « accélérer » l'absorption par le bulbe, et hâter ici l'immunité ? Les moments perdus étant si redoutables, ils sont bien coupables d'agir ainsi.)

2° Relativement au second argument (le long temps écoulé), aucun médecin n'ignore que, la durée d'incubation de la rage étant indéterminée, le temps écoulé ne signifie rien (abstraction faite de la cautérisation IMMÉDIATE) et que, si l'inoculation dite antirabique était efficace, — ce qui n'est pas, — elle le serait autant — ou aussi peu — huit jours après la morsure que vingt ou trente jours plus tard.

3° Relativement au troisième argument (le *nombre* et la *profondeur* des morsures), il est de nature à faire hausser les épaules au médecin même le moins instruit, et à plus forte raison à un membre de l'Académie. Ne savent-ils pas qu'une SEULE piqûre SOUS-HYPODERMIQUE suffit à l'inoculation d'une maladie virulente ?

Mais ce qu'il y a de plus terrible pour M. Pasteur dans le fait du petit Mathieu Vidau, c'est l'explosion de la rage sept mois après les inoculations dites antirabiques pratiquées cependant TROIS JOURS après la morsure, c'est-à-dire dans les conditions de prophylaxie que M. Pasteur assurait être les plus certaines. Ainsi, pendant sept mois, ce petit inoculé a été considéré comme « guéri », et voici que sa mort par la rage vient frapper de suspicion tous les cas de prétendue guérison, la rage pouvant se développer chez les inoculés de M. Pasteur sept mois et plus après le traitement soi-devant préventif.

En fait (et les médecins qui assistent le chimiste auraient dû l'en informer), tout ici est dominé par la PRÉDISPOSITION.

1° La rage n'étant pas une maladie propre à l'homme, celui-ci n'y est pas PRÉDISPOSÉ, d'où l'immunité pour la rage d'au moins cinq sur six mordus et qui l'ont été dans des conditions d'inoculabilité certaine et absolue, c'est-à-dire sur des parties découvertes.

2° D'une part, l'absorption étant beaucoup plus active dans l'enfance qu'à tout autre âge (la croissance exige cette plus grande activité), et les sympathies nerveuses y étant plus intenses pour les mêmes raisons d'exubérance de vitalité — d'où les complications nerveuses des maladies de l'enfance — ; d'autre part, la rage étant une maladie nerveuse, on comprend que l'enfant y soit plus prédisposé que l'adulte.

3° Pour les mêmes raisons, pendant l'incubation de la rage, un accident nerveux quelque peu intense (émotion, peur, chagrin, etc.) peut déterminer l'explosion de la maladie.

4° La rage étant une maladie qui se traduit par des actes de violence, on peut admettre que, plus féroce sera l'animal, plus actif sera son virus — d'où la plus grande virulence de la bave du loup. Ce serait affaire de *qualité* et non de *quantité*.

Mais ce sont là des considérations trop scientifiques pour avoir appelé l'attention de l'École pastorienne. Comme l'a si bien dit M. le professeur Bouchard au Congrès de Nancy, on fait à l'École normale de l'empirisme et non de la science. Ce qu'on veut avant tout, c'est offrir au public un nombre fantastique d'inoculés, afin de le tromper sur la valeur thérapeutique de la nouvelle méthode.

Si ce traitement a une action quelconque, ce n'est certes pas une action préservatrice, mais seulement CONSOLANTE. La méthode pastorienne agit sur les crédules patients comme les pilules de *micæ panis* dans l'hystérie. Ce n'est plus alors de la *vaccination*, mais de la *suggestion*.

En ce qui concerne l'*incubation*, il n'est pas sans intérêt de rappeler qu'un des guéris de M. Pasteur (Marius Bouvier, de Grenoble) est mort après une longue incubation.

Ce malheureux avait été mordu le 30 avril 1886. Il avait suivi le traitement réglementaire de l'École normale du 4 au 13 mai. Il a succombé à la rage le 21 juillet, c'est-à-dire 82 jours après la morsure. Ce fait vient à l'appui de l'opinion que nous avons émise que l'incubation de la rage peut être de plusieurs mois ; d'après l'enquête du comité d'hygiène reproduite par M. Brouardel (*Dictionnaire Dechambre*, article « Rage »), la durée de l'incubation peut aller jusqu'à 240 jours.

On voit donc que les pastoriens se sont trop hâtés d'exploiter leur découverte auprès du public extra-médical et qu'il eût été cent fois plus digne de rester dans une prudente réserve.

Le tableau suivant, emprunté au *Dictionnaire encyclopédique des sciences médicales*, donne des renseignements très précis sur la longueur de l'incubation.

Boudin a communiqué à l'Académie de médecine, le 20 octobre 1863, une statistique dans laquelle nous trouvons que le nombre annuel moyen des décès causés par la rage, a été :

— en Prusse : 19,5 de 1854 à 1858,
— en Bavière : 3,5 de 1855 à 1856,
— en Belgique : 2,6 de 1856 à 1860,
— en Angleterre (Écosse et Irlande non comprises) : 10 de 1853 à 1857
— en Écosse : 1 de 1855 à 1885.

En Suède, cette proportion des décès a varié ainsi qu'il suit à quatre époques différentes :

— de 1776 à 1855 : 5,8 décès, année moyenne,
— de 1786 à 1790 : 13,8 décès, année moyenne,
— de 1831 à 1835 : 0,6 décès, année moyenne,
— de 1856 à 1860 : 4,2 décès, année moyenne.

En France, sur l'initiative du comité consultatif d'hygiène, une circulaire ministérielle en date du 17 juin 1850, prescrivit une enquête générale sur la rage. Depuis lors, de nombreuses circulaires ont rappelé la première, et l'enquête, résumée dans cinq rapports de Tardieu, et un de Bouley, nous donne une idée exacte de la fréquence de la rage et de sa répartition sur le territoire français,

En :	Morts	En :	Morts	En :	Morts
1850	27	1858	17	1866	64
1851	12	1859	19	1867	37
1852	46	1860	14	1868	56
1853	37	1861	21	1869	36
1854	21	1862	26	1870	6
1855	21	1863	49	1871	14
1856	20	1864	66	1872	15
1857	13	1865	48	Total	685

Dans l'*Autriche méridionale*, les personnes mordues de 1879 à 1885 par des chiens enragés ont été au nombre de 42, 37, 42, 67, 93, 85 et 28 ; la rage est survenue chez 13, 8, 5, 7, 2, 10 et 3 personnes.

En *Prusse*, il y a eu dans les cinq dernières années, 10, 6, 4, I et 0 individus atteints de rage. Ces chiffres sont dus à l'énergie avec laquelle on exécute le règlement qui oblige les propriétaires des chiens à les museler.

Voilà les chiffres officiels fournis par le gouvernement hollandais :

	Morts		Morts		Morts
1869	2	1875	2	1881	0
1870	1	1876	3	1882	0
1871	2	1877	1	1883	0
1872	3	1878	0	1884	0
1873	1	1879	1	Total	21
1874	5	1880	0	Moyenne	1,3

Chapitre 17

LA RAGE EXISTE-T-ELLE — LA RAGE ET LE TÉTANOS

Le docteur Lorinser, une des célébrités médicales d'Autriche, écrit dans un journal de Vienne, à propos de M. Pasteur et de tout le bruit fait autour de sa prétendue découverte d'un nouveau traitement de la rage :

> Le tapage exagéré que fait M. Pasteur avec ses inoculations antirabiques commence à agacer les médecins et les profanes réfléchis. L'enthousiasme des premiers jours s'est considérablement refroidi, et une opinion plus sceptique gagne peu à peu le public.
> Dans ces conditions, je fais de nouveau appel au jugement calme et sain de mes collègues et m'efforcerai de leur démontrer quelle confusion déplorable règne encore aujourd'hui dans les idées sur la rage du chien et la lysse des hommes, malgré tous les progrès de la thérapeutique.
> Parce que des hommes, mordus par des chiens enragés ou simplement surexcités, ont éprouvé, au bout d'un certain temps, des contractions tétaniques, on a supposé que la maladie du chien se transmettait à l'homme par la morsure empoisonnée, que l'homme devenait enragé, d'où le nom de *rage de l'homme*.
> Ce vieux préjugé a de graves conséquences, notamment chez les gens du peuple ; car, au commencement de ce siècle, on procédait, avec les hommes dits enragés, comme avec les chiens : on croyait à la nécessité de les tuer.
> Il n'était pas rare de voir les gens effrayés, à la vue des convulsions des malades, se débarrasser d'eux en les étouffant, soit entre des matelas (Rochoux), soit sous des couvertures.
> L'expression *rage de l'homme* est scientifiquement inadmissible. L'état tétanique des mordus ne ressemble en rien à la rage canine. Les rapports médicaux, qui parlent de malades aboyant et cherchant à mordre, sont dus à l'imagination des spectateurs effrayés par les convulsions et les cris du malade et ne signifient pas autre chose. Il y a surtout contraction du larynx et du pharynx : tandis que chez les chiens, c'est surtout le besoin de mordre qui se manifeste dès le début et que l'on a désigné sous le nom de rage.
> Pour admettre la transmission de la rage du chien à l'homme, il faudrait démontrer deux choses : *a)* Qu'il existe un *contagium* ou agent de transmission ; *b)* que la rage du chien est une maladie spécifique

bien caractérisée. Or, jusqu'à ce jour, aucun de ces deux points n'a été scientifiquement établi. Pour ce qui concerne le *contagium*, il est démontré :

1° Que tous les essais faits avec des chiens enragés n'ont donné que des résultats contradictoires ;
2° Les résultats des injections faites avec la salive des chiens *enragés* sont d'autant plus incertains — que la salive des chiens *sains* produit des symptômes rabiformes (Wright). Des inoculations de terreau provoquent chez les animaux des accidents tétaniques.
3° La morsure de chiens *sains* surexcités peut provoquer la rage.
4° La rage transmise du chien à l'homme, n'est pas transmissible d'homme à homme.
5° La présence d'un virus spécifique n'est pas nécessaire pour qu'un homme mordu éprouve des contractions tétaniques.

Maintes fois des personnes sont mortes à la suite de morsures faites par des chiens parfaitement sains, simplement surexcités.
Remarquons que, dans bien des cas, des chiens surexcités et des loups affamés sont déclarés enragés, simplement parce qu'ils ont mordu : ce qui n'est pas une preuve.
Pour ce qui est du second point — quoique la rage du chien soit considérée comme une maladie spéciale, les vétérinaires en sont encore à nous donner sa caractéristique. Les plus expérimentés affirment qu'il est extraordinairement difficile de diagnostiquer la rage chez les chiens vivants, et que sur le cadavre, elle se manifeste d'une façon si variable qu'il est impossible d'en faire une maladie spéciale bien caractérisée.
Pour procéder scientifiquement, il aurait fallu partir des phénomènes anatomopathologiques du cadavre, pour remonter aux symptômes accompagnateurs. Mais l'usage des vétérinaires est de beaucoup parler de la rage, et de s'en tenir aux symptômes extérieurs.
On leur serait reconnaissant de faire de la zoonomie pathologique, et par l'étude comparée des différentes maladies des chiens, d'éclaircir ce qu'ont d'obscur et de contradictoire les expériences d'inoculations, et les cas de rage spontanée et épidémique.
En considérant la rage du chien comme une maladie spécifique transmissible à l'homme, on a attribué à la morsure d'un animal enragé tous les accidents tétaniques consécutifs, et c'est ainsi que l'on est arrivé à faire croire à des inoculations fantastiques, durant des années entières.
On n'admettait pas la spontanéité de la prétendue rage de l'homme.

N'est-ce pas le renversement de toute logique scientifique d'admettre la contagion d'une maladie dont le virus reste dans le corps pendant cinq et même dix ans, et provoque subitement une crise mortelle sans la moindre analogie avec la rage canine.

Les mêmes accidents tétaniques n'ont-ils donc pas été constatés à la suite de maladies du cerveau, de la moelle épinière et des nerfs (Chomel, Burder, Mills, etc.), après de fortes secousses morales (Bosquillon, Bellinger, Dick, Tuke, Lauder-Lindsay, etc.), par l'introduction d'un corps étranger (Héger), sans la moindre morsure antérieure ?

Si nous mettons de côté les vieux préjugés, les idées préconçues, et les opinions enracinées, il reste cette simple observation. L'homme mordu par un animal quelconque peut contracter le tétanos et en mourir.

La seule conclusion à tirer de ce fait est que dans ces cas, nous avons affaire aux suites morbides d'une lésion, forme particulière du tétanos (*Tétanos lyssoïde*), Virchow ; *Tétcmos rabicus*, Girard.

On ne peut logiquement attribuer ces suites aux blessures, que si le temps écoulé, ou une altération de la plaie capable de provoquer le tétanos, rendait la chose vraisemblable. Les cas qui surviennent des années après la blessure en sont évidemment indépendants et spontanés. On voit dès lors ce qu'il faut penser de prétendus traitements préventifs du tétanos après morsure. Tout repose sur une confusion déplorable avec la rage du chien — champ fructueux qui permet de se présenter au grand public incompétent comme possesseur d'un préservatif infaillible.

Le médecin milanais Cormani énumère 338 substances différentes qui ont été préconisées, contre la rage du chien : larves de cétoines, pommes épineuses, *alisma plantaho hieracium pilosella*, injections d'opium, électricité, et finalement moelle de lapin.

Les propagateurs de ces remèdes ont toujours employé, jusqu'à ces derniers temps, le moyen suivant pour démontrer l'efficacité de leur méthode.

Les nombreux mordus qui ne contractaient pas le tétanos étaient déclarés *guéris* et enregistrés à l'actif de la méthode ; ceux qui mouraient, ou n'avaient pas pris le remède en temps voulu, ou bien l'avaient pris en quantité insuffisante ; enfin on trouvait toujours un prétexte analogue. Mais la méthode restait infaillible !

(Traduit de l'allemand par *Slava*.)

LA RAGE EXISTE-T-ELLE ?

À la suite des remarques très intéressantes du professeur viennois, il nous a paru utile de présenter quelques considérations sur une théorie qui a rencontré de nombreux défenseurs, à savoir l'*existence même de la rage*.

Les faits survenus récemment ont démontré que cette théorie n'était plus aujourd'hui soutenable. Il nous a paru utile cependant de reproduire les arguments présentés en sa faveur. Ils se trouvent très habilement et spirituellement groupés dans une lettre qui a été écrite par un médecin vétérinaire qui a désiré garder l'anonyme.

> Puisque vous servez à vos lecteurs tous les documents de nature à élucider cette terrible entité morbide qu'on nomme la Rage, je vous présente aujourd'hui un travail qui ne me paraît pas assez scientifique pour prendre place dans un traité purement médical. Il soutient une thèse trop hardie peut-être, à savoir : La rage n'existe pas comme entité morbide. Lisez et vous jugerez :
> Je ne suis pas même médecin, mais simple vétérinaire de province. J'ajoute que j'habite un pays de grandes chasses : c'est-à-dire un pays plein de chiens, et que j'ai vu plus de cas de rage que la plupart des illustres médecins parisiens. Je me sens donc aussi autorisé que ces savants professeurs, et plus autorisé que la plupart de vos confrères à dire mon avis sur cette terrible et bizarre maladie dont il se peut que M. Pasteur préserve mes semblables, au moyen d'un miracle que seul il pouvait opérer, peut-être, et non pas au moyen d'un remède.
> Je m'explique. Ma conviction profonde est que la rage n'existe pas chez l'homme, ainsi d'ailleurs que beaucoup d'autres maladies spéciales aux espèces animales. Un grand nombre de maladies humaines également ne peut pas atteindre les bêtes. Je veux dire que le virus rabique, inoculé par le chien, par le loup, ou par l'aiguille de M. Pasteur, n'a aucune action sur l'organisme humain. La rage, mal contagieux, ne peut être communiquée à l'homme par aucun procédé scientifique ou naturel, alors même que beaucoup d'hommes meurent de bizarres accidents rabiformes qu'on nomme également « rage », mais qui ne proviennent que d'une idée fixe, c'est-à-dire d'une affection nerveuse de la famille du tétanos.
> Les preuves dont je pourrais appuyer cette opinion sont innombrables. Je me contenterai d'en citer quelques-unes puisées soit dans mon expérience personnelle, soit dans les savants ouvrages de MM. Bouley, Bréchet, Portal, Magendie, Tardieu, Boudin, Vernois, Sausen, Renault, etc., et aussi dans un petit volume des plus curieux de M. Faugère-

Dubourg, publié en 1866, sous ce titre *Le Préjugé de la Rage*. Je suis donc convaincu que la rage proprement dite n'existe pas, n'a jamais existé chez l'homme. Deux cas se présentent. Les gens qui meurent à la suite d'une morsure de chien qui est ou qu'on suppose enragé succombent :
- soit par des accidents du genre tétanique que produirait tout aussi bien chez eux la morsure d'un autre animal quelconque, chat, rat, lapin, mouton, cheval, singe, etc., ou même une blessure, un coup, une piqûre, une coupure ;
- soit par des accidents nerveux en tout semblables à ceux de la rage, mais produits par l'obsession de l'idée fixe.

J'arrive aux preuves. Il faut constater d'abord que beaucoup de personnes *mordues par des chiens non enragés, meurent de la rage* avec tous les symptômes caractéristiques de ce mal.

J'ai vu moi-même trois exemples, ayant gardé des chiens en pension pendant deux ans après le décès des victimes.

Tout le monde se rappelle aussi un garçon fort connu à Paris, mort récemment *de la rage* alors que le chien par lequel il fut mordu vit encore, et qu'une autre personne, mordue en même temps, n'a rien eu. Qu'est-ce donc qu'un virus communiqué par l'animal qui ne le porte pas en lui ?

Autre exemple fort cité, d'un ordre différent. Le 10 janvier 1853, deux jeunes gens se disaient adieu dans le port du Havre, l'un d'eux partant pour l'Amérique. Ils furent mordus en même temps par le même chien. Celui qui restait mourut au bout d'un mois. L'autre ne le sut point et demeura quinze ans en Amérique, ignorant absolument ce qu'était devenu son compagnon.

À son retour, au mois de septembre 1868, il apprit soudain la fin misérable de son ancien ami ; il prit peur, et expira trois semaines plus tard avec tous les symptômes connus de la rage.

Donc, dans ces deux cas, nous avons affaire, sans hésitation possible, à la rage morale que les médecins eux-mêmes ont dénommée « hydrophobie rabiforme. » Le docteur Gaffe dit à ce sujet : « Seule la rage spontanée (hydrophobie rabiforme) est susceptible de guérison, l'imagination pouvant détruire ce qu'elle a enfanté. »

Donc, il existe une rage imaginaire, impossible à distinguer de l'autre, mortelle quand l'imagination qui l'a créée ne la guérit pas, et présentant, jusqu'à la fin, tous les signes caractéristiques de la vraie.

Je dis qu'il n'y en a qu'une, l'imaginaire, à moins qu'on ne soit en présence d'une sorte de tétanos produit par une morsure, assimilable à une blessure quelconque.

Je m'appuierai d'abord sur ceci que cette maladie, présentant chez

l'animal des signes caractéristiques absolument opposés à ceux observés chez l'homme, ne peut être que d'une nature essentiellement différente.
1° L'autopsie révèle chez le chien des lésions profondes, des altérations des organes, des poumons et de l'encéphale engorgés de sang, des inflammations violentes des bronches, de la trachée artère, du larynx, de l'arrière-bouche, de l'œsophage, de l'estomac, de l'utérus, de la vessie, et enfin des infiltrations sanguines dans le tissu cellulaire environnant les nerfs, sans toutefois révéler le siège même du mal (observations de Dupuy).
Chez l'homme, rien de tout cela, rien que les désordres légers des centres nerveux et les épanchements au cerveau, remarqués dans toutes les maladies de l'encéphale. — Or, les névroses ont cela de particulier qu'elles ne laissent pas d'autres vestiges après la mort.
Ce n'est pas tout.
Chez les chiens, la rage amène une insensibilité absolue de l'épiderme. On peut les battre, les brûler au fer rouge, les tailler à coups de couteau sans qu'ils accusent aucune douleur, eux qu'un simple coup de fouet fait hurler cinq minutes quand ils sont dans leur état normal.
Chez l'homme, au contraire, la prétendue rage développe une telle excitation nerveuse qu'il ne peut tolérer aucun contact même celui d'une plume, même celui du plus léger courant d'air sur la peau, supporter aucun bruit, même celui d'une montre, ni aucun reflet de lumière, ni aucune odeur sans être saisi aussitôt par d'intolérables douleurs.
Nous retrouvons encore là les symptômes ordinaires des névroses, absolument différents, on le voit, de ceux que présente la rage confirmée chez le chien.
Or, cherchons maintenant si d'autres accidents que des morsures de chien peuvent produire tous les symptômes de la rage chez l'homme.

1° Marcel Donnât a vu mourir de l'*hydrophobie* deux personnes chez qui cette maladie nerveuse provenait de rhumatismes.
2° Le baron Portal cite le fait d'une jeune fille atteinte d'une angine, dont elle mourut avec tous les signes les plus flagrants de l'hydrophobie. L'autopsie révéla que le pharynx, l'œsophage, le larynx et la trachée-artère étaient enflammés dans toute leur étendue et gangrenés sur quelques points.

Voici encore une observation du docteur Selig, citée par le docteur Marc dans le *Dictionnaire des sciences médicales*, et rapportée par M. Faugère-Dubourg : « Un homme âgé de trente et quelques années, après s'être échauffé par des travaux champêtres pendant une journée des plus chaudes du mois de juillet, se baigna le soir dans une rivière dont l'eau était très froide. Le lendemain, il éprouva une douleur rhumatismale au bras droit et de la roideur dans la nuque : le troisième jour, en outre, un sentiment de pesanteur dans tous les membres et quelques mouvements fébriles.

La douleur du bras disparut à la suite d'un vomitif qu'on lui fit prendre : mais celle de la nuque était plus prononcée, et la céphalalgie, l'ardeur, ainsi que la soif, devinrent plus intenses. Pendant la nuit, les accidents augmentèrent. Il s'y joignit une hydrophobie. Toutes les fois qu'il approchait de ses lèvres un verre ou une cuillerée remplie de liquide et même lorsqu'un de ces objets frappait sa vue, il éprouvait un tremblement universel avec convulsion, et poussait des cris aigus ; jusqu'à l'haleine des personnes qui, s'approchant trop près de lui, l'incommodait, de sorte qu'il les suppliait de s'éloigner.

Comme ce malade n'avait été mordu par aucun animal, M. le docteur Selig fit la médecine antiphlogistique dérivative et calmante. Vers midi, amélioration sous tous les rapports, nulle agitation, nulle anxiété, point de chaleur, ni de soif, possibilité d'avaler de temps à autre, quoique avec difficulté, des cuillerées d'infusion ; cependant, tremblements et mouvements convulsifs. Après-midi, un peu de sommeil. Le soir à huit heures, chaleur fébrile, agitation, anxiété, soif ardente, avec impossibilité d'avaler seulement une goutte de liquide, sans tremblements et convulsions. Le voisinage, l'atmosphère, l'haleine du chirurgien agitent le malade au point de déterminer un tremblement continuel avec convulsions et sueur profuse. Dans les moments de rémission, le malade assure que l'atmosphère, ainsi que l'haleine des personnes qui l'entourent, lui deviennent insupportables, et prie avec instance les assistants de s'éloigner. L'agitation et l'anxiété s'accroissent d'heure en heure, au point que le malade supplie de le contenir. Il mourut à onze heures.

Cette hydrophobie spontanée a été causée par le transport d'une irritation rhumatismale sur les muscles du larynx et de l'œsophage, ainsi que par le spasme et l'inflammation déterminés de cette manière dans ces parties. »

Voilà donc l'hydrophobie déterminée par des rhumatismes ! On la constate aussi très souvent par suite d'affections nerveuses ou de maladies du cerveau.

Ajoutons une observation du baron Larrey : « Un boulet avait emporté à François Pomaré, un grenadier, la peau de l'omoplate droite ; la sécrétion purulente ayant cessé, la cicatrice fit de très rapides progrès ; en deux fois vingt-quatre heures elle couvrit la moitié de la plaie, et le blessé éprouva bientôt un pincement douloureux sur tous les points cicatrisés ; il ressentait, disait-il, la même sensation que si l'on eût saisi les bords de la plaie avec des tenailles, et le moindre attouchement sur cette cicatrice très mince lui faisait jeter les hauts cris. Tous les symptômes du tétanos s'aggravaient sensiblement ; l'approche de l'eau limpide provoquant des mouvements convulsifs, les mâchoires se contractaient. »

Le chirurgien brûla tout simplement la cicatrice au fer rouge. Aussitôt le malade écarta les mâchoires, but, et fut guéri. Mais s'il avait été mordu par un chien au lieu d'être blessé par un boulet ?

Je pourrais citer des *milliers* d'exemples de même nature.

En résumé, on ne peut constater chez l'homme que des accidents de l'ordre nerveux, tantôt mortels, tantôt guérissables, selon qu'ils proviennent de désordres assimilables au tétanos produit par une blessure ou de désordres purement moraux.

Pour prouver encore l'influence de l'imagination sur les gens dits enragés, je citerai ce fait : Le docteur Flaubert, père d'Achille et de Gustave Flaubert, fut appelé au village de La Bouille, auprès d'un homme atteint d'hydrophobie. Le malade, vu entre deux crises, accepta d'être emmené à Rouen, par le médecin, qui le prit dans son coupé. Or, vers le milieu de la route il cria qu'il sentait venir une attaque, affirmant qu'il allait mordre le docteur, et le suppliant de se sauver.

M. Flaubert répondit tranquillement : « Alors mon ami, vous n'êtes pas enragé. Le chien enragé se sert de ses crocs, parce qu'il n'a pas d'autre moyen d'attaque que sa gueule, de même que le chat se sert de ses griffes et le bœuf de ses cornes. Vous, vous devez vous servir de vos poings et pas d'autre chose. Si vous me mordez, vous n'êtes qu'un fou. »

Le malade n'eut pas de crise avant d'entrer à l'hôpital ; mais, à peine arrivé, il en subit une terrible et distribua aux garçons de salle comme aux internes, des volées de coups de poing dignes d'un boxeur anglais.

Il mourut cependant.

Maintenant j'affirme qu'il suffit de ne pas croire à la rage pour être absolument rebelle à ce virus prétendu.

Pour ma part, j'ai été mordu quatre fois, et je sais deux vétérinaires qui se sont laissé mordre ou fait mordre chaque fois qu'une *bonne occasion* se présentait ! On cite un Américain, M. Stevens, qui fut mordu jusqu'à quarante-sept fois, et un Allemand, M. Fischer, dix-neuf fois, uniquement pour prouver l'innocuité de ce virus.

Je conclus.

Un homme mordu par un chien ou par un autre animal peut succomber à la suite d'une hydrophobie rabiforme qui serait déterminée également chez lui par toute autre blessure et même par des rhumatismes. C'est probablement le cas des paysans russes, que M. Pasteur n'a pu guérir en raison de la nature et de la gravité de leurs morsures.

On peut succomber également à la suite d'accidents nerveux produits par l'obsession de l'idée fixe. Or, dans ce cas, il suffit de la foi dans un remède pour être sauvé, car, selon l'expression du docteur Gaffe, « l'imagination peut détruire ce qu'elle a enfanté ».

Cette foi dans le remède, beaucoup d'empiriques, beaucoup de charlatans l'ont imposée dans les campagnes aux paysans simples et crédules ; et toujours la guérison, la guérison miraculeuse se produit à la suite des remèdes les plus bizarres : hannetons pilés, écorce de citrouille, yeux de chouette écrasés dans l'huile, etc., car la foi, qui transporte les montagnes, guérit aisément d'un mal qui n'a pour cause que la peur du mal.

Mais cette conviction de la guérison ne pouvait être imposée à l'humanité tout entière par les vulgaires empiriques en qui croient aveuglément des campagnards ignorants.

Alors un homme s'est rencontré, un très grand homme, un savant illustre dont les travaux admirables avaient déjà enthousiasmé la Terre, dont les recherches mystérieuses sur la rage inquiétaient et passionnaient depuis des années ; et cet homme, en qui l'univers tout entier avait confiance s'est écrié : « Je guéris la rage, j'ai trouvé ce grand secret de la Nature ! »

Et il a guéri, en effet, à la façon des saints qui faisaient marcher les paralytiques par la simple imposition des mains. Il a guéri le monde, il a rendu à la race humaine un des plus grands services qu'on puisse lui rendre : il l'a sauvée de la peur qui tuait comme un mal.

Du fond de mon obscurité, je salue Monsieur Pasteur.

Et si j'étais mordu demain, j'irais le prier de me soigner comme les athées qui appellent un prêtre à leur dernière heure. — En effet, si la dent du chien ne peut me communiquer la rage, l'aiguille du savant ne me la donnera pas davantage. — Et je serais sauvé par la seule puissance de la statistique, car, à l'exception des Russes et des Roumains, bien peu sont morts de ceux qu'il a soignés. Combien en mourait-il donc autrefois ? Bien peu. Dix-neuf par an, disent les chiffres officiels. Et nous savons, par les inoculations récentes de M. Pasteur, que le nombre des gens mordus atteignait trois mille.

Recevez, etc.

UN VIEUX VÉTÉRINAIRE.

Chapitre 18

LA RAGE EST-ELLE CONTAGIEUSE DE L'HOMME À L'HOMME ? — OPINION DE M. PASTEUR

La note suivante est de nature à nous éclairer sur les opinions que professe M. Pasteur sur la transmissibilité de la rage et sur l'opinion qu'ont sur lui les médecins étrangers. Il s'agit de la transmissibilité de la rage de l'homme. Deux médecins russes avaient été mordus par un homme enragé. Ils se décident à consulter le grand guérisseur. Voici quel a été le résultat des négociations d'après le *Novoë Vremia*, qui publie l'importante lettre suivante du savant professeur Paul Kovalski, de Kharkow :

> Permettez-moi de faire savoir à vos lecteurs pourquoi les médecins Goutnikoff et Davidoff ne sont pas allés à Paris se faire traiter par M. Pasteur.
> Ces médecins avaient reçu dans leur clinique un homme mordu par un chien enragé. Dans un accès d'hydrophobie, le malade mordit au doigt le Dr Goutnikoff et lui cracha au visage. La salive entra dans l'œil, et atteignit aussi le Dr Davidoff à une écorchure récente qu'il s'était faite à la main. Le malade expira peu après.
> La morsure du Dr Goutnikoflf et tous les endroits atteints par la salive avaient été cautérisés immédiatement.
> Une question se posait : La morsure d'un homme était-elle capable de communiquer la rage ? Notre opinion personnelle est pour la négative ; mais, comme il s'agit ici d'une question de vie ou de mort, je crus devoir consulter à cet égard plusieurs hommes de science. Leur avis unanime fut : « Nous n'avons pas connaissance de cas de contagion de la rage d'homme à homme. »
> Je consultai également M. Pasteur, qui envoya ce télégramme : « Que les médecins viennent me trouver sans retard. »

On le voit, l'illustre savant refuse d'abord de donner son avis. Ce qu'il veut avant tout, c'est augmenter le nombre des inoculés. On lui demande si la rage est transmissible de l'homme à l'homme, et il répond :

> Envoyez vite les clients.

Les deux malades étaient d'autant plus désirés par M. Pasteur qu'il s'agissait de deux médecins distingués, dont on aurait habilement exploité la prétendue guérison. Mais les Russes sont obstinés et ils insistent. Un second télégramme détaillé est envoyé à M. Pasteur. On lui pose nettement la question pour la seconde fois :

> Croyez-vous, oui ou non, au danger de la contagion de la rage de l'homme à l'homme ?

Cette fois il fallut s'exécuter, et voici l'incroyable réponse qu'adressa le grand chimiste aux médecins russes :

> PERSONNELLEMENT, JE CROIS, MAIS SANS PREUVES, AU DANGER DE LA MORSURE D'UN HOMME HYDROPHOBE.

Voici comment le professeur Kovalski interpréta la réponse de notre grand savant dans sa lettre adressée à la *Novoë Vremia* :

> Cette opinion personnelle, sans preuves positives, était évidemment sans valeur pratique pour nous.
> Au moment où nous compulsions tout ce qui s'est écrit sur cette question, parut le n° 4 du *Journal de la Clinique* du Dr Botkine, dans lequel le Dr Pitrowski dit ceci : « Tous les savants cliniciens anciens et modernes s'accordent à dire que la rage ne se transmet pas d'homme à homme, aucun exemple d'une semblable transmission ne pouvant être cité. Cette opinion reste invariable depuis que la maladie est connue, c'est-à-dire depuis trente siècles. »
> Devant un pareil concours d'opinions, les docteurs Goutnikoff et Davidoff, convaincus de la non-transmissibilité de la rage humaine, n'ont pas jugé opportun de quitter leur maison, leur famille, leur patrie, pour aller au loin subir l'inoculation d'un virus inconnu.
> Nous ne devons pas perdre de vue que les inoculations de M. Pasteur ne remontent qu'au mois d'octobre 1885, et qu'elles sont encore loin d'avoir fait leurs preuves.
>
> Recevez, etc.

La lettre du professeur Kovalski se passe de commentaires. On m'avait bien dit que, lors du décès d'un des Russes à l'Hôtel-Dieu, M. Pasteur n'osait approcher du lit du malade et avait prononcé les paroles suivantes :

> Empêchez, je vous prie, que cet homme ne m'approche ; je crains d'être mordu.

J'avais considéré ce racontar comme une plaisanterie colportée par les malveillants. Mais le télégramme adressé aux médecins russes nous fait connaître positivement l'opinion du grand homme. M. Pasteur en est encore au temps où on croyait que les hydrophobes mordaient et inoculaient la rage à leurs semblables par leurs morsures. Il a sur la rage la même opinion que votre concierge ou votre tailleur. Pour lui, les enragés mordent et leurs crachats sont dangereux ; il en arrivera bientôt à faire enfermer les hydrophobes dans une cage de fer ou à les étouffer entre deux matelas selon la méthode pratiquée jadis dans nos campagnes.

Voilà où on en est à l'École normale !

Chapitre 19

LE TRAITEMENT RATIONNEL DE LA RAGE — MESURES PROPHYLACTIQUES

Nous dirons quelques mots dans ce chapitre du traitement de la rage tel qu'il était pratiqué avant l'avènement de M. Pasteur.

Nous avons combattu dès le début avec la plus grande énergie la nouvelle méthode inoculatrice, non seulement parce que nous la considérions comme irrationnelle, puérile et inefficace, mais surtout parce que l'engouement dont elle était l'objet empêchait les malades et même les médecins d'appliquer *immédiatement* la seule prophylaxie vraiment utile, nous voulons parler de la cautérisation.

Avant les téméraires assertions de M. Pasteur et la triste condescendance de MM. Vulpian et Grancher, aussitôt qu'un individu était mordu par un chien suspect, le médecin, le pharmacien et même les personnes absolument étrangères à l'art de guérir s'empressaient de cautériser la plaie avec un fer rougi ou tout autre acide. Immédiatement pratiquée, la cautérisation avait pour but de détruire le virus morbide et d'empêcher son absorption par l'économie.

Mais, hélas ! l'engouement et la crédulité du public ont fait négliger cette partie importante du traitement depuis que l'agence Havas et tous les organes dévoués à la coterie pastorienne ont annoncé — avec M. Vulpian — qu'on avait découvert une méthode nouvelle qui guérissait À COUP SÛR la rage.

On verra dans les tables de mortalité que nous reproduisons plus loin que la plupart des malheureux qui ont succombé avaient d'abord été dirigés sur le laboratoire de l'École normale, SANS AVOIR ÉTÉ CAUTÉRISÉS. Cette précaution était inutile, puisqu'on obtenait la guérison À COUP SÛR par la méthode nouvelle.

Je n'hésite pas à déclarer que si la mortalité par la rage a été sensiblement *plus élevée pendant l'année* 1886 *que pendant les années précédentes*, c'est à cette méthode néfaste qu'il faut attribuer cette triste nécrologie.

IMPORTANCE DE LA CAUTÉRISATION

Nous ne saurions trop le répéter, le premier devoir du médecin ou de toute autre personne appelée auprès d'une personne mordue par un chien suspect est de pratiquer la cautérisation. Les praticiens les plus autorisés sont unanimes sur ce point. Les anciens : Rufus d'Ephèse, Galien, Aetius et tous les médecins grecs comptaient plus sur le cautère actuel que sur toutes les autres médications. Dioscoride, Celse l'ont aussi conseillé et ont donné des indications précises à cet égard.

Les auteurs modernes sont non moins unanimes. Nous citerons d'abord le vétérinaire Bouley, qui était du reste un des plus zélés partisans de M. Pasteur :

> S'il est à craindre, dit cet auteur, que la blessure a été faite par un animal enragé, il faut la cautériser partout où elle se trouve, et cela, non pas timidement, mais avec hardiesse. En conséquence, on portera encore le fer rouge dans la plaie, malgré le voisinage d'une artère même considérable.
> Le point capital est de prévenir le développement de l'hydrophobie. Si donc, il est certain que, pour atteindre ce but, il soit nécessaire de sacrifier un vaisseau ou un tronc nerveux, il n'y a point à hésiter ; on doit cautériser hardiment comme s'il n'y avait point de vaisseau, après en avoir toutefois pratiqué la ligature au-dessus de la plaie.
> Qu'importe la douleur d'une cautérisation, à supposer que le diagnostic ultérieur de l'état du chien démontre qu'elle était inutile, comparée aux terribles conséquences que peut avoir l'abstention ou l'application trop tardive du cautère.

Le professeur Bouchardat formulait ainsi le seul traitement de la rage :

> Une seule chose est certaine dans le traitement prophylactique de la rage, c'est l'utilité de la cautérisation.

Le professeur Tardieu, dont tout le monde connaît l'autorité et la compétence en pareille matière, s'exprimait ainsi :

> On ne saurait trop le répéter, la seule chance de salut qui soit offerte aux personnes mordues par les animaux atteints de la rage consiste dans la cautérisation la plus prompte et la plus complète des plaies virulentes.
> Combien n'est-il donc pas regrettable, ajoutait Tardieu, de voir se perpétuer, malgré les progrès de la science et les efforts incessants de l'administration, des pratiques obscures, des superstitions d'un autre âge, qui, remplaçant le seul traitement encore efficace, livrent des malheureuses victimes à un mal qui ne pardonne pas.

Ces remarques sévères ne sont-elles pas également applicables aux deux médecins[44] qui ont abusé de leur situation scientifique pour proclamer *ex*

---

44. MM. Vulpian et Grancher.

cathedra que le chimiste de l'École normale avait découvert un *remède infaillible* qui dispensait par conséquent du traitement local. Tardieu insiste encore sur la cautérisation, seul traitement prophylactique rationnel :

> La question qui nous reste à examiner est, sans contredit, celle qui offre l'intérêt pratique le plus considérable, et sur laquelle il serait le plus utile que l'opinion non seulement des médecins, mais encore du public tout entier, fut éclairée et définitivement fixée. Nous voulons parler de l'utilité absolue et de l'efficacité relative des moyens destinés à empêcher le développement de la maladie chez les personnes mordues par des animaux enragés, notamment de la cautérisation à l'aide des divers caustiques.
>
> On ne saurait donc répéter avec trop d'insistance que le seul refuge contre ce mal redoutable, est la cautérisation immédiate avec le fer rouge et que tout autre moyen compromet l'avenir par la perte irréparable des seuls moments où le traitement préventif est applicable.

Enfin, M. Pasteur lui-même considérait autrefois les cautérisations comme très efficaces, puisqu'il écrivait au Dr Rigault la lettre suivante reproduite dans le *Journal de Médecine de Paris* :

> Je ne puis vous indiquer aucun traitement pour l'enfant. Les cautérisations que vous avez pratiquées *doivent vous rassurer pleinement sur les conséquences de la morsure.*

Il est donc avéré que M. Pasteur lui-même croyait à l'efficacité de la cautérisation comme traitement prophylactique.

Ce n'est point ici le lieu de décrire les procédés à l'aide desquels on doit cautériser les morsures de chiens suspects. Le fer rouge, dont l'application est moins douloureuse qu'on ne le croit, sera préféré. N'importe quel instrument peut être employé pour l'opération. Une clef rougie, un pique-feu, peuvent servir si l'on est éloigné des secours médicaux. L'essentiel est d'agir promptement.

La cautérisation peut être également pratiquée avec des agents chimiques, tels que l'acide phénique, le beurre d'antimoine, etc.

On a conseillé la *succion* de la plaie. Ce procédé est très recommandable en attendant la cautérisation. Il est inoffensif si la personne qui le pratique ne possède aucune plaie ou érosion des lèvres ou de la bouche.

Nous le répétons, notre intention n'est pas de donner ici tous les détails du traitement local, mais d'insister seulement sur son importance.

Nous supplions les personnes mordues par des chiens suspects de se faire cautériser immédiatement. Si cette cautérisation est bien faite, elles seront garanties bien mieux que par le traitement Pasteur qui s'est montré non seulement *inefficace, mais dangereux*.

AUTRES MOYENS DE TRAITEMENT

Disons maintenant quelques mots des autres procédés de traitement qui doivent passer, à notre avis, au second rang. Dans un traité publié en 1885 sous le titre *Rage, moyen préservatif et curatif*, le docteur Buisson, de la Faculté de Paris, qui avait eu l'occasion d'*expérimenter son moyen sur lui-même*, indique les prescriptions suivantes :

> Quand une personne a été mordue par un chien enragé, il faut lui faire prendre sept bains de vapeur, un par jour, dit *à la russe*, de 57 à 64 degrés.

C'est là le moyen préventif.

> La maladie déclarée, dit-il plus loin, je ne fais prendre qu'un seul bain et j'y laisse le malade jusqu'à sa guérison, en ayant le soin de donner de la chaleur graduellement. Ce seul bain, monté rapidement à 57 degrés centigrades puis lentement à 63 degrés, doit suffire. Le malade doit être tenu enfermé dans sa chambre jusqu'à guérison complète.

Le docteur Buisson déclare avoir guéri par ce moyen UN GRAND NOMBRE DE PERSONNES ATTEINTES DE RAGE CONFIRMÉE.

> L'expérience m'a prouvé, dit-il enfin, après une longue pratique, que la maladie, quand elle a fait explosion, dure ordinairement trois jours. Le premier jour, la guérison est certaine par le traitement sudorifique ; elle est incertaine le second et à peu près sans espoir le troisième, à raison de l'état de crise violente où se trouve le malade. Mais, qui, connaissant le remède, laisserait volontairement arriver la dernière période de la maladie ? On n'attendra pas même la maladie, on la préviendra toujours.

CAS DE GUÉRISON PAR DIVERS TRAITEMENTS

En Russie, une jeune fille de douze ans, atteinte de rage confirmée, a été guérie en quelques jours par les docteurs Schmidt et Ledebew, à l'aide d'inhalations d'oxygène. L'an dernier, au mois de juillet, près de Pujols (Gironde), un homme a été guéri de la rage par le docteur Darsigne, à l'aide du traitement suivant : Potion contenant arséniate de strychnine et bromure de camphre ; piqûres de sous-nitrate de pilocarpine (sudorifique). Après quoi le malade est plongé jusqu'au cou dans une caisse chauffée avec des bougies et une lampe à alcool (autre moyen sudorifique, véritable bain de vapeur). En cinq jours, 60 piqûres et 20 heures dans la caisse. Guérison complète.

En 1882, le docteur Denis-Dumont, médecin en chef de l'hôpital de Caen, obtint, en quelques jours, la guérison d'un hydrophobe, le nommé Grillée, à l'aide du bromure de potassium, du sirop de codéine, du chloral et d'injections sous-cutanées de sous-nitrate de pilocarpine (sudorifique).

M. le docteur Barthélémy, médecin des hôpitaux de Nantes, a publié un cas de rage traitée par le Hoang-han. Cette substance, qui s'emploie sous forme de poudre à la dose de 10 centigrammes toutes les heures, a été importée du Tonkin.

M. Barthélémy croit pouvoir affirmer l'efficacité de ce médicament à titre préventif. Dans un cas où il a été appliqué lorsque la maladie a été déclarée, il n'a pas réussi.

En 1883, M. Dujardin-Beaumetz a soumis trois personnes mordues par un chien enragé à un traitement par l'ail et les bains de vapeur. Aucune d'elles n'a contracté la rage.

Tout récemment le docteur Jagell citait devant l'Académie de médecine de Paris, de nombreux cas de guérison de la rage qu'il a obtenus par l'administration de tisane de spirée filipendule (reine des prés).

Le *Paris-Médical* (11 septembre 1886) signale un cas de guérison de la rage confirmée, obtenue le 28 juillet dernier, à Naples, par le docteur de Capud, à l'aide d'injections d'atropine et de sublimé corrosif (deutochlorure de mercure).

De l'examen de ces diverses méthodes, il résulte que les spécifiques employés pour la plupart sont des calmants énergiques, des stupéfiants, que les injections pratiquées sont destinées à provoquer une salivation et des sueurs abondantes ; en d'autres termes : tous moyens d'amener, — d'une part, la détente générale du système nerveux, et, d'autre part ; l'élimination du virus rabique par les voies naturelles : glandes salivaires ou glandes sudoripares.

Ce sont là des traitements rationnels, physiologiques, qui sont loin d'offrir une garantie absolue, mais qui sont préférables et surtout moins dangereux que les virus moelleux de M, Pasteur.

MESURES PROPHYLACTIQUES

On sait que la seule application des mesures prophylactiques d'ordre purement administratif a suffi pour faire descendre la mortalité par la rage en Prusse.

Les mêmes mesures auraient certainement le même effet en France et nous constatons du reste avec plaisir que l'attention si vivement appelée sur la rage pendant 1886 a eu pour effet de renforcer ces mesures.

Les vétérinaires ont fait abattre un nombre considérable de chiens suspects. À Alfort, la proportion de chiens abattus a été quadruplée.

Voici l'indication des mesures qui ont été prises pour obtenir la diminution des cas de rage :

1° Arrestation et abattage des chiens errants dans la ville et dans la banlieue alors que ces animaux sont dépourvus de collier portant le nom et l'adresse de leur maître ;
2° Enquêtes sérieuses faites sur les cas de rage et par suite application de l'ordonnance aux animaux mordus ou soupçonnés de l'avoir été ;
3° Affichage des instructions émanant du conseil d'hygiène indiquant les symptômes de la maladie et les mesures à prendre en cas de morsure ;
4° Poursuites exercées contre les propriétaires de chiens qui laissent errer ces animaux avec ou sans collier et contre ceux dont les chiens ont mordu des personnes.

Des statistiques comparées des années 1877 à 1879, il résulte que, grâce au redoublement de rigueur dans l'application des mesures ci-dessus édictées par arrêté ministériel, le nombre des cas de morsures rabiques est tombé de 613 en 1877 à 285 en 1879, soit une diminution de plus de moitié.

Le nombre des personnes mordues a été de 67 (connues) au lieu de 103 en 1878, et l'on n'a eu connaissance que de 12 cas de décès par la rage au lieu de 24 signalés en 1878.

Il en est de même pour les animaux mordus, dont le chiffre est tombé à 314 en 1879 au lieu de 485 en 1878.

Sur ces 314 animaux mordus, 300 ont été abattus.

Nous avons le ferme espoir que l'application rigoureuse de ces mesures que chaque citoyen doit s'efforcer de seconder fera diminuer considérablement la mortalité de la rage en 1887.

Chapitre 20

L'INSTITUT PASTEUR ET SES SUCCURSALES À L'ÉTRANGER

On se souvient que le grand chimiste avait fait décréter la fondation d'un établissement international destiné à traiter les enragés « de la France, de l'Europe et de l'Amérique du Nord ». Un million et demi prélevé sur les fonds de l'État, des Conseils généraux et municipaux lui a été confié pour l'exécution de ce projet.

Nous n'avons jusqu'à présent élevé aucune objection à la fondation d'un Institut Pasteur. Nous pensions que, lorsque la folie antirabique serait passée, l'établissement pourrait être utilement employé au traitement des maladies contagieuses et pourrait, de toutes façons, avoir un but scientifique et humanitaire.

Les fonds ont été souscrits, il est vrai, pour créer un établissement vaccinal *contre la rage*. Or, la vaccination de M. Pasteur contre la rage devant être aussi efficace et aussi éphémère que celle de M. Ferran contre le choléra, il faudra de toute nécessité donner une autre destination au fameux Institut qui, du reste, n'est pas encore créé, les fonds versés ayant été uniquement employés jusqu'à ce jour à fournir quelques prébendes à de jeunes savants sans emploi.

Mais il est à craindre qu'un certain nombre de donateurs ne viennent à réclamer les fonds qu'ils ont souscrits lorsqu'ils verront que l'établissement n'est plus exclusivement affecté au traitement de la rage.

Dans tous les cas, le conseil municipal de Paris, qui n'a fait don à l'établissement d'un terrain estimé plus d'un demi-million qu'à la condition qu'on ne puisse en changer la destination, sera parfaitement en droit de reprendre sa donation lorsque la clientèle des enragés aura disparu.

Quoiqu'il en soit, nous ne pouvons, comme médecin, que nous féliciter de la générosité de l'État et du public, puisque nous disposons d'un capital de plus de deux millions pour fonder un établissement médical et humanitaire. Nous avons le ferme espoir que, lorsque l'École pastorienne aura disparu pour faire place à l'École du bon sens, les administrateurs de cet établissement en tireront le meilleur parti dans l'intérêt de la science et de l'humanité.

LES INSTITUTS À L'ÉTRANGER

Quelques savants étrangers ayant demandé à M. Pasteur de leur fournir les éléments nécessaires pour la fondation d'un semblable établissement dans leurs capitales, celui-ci s'y était refusé. Répondant à une lettre du ministre de l'instruction publique de Russie, le chimiste s'exprimait ainsi :

J'ai formulé mon opinion au sujet de la fondation de l'Institut international à Paris et j'ai dit qu'il pouvait suffire pour la France, l'Europe et l'Amérique du Nord. Je persiste à croire qu'on aura le temps de venir de tous les points de la Russie en temps utile.

En somme, M. Pasteur voulait monopoliser sa méthode et conserver le secret de son traitement afin d'en tirer, selon ses habitudes, les plus grands avantages moraux et matériels.

Mais les choses ont changé depuis quelques mois. Les Russes qui étaient vraiment enragés ont tous succombé. M. Pasteur, pour expliquer ces insuccès, a changé d'opinion ; il a prétendu que « les Russes n'avaient pu arriver à temps pour être utilement soignés ».

Il n'a pu alors refuser aux savants étrangers la création des succursales demandées.

Un professeur de Rio de Janeiro est parti en emportant un lapin trépané et inoculé selon la méthode. Le précieux animal doit servir à en inoculer d'autres pour la fondation d'un « Institut » à Rio.

Depuis cette époque, un nombre considérable d'Instituts se sont fondés à l'étranger, notamment en Russie ; mais les divers établissements actuellement affectés à la guérison de la rage portent généralement le nom plus rationnel d'*Instituts bactériologiques*.

Il en existe en Russie : un Institut à Saint-Pétersbourg ; un à Odessa ; deux à Moscou, qui se font concurrence ; un à Sancarra.

L'Institut fondé à Varsovie, par le Dr Bouiville, a dû être fermé par suite de manque de fonds et surtout parce qu'on croit qu'un jeune lycéen y a été inoculé de la rage au lieu d'en être guéri.

L'Espagne, l'Italie et l'Amérique du Sud se sont couvertes d'Instituts Pasteur. Seuls quelques grands États tels que l'Angleterre, l'Autriche, l'Allemagne et les États-Unis se sont gardés de cet engouement.

Il existe, il est vrai, une chaire et un laboratoire de bactériologie à Vienne, mais cet établissement dirigé par von Frisch existait avant l'avènement de M. Pasteur et de sa rabiomanie.

Mais ces diverses succursales ne semblent pas devoir donner de meilleurs résultats que la « maison mère ».

Le *Novoë Vrémia* nous fournit encore des détails intéressants sur les ridicules et les insuccès de l'application de la méthode de Pasteur en Russie.

À l'institut fondé à Saint-Pétersbourg par le prince d'Oldenbourg, quatre-vingt-dix malades se sont déjà présentés pour subir les inoculations, mais sans qu'il fût possible, la plupart du temps, de constater s'ils avaient été mordus par des animaux réellement enragés. Dans bien des cas, ceux-ci n'ont pu être retrouvés.

À l'institut d'Odessa, deux enfants du district de Brianski : Paul Potaïkinn, âgé de sept ans, et Vassa Voropaïeff, âgée de seize ans, furent mordus par un chien enragé, le 27 juin. Ils reçurent à l'Institut d'Odessa : le premier, une série et demie d'inoculations ; la seconde, une série de dix inoculations.

Potaïkinn est mort à l'hôpital Orloff, le 15 août, quarante-six jours après la morsure, un mois environ après la fin du traitement. La jeune Voropaïeff est morte le 22 août, cinquante-trois jours après la morsure, un mois et demi environ après les inoculations.

Ces accidents fâcheux ont eu cet effet singulier que, depuis le mois d'août, l'Institut d'Odessa a supprimé, dans les journaux de la localité, le bulletin qu'il publiait sur les résultats des inoculations. C'était pousser un peu loin l'imitation des procédés Pasteur.

Le résultat obtenu à Varsovie par le Dr Bouiville est malheureusement aussi triste que ceux constatés au laboratoire Pasteur dans le dernier trimestre de l'année à la suite de la méthode dite intensive.

Voici le fait : le 11 novembre, à Lubline, est mort d'hydrophobie l'élève du lycée Arthur Stoboï. Au mois de juillet, il fut mordu par un chien que l'on supposait enragé. Immédiatement, on mit Arthur Stoboï à l'Institut du Dr Bouiville, pour y être soumis aux inoculations du système Pasteur. Le jeune garçon y resta jusqu'au 11 août ; on lui inocula du virus d'un lapin.

Ensuite, Arthur Stoboï, ayant présenté un certificat d'inoculation, fut admis au, lycée. Le 9 novembre, il sentit une douleur à l'endroit où on lui avait fait l'inoculation et, deux jours plus tard, il mourait de la rage. Cependant, le chien qui avait mordu l'enfant est, jusqu'à présent, vivant et bien portant et ne manifeste aucun symptôme d'hydrophobie. Il est clair, par conséquent, qu'il faut attribuer la mort de l'enfant à l'inoculation pastorienne.

Les Russes ont été plus heureux que les Français et l'Institut Pasteur de Varsovie a été fermé à la suite de cet homicide par imprudence.

À Moscou, les résultats semblent avoir été moins malheureux. Il est vrai qu'on n'a pas encore osé inaugurer le système dit « intensif ».

Voici quelques résultats publiés par le Dr Petermann, directeur d'un des deux établissements : en trois mois, 115 individus ont été traités, 85 avaient été mordus par des chiens, 18 par des loups, 5 par des chevaux, 4 par des chats et 1 par un corbeau (*sic*), enfin, parmi eux, il y en avait 11 qui étaient blessés au visage. Petermann commença ses inoculations avec des moelles de 12 à 13 jours, et il arriva successivement à celles de 2 à 3 jours. Au moment de la publication de ces résultats dans la *Med. Obosrenije* 20/86 (en russe), il était mort 2 malades sur les 115 ; voici leur histoire sommaire :

I. A. Kurbatow, 38 ans, mordu le 13 juillet par un chien, inoculé le 27, par conséquent 14 jours après l'accident. Le neuvième jour du traitement, il succomba aux accidents ordinaires de l'hydrophobie.

II. P. Gorbunow, mordu à Perme, par un loup le 5 août ; huit jours après on commença les inoculations préventives, mais le 7ᵉ jour du traitement le malade mourut.

À la station bactériologique d'Odessa, les résultats furent quelque peu différents. Sur 103 inoculés, il y eut 7 morts, et la période d'incubation varia entre 30 et 62 jours. Il est vrai de dire qu'à Odessa le matériel expérimental était très défectueux ; en tout cas, la mortalité y fut plus grande qu'à Moscou et qu'à Paris. (*Deut. Mediz. Zeitung*, 98/86.)

Nous aurons l'occasion de revenir dans notre récapitulation générale des décès sur les résultats obtenus en Russie par les établissements créés à l'instar de celui de Paris.

Chapitre 21

LA STATISTIQUE — COMMENT M. PASTEUR TRAITE LES CHIFFRES ET ARRIVE À UN CHIFFRE PRODIGIEUX DE GUÉRISONS

FRÉQUENCE DE LA RAGE

M. Pasteur, qui traite l'arithmétique en grand seigneur, a fait dire, le 10 octobre 1886, à la Sorbonne par son lieutenant Chautemps, que la mortalité par rage, en France, pendant les sept dernières années de l'Empire, donnait une moyenne annuelle de 51 décès, chiffre qu'il s'est permis d'élever, en dépit des statistiques officielles, jusqu'à 76, sous prétexte qu'un tiers des départements français n'avaient pas signalé de cas de rage durant cette période.

Or, en nous basant sur ces mêmes statistiques des sept dernières années de l'Empire, à savoir : 1864, 66 décès ; 1865, 48 ; 1866, 64 ; 1867, 57 ; 1868 56 ; 1869, 36, et 1870, 6, nous dégageons une moyenne annuelle de 47,7 décès, et non de 51.

Il convient de faire remarquer que, sauf la dernière année, M. Pasteur a choisi de préférence les années fournissant les chiffres les plus élevés, alors qu'il invoquait un tableau dressé de 1850 à 1872, d'après les indications officielles du comité consultatif d'hygiène de France, par M. le docteur Brouardel, dans son *Dictionnaire encyclopédique des sciences médicales* (3ᵉ série, vol. 2, page 192). D'après ces chiffres (cf. p. 132), la moyenne annuelle des décès par rage est donc de 30, selon l'arithmétique, et non de 76, comme le prétendent ceux qui jonglent avec les chiffres (685 décès sur 23 années = 29,8).

On a essayé d'établir, à l'aide de déductions plus habiles que sincères, que la rage eût du faire, cette année, en France, 155 victimes au lieu de 10, la nouvelle méthode en ayant sauvé, nous dit-on, 145.

Les statistiques officielles qu'on vient de lire, établissant que la rage n'a jamais fait en France 155 victimes en une année (le chiffre le plus élevé ne dépassant pas 60 décès), infligent à cette prétention un démenti formel. Nous avons déjà traité, dans un chapitre précédent, la question de la fréquence de la rage.

Il nous paraît utile de placer de nouveau sous les yeux de nos lecteurs l'opinion des hommes compétents pour répondre aux assertions des pastoriens depuis l'impression de la première partie de ce livre.

Voici ce que disait M. Leblanc, vétérinaire, membre de l'Académie de médecine :

> La rage, quoique étant une cause presque infaillible et épouvantable de mort, est infiniment moins fréquente que beaucoup d'autres causes dont le résultat est le même. D'après M. Vernois, la moyenne des cas de rage chez l'homme pour toute la France, a été de 17,08 % ; et selon M. Tardieu, de 20 à 24,3 % ; les coups de pieds de cheval eux seuls, par exemple, occasionnent une bien plus grande mortalité.

En ce qui concerne la mortalité par la rage, Bouley, qui était un des plus fervents défenseurs de la méthode pastorienne, s'exprimait ainsi :

> En voyant combien les cas de rage sont rares sur l'espèce humaine relativement au nombre des animaux de l'espèce canine qui, chaque année, sont atteints de cette maladie, nous inclinons à penser que la proportion établie par Hunter est celle qui se rapproche le plus de la réalité : 5 % seulement des personnes mordues seraient vouées à la rage.

On comprend facilement l'intérêt qu'ont aujourd'hui les pastoriens à exagérer la fréquence de la rage, l'année 1886 qui vient de s'écouler ayant donné une mortalité par la rage de beaucoup supérieure à celle des années précédentes. Comment sont mortes en 1886 46 personnes de la rage alors qu'il n'en devait mourir que 25 ou 30 d'après les statistiques des années antérieures ? Où sont donc les avantages de votre méthode ?

Dans la séance du 18 janvier 1887 (Académie de médecine), M. Brouardel contestait ce chiffre de 30 par an qu'il avait lui-même donné dans son article *Rage*, du *Dictionnaire encyclopédique des sciences médicales*.

La meilleure réponse à opposer à M. Brouardel et aux pastoriens qui cherchent à s'illusionner sur la fréquence de la rage en France est le passage suivant de Tardieu qui est extrait d'un rapport officiel que ce grand hygiéniste a présenté au ministre en 1863.

> Ce chiffre de 24 à 25, s'il n'est pas l'expression absolue de la vérité, n'en est pas certainement très éloigné : car grâce à la stimulation incessante de l'administration supérieure, grâce au concours des autorités locales et des conseils d'hygiène d'arrondissement, on est arrivé à obtenir des réponses à l'enquête presque dans la totalité des départements. Je maintiens donc par toutes ces raisons ce chiffre de 25 cas de rage comme représentant très approximativement les faits de transmission qui se produisent chaque année en moyenne dans toute la France, chiffre encore trop considérable, à coup sûr, mais qu'il est consolant de pouvoir opposer à ce nombre de victimes six ou huit fois plus grand, dont IL NE DOIT PLUS ÊTRE PERMIS D'EFFRAYER LES ESPRITS.

MM. les pastoriens ont trouvé là un juge sévère. En exagérant la fréquence de la rage, ils ont simplement pour but d'*effrayer les esprits* et d'augmenter la peur qu'engendre cette maladie afin de faire croire à la valeur de leur méthode miraculeuse de traitement.

COMMENT M. PASTEUR PRÉSENTE LA STATISTIQUE

Voici comment un écrivain distingué, collaborateur du *Journal de Médecine de Paris*, a commenté les récentes statistiques fournies par M. Vulpian, au nom de M. Pasteur, à l'Académie des sciences et à l'Académie de médecine.

Comment un homme de la valeur de monsieur Vulpian peut-il soutenir l'argument suivant qu'il emploie à la défense de la méthode Pasteur ?

> Il est mort dans une année 16 individus enragés, *non inoculés préventivement* : les statistiques antérieures donnaient une moyenne de 16 décès pour 100 mordus par des chiens enragés, il y a donc eu en France, dans l'année qui vient de s'écouler, 100 individus mordus par des chiens enragés et qui ne se sont pas fait inoculer ! »

Jusqu'ici, rien de mieux et rien de plus limpide mais après, quel brouillard et, par conséquent, quelle chute !

> Par contre, le laboratoire a inoculé 1 726 mordus et n'a eu que 12 décès au lieu de 276 que ce chiffre de 1 726 aurait dû produire ; donc, par le procédé Pasteur, la mortalité est abaissée à 0,93 % (*Bull. de l'Acad.* n° 3, page 105, 1887).

Est-il un raisonnement plus faux ? Ne doit-on pas dire au contraire :

> Il est mort cette année trente personnes de la rage ; c'est la moyenne normale.

Or cette moyenne s'appuyant sur le chiffre de 16 décès de rage pour 100 mordus faisait supposer pour les années antérieures 200 individus environ mordus par année et pas six de plus.

Pourquoi, cette année, transfigurer ce chiffre de 200 et accepter de gaîté de cœur que la somme totale annuelle de 200 mordus par an qui a paru rationnelle pour une statistique de 20 ans se soit élevée d'un bond à 1826 ?

Nous savons bien qu'on vient nous dire d'autre part que le chiffre de 30 décès par an pour la rage est approximatif, qu'un tiers des départements n'a pas répondu à l'enquête et que, par conséquent, *il doit être*, non, *il est* trop faible : soit. En ce cas il est permis de supposer que ce tiers du territoire de la République n'était ou n'est pas plus mal partagé que les deux autres ; il y a même des esprits mal faits qui, s'appuyant sur les exemples de Constantinople et d'autres lieux, prétendraient au contraire que ce tiers était peut-être mieux partagé et que pour cette raison l'enquête n'a pas eu sa réponse, mais nous ne sommes pas de ces esprits-là et nous mettons au passif de ces départements heureux ou négligents le tiers qu'aurait dû représenter sa mortalité par cas de rage, soit 15 ; mortalité déclarée d'autre part, 30. Total : 45. C'est bien loin du chiffre supposé par M. Vulpian. Mais on vient nous dire encore :

> Ce chiffre est inférieur à la vérité parce qu'il y a un grand nombre de décès rabiques cachés par un autre diagnostic, intentionnellement ou non.

Nous croyons que c'était maintenant que cela pouvait se dire : mais enfin soyons coulants et quelque peu de créance que nous ayons dans ce raisonnement, car il n'y a pas de maladie inspirant tout à la fois plus de pitié et d'horreur, plus terrible, plus frappante et par conséquent moins ignorée dans ses résultats apparents que la rage, admettons pour un instant que la moitié des décès demeure inconnue : Nous n'en croyons rien, mais c'est pour faire plaisir à nos adversaires.

Nous voilà donc en face de 2 fois 45, soit 90 décès annuels par rage : la proportion des décès pour cent n'a pas changé, elle est la même ou à peu près dans tous les pays qui ont fait les mêmes recherches ; cela suppose donc 560 mordus.

Voilà, nous l'espérons, une concession suffisante, et si, sur ce chiffre-là, la statistique de la rue d'Ulm avait trouvé 1 % décès, exactement 0,93 %, comme, à tout prendre, il peut s'approcher de la vérité, nous aurions été les premiers à crier victoire. Mais nous sommes loin de compte. On vient nous dire :

> Ce n'est pas trente décès qu'il y avait par année, on a mis ce chiffre dans les dictionnaires, c'est vrai, mais les dictionnaires, qu'est-ce que ça prouve, si ce n'est que les éditeurs gagnent beaucoup d'argent, ce n'est même pas 90, c'est 276 décès qu'il aurait dû y avoir cette année !..., plus seize enragés de mauvais caractère qui sont morts dans l'impénitence finale sans recevoir les secours de la nouvelle religion : total 292 décès qui doivent avoir eu lieu antérieurement ou qui auraient dû avoir lieu cette année ; et cela parce qu'il y a eu 100 mordus de votre côté et 1 726 du nôtre, autrement dit 1 826 mordus.

Nous déclarons bien humblement ne pas être en état de suivre de pareils raisonnements. Le moyen de croire, en effet, qu'un chiffre puisse être diminué ou faussé par l'erreur de la statistique de 9 fois sa valeur ! Il n'y a qu'une coquille qui puisse donner un semblable résultat. Que dans une épidémie de choléra ou autre, même à l'heure actuelle et malgré les moyens perfectionnés que nous avons, il se commette des erreurs, que quelques centaines puissent être marquées en plus ou en moins, c'est admissible ; il s'agit là de chiffres imposants et se marquant par milliers ou dizaine de mille, mais, pour une maladie si terrifiante, si connue dans la plupart de ses phénomènes extérieurs, que, du chiffre de 30 décès qu'une enquête minutieuse a enregistrés et que nous portons à 90 par une hypothèse aussi large que gracieuse, on saute à 292 décès, pour un lapin c'est peut-être facile, mais pour nous, nos jarrets s'y refusent.

Le goût des chiens, heureusement pour le fisc, s'est très répandu, c'est vrai, les petites dames promènent une meute de gros chiens, les hommes grands en ont de tout petits, mais cela suffit-il à prouver, à faire supposer même, que malgré l'abandon dans lequel les ordonnances de Police ont été laissées, nous voulons dire malgré l'absence des muselières, le nombre des mordus et par conséquent le nombre des chiens enragés ait pu augmenter dans une proportion aussi notable ? Non, évidemment. Nous disons ceci avec d'autant plus de conviction que nous sommes loin, bien loin même, de critiquer la méthode en elle-même. Nous voudrions la voir plus parfaite, voilà tout. Les essais tentés par Monsieur Pasteur sur les chiens sont assez encourageants pour que son institut continue ses recherches de ce côté. Les expériences qu'a produites bien involontairement la recherche de la *pierre philosophale* ont fait progresser la chimie beaucoup plus que n'aurait pu le faire cette découverte impossible.

Cherchez donc, messieurs les physiologistes, et vous trouverez peut-être ; mais en attendant que vous ayez résolu ce merveilleux problème, ne vous hâtez par trop de nous comparer à des chiens. En attendant, et si vous êtes mordus, entrez toujours chez un serrurier, chez un maréchal-ferrant, chez un charron, faites rougir à blanc un clou bien pointu et faites-vous cautériser profondément si vous ne pouvez vous cautériser vous-mêmes.

Vous avez, sans ce moyen, cinq chances sur six en votre faveur ; après la cautérisation vous en aurez un peu plus, mais pas beaucoup, car, dans l'état actuel de la science, si on admet qu'un virus inoculé *préventivement* puisse préserver d'un autre virus (exemple unique chez l'homme, la Vaccine pour la Variole) rien, absolument rien, n'a jamais laissé supposer que la marche d'un virus inoculé put être enrayée par quoi que ce fût.

Les cautérisations les plus énergiques, l'excision même du chancre ont-elles jamais empêché le développement de la Syphilis ? la Vaccine a-t-elle jamais modifié l'évolution variolique en incubation ? chacun sait bien que non et quelques-uns ont même été jusqu'à dire que la variole en était exaltée.

Si la syphilis doit être mise à part à cause de la longueur de son incubation, à cause surtout de l'absence absolue de phénomènes précédant l'apparition du chancre, condition qui, comme dans la rage, rend impossible de savoir si on est ou non infecté, les autres termes de comparaison sont exacts et, nous le répétons, les précautions qui pour cette maladie sont à la disposition de la science n'offrent qu'un bien faible secours étant surtout donné la difficulté de leur emploi immédiat.

Pourquoi donc, dira-t-on, refuser aux cautérisations une réelle valeur et comment expliquez-vous sans cela le chiffre en somme minime de seize décès pour cent mordus.

Nous ne refusons pas aux cautérisations un certain bénéfice, et la preuve, c'est que nous y aurions recours, mais au plus vite encore, si jamais un caniche prenait notre mollet pour un gigot, mais nous n'en restons pas moins convaincus que les cautérisations sauvent peu de monde et que, s'il y a seize malheureux qui meurent sur cent qui ont été mordus, c'est qu'il n'y a que seize enragés, que seize intoxiqués si vous l'aimez mieux. — Et les autres ? — Les autres, ils n'étaient pas inoculés ou ils étaient réfractaires, voilà tout ? Qu'a cela d'extraordinaire ? Est-ce qu'on ne sait pas qu'il y a des gens réfractaires à la variole, à la scarlatine, à la syphilis même, quoique ce soit moins net pour cette dernière affection étant donnée maintenant la question d'hérédité qui explique bien des mystères. Et puis, d'ailleurs, j'espère bien que vous ne croyez pas aux remèdes des sorciers, des empiriques quelconques qui, depuis que la rage existe, ont inondé la terre et encombré les bureaux académiques de leurs panacées.

Il n'y a pas une province du monde où un charlatan n'ait préconisé un antidote infaillible contre la rage ; vous ne croyez pas davantage, je l'espère pour vous, aux miracles ? Eh bien, si vous n'admettez pas qu'il y ait des natures, des organismes réfractaires à la rage, vous êtes obligés de croire « toutes les bourdes que je pourrais vous énumérer et dont vous me faites grâce, n'est-ce pas ! » Car, il n'y a pas à dire, dans chaque pays on vous citera des guérisons authentiques par le remède de M. un tel, de Mlle une telle ou de tel berger ; on vous citera des guérisons encore bien plus nombreuses par l'effet de telle chapelle, de telle eau miraculeuse et pour ne citer qu'un seul endroit parmi ceux-ci, il y a pas mal de siècles que le pèlerinage de Saint-Hubert a la réputation de guérir de la rage ; la rue d'Ulm lui fait bien du tort en ce moment. Or, qu'est-ce que c'est que toutes ces guérisons ? Ce sont des individus qui étaient bel et bien mordus, mais qui n'étaient pas enragés, qui étaient réfractaires ou à l'abri et qui ont guéri parce qu'ils n'avaient pas la rage quoique mordus par des chiens enragés. Et ne croyez pas que je plaisante en disant cela ; la masse du public est bien stupide, mais si une apparence de raison ne venait pas flatter ses erreurs, elle aurait bientôt fait de jeter aux orties ses croyances irréfléchies et ses superstitions.

COMMENT ON AUGMENTE LE NOMBRE DES GUÉRISONS FICTIVES

Nous avons déjà démontré au chapitre 4 que la grande majorité des personnes qui ont été inoculées à l'École normale n'étaient ni enragées, ni menacées de l'être. Les faits que nous avons publiés sont démonstratifs.

Depuis que ce chapitre 4 est imprimé, de nombreux faits nouveaux sont venus à l'appui de notre assertion.

La lettre suivante que M. le secrétaire perpétuel communique à l'Académie de médecine émane du docteur Prince de Grodno et est relative aux prétendues guérisons de la rage par M. Pasteur. (Séance du 4 janvier 1887.)

> Au mois d'août dernier, par ordre du gouvernement russe, M. le Dr Cywinski a conduit à Paris, chez M. Pasteur, dix soldats de Wilna mordus par un chien soi-disant enragé. A tous ces militaires, M. Pasteur a conseillé des inoculations antirabiques ; douze jours après, les voyageurs retournèrent à Wilna ; mais grand fut leur étonnement de trouver à leur retour le chien qui passait pour enragé en parfaite santé qu'il a conservée jusqu'à aujourd'hui (10/22 décembre). De cette manière les braves militaires ont eu l'agréable plaisir de voir gratis la belle ville de Paris.
>
> Le chien en question appartient au Régiment et a été soupçonné de rage pour avoir légèrement mordu ces soldats qui l'agaçaient. Or, les soldats vinrent dire à leur chef qu'ils étaient blessés par ce chien enragé. Était-ce là leur croyance ou simplement l'envie de voyager ? Ordre fut immédiatement donné au Dr Cywinski de les conduire auprès de M. Pasteur. Les soldats mordus n'ont pas été examinés avant leur départ pour la France[45].

Le Dr Garcia Sola, professeur à l'Université de Grenade a publié l'article suivant, très modéré dans la forme, dans la *Gaceta Media Calabona* (31 octobre).

Comme, en ce qui concerne la rage, on ne connaît pas encore aujourd'hui d'une façon certaine, malgré toutes les recherches, le micro-organisme pathogène, le Dr Garcia Sola estime qu'il ne s'agit pour le moment que d'examiner les résultats empiriques des inoculations de moelle faites par Pasteur, et il vient juger les garanties qu'offrent les statistiques du grand chimiste au point de vue de cette question : les individus donnés comme sauvés par les inoculations avaient-ils réellement la rage en incubation ? Sa critique présente des points de contact remarquables avec les judicieux arguments développés à ce sujet par M. Colin (d'Alfort) devant l'Académie de médecine (cf. Chapitre 9). On

---
45. Ce fait a été, il est vrai, contesté par le gouvernement.

en pourra juger par l'énoncé des conditions qu'il requiert pour qu'on puisse admettre la réalité de l'incubation rabique chez l'homme mordu. Ce sont les quatre conditions fondamentales suivantes :

1° Que le sujet soit mordu par un animal (loup, vache, chien, renard, chat) qui soit atteint d'hydrophobie rabique.

2° Que les morsures portent sur un endroit découvert (visage, cou, mains) ou qu'elles aient lieu de telle manière qu'elles déterminent la fixation du virus sur la surface cruentée ; il ne faut pas, par exemple, que le virus soit resté attaché aux vêtements ou ait été entraîné au dehors de la plaie.

3° Que le sujet n'ait pas d'immunité qui l'empêche de contracter cette maladie.

4° Qu'il n'ait été employé immédiatement après l'inoculation aucun des moyens qui sont capables d'en annuler les-effets comme la cautérisation ou l'extirpation de la partie mordue.

Pour ce qui regarde les preuves répondant à la première condition, il n'accorde, comme M. Cohn, qu'une valeur tout à fait insignifiante à l'autopsie, et il cite le fait suivant, qui montre bien qu'on ne saurait se fier pour tous les cas aux renseignements recueillis :

> Dans la soirée du 11 mai dernier, dit-il, une sentinelle de la garnison de Grenade, soldat des chasseurs de Cuba, fut mordue d'abord à la jambe, ensuite au poignet et à l'avant-bras par un petit chien que le blessé jugea enragé, en raison de l'absence de motif à son attaque et de sa persistance dans ses morsures. Très affecté, le soldat demanda au caporal à être relevé et fut mené à l'hôpital militaire, où on le traita par les moyens appropriés pour éviter les effets possibles d'une inoculation rabique. Quelques moments après l'accident le chien fut tué par d'autres soldats de la même garde ; M. Dimas Martin vétérinaire militaire, ayant fait son autopsie, me remit les centres nerveux de l'animal pour les examiner dans le laboratoire d'histologie dont j'ai la direction à la Faculté de Médecine, et le gouverneur militaire de la place m'invita à déclarer si le chien était ou non atteint de la rage.
>
> Pour m'acquitter de cette recherche, je considérai comme très secondaire l'investigation macroscopique et microscopique des pièces remises, car, contrairement à l'affirmation de Gowers, des lésions caractéristiques de la rage manquent dans tous les débris de l'animal qui en a souffert. Je me bornai donc à faire durcir dans la solution d'acide chromique un petit fragment du lobule frontal gauche au niveau d'un point qui me parut un peu congestionné ; et je n'observai, après le durcissement obtenu, pas même de traces d'encéphalite dans les diverses coupes que je pratiquai. En revanche, je disposais d'un matériel irréprochable pour

pratiquer les inoculations expérimentales, puisque la protubérance et le bulbe du chien sont les points organiques où la virulence rabique est la plus grande. Je préparai en conséquence, pour l'expérimentation, deux lapins, un adulte de plus d'un an et un jeune de quatre mois, et je procédai à leur inoculation dans la forme suivante. Après avoir cautérisé la surface du bulbe rachidien, au moyen d'une baguette de verre chauffée que je passai dessus, détruisant ainsi les germes atmosphériques qui auraient pu se déposer sur cette surface, je séparai avec des ciseaux courbes, venant d'être rougis, une portion de la substance du bulbe, que je diluai, après broiement, dans de l'eau bien stérilisée, et je fis avec cela une bouillie très diffluente, propre à l'inoculation. Je séparai par une incision cruciale les parties molles extra-crâniennes correspondantes à la région fronto-pariétale gauche du plus âgé des lapins, puis je fis marcher la petite scie du trépan : j'obtins une rondelle osseuse de 5 millimètres de diamètre, dont l'ablation me mit à découvert la dure-mère, intacte. Je pratiquai l'inoculation de la bouillie au-dessous de cette membrane, je lavai aussitôt le fond de la plaie avec une solution phéniquée faible et suturai ensuite les quatre lambeaux triangulaires des parties molles.

Le lapin qui, sans avoir été chloroformé, s'était fort peu agité pendant l'opération, se montra gai dès qu'on le mit par terre, poursuivant son repas avec la plus grande vivacité. Chez l'autre lapin je fis deux injections sous-cutanées, dans les flancs, avec la même dilution du bulbe du chien. 24 heures après l'inoculation, les animaux présentaient seulement comme phénomène anormal une hyperthermie de 2 degrés. Cette température avait baissé de 1 degré au bout des 48 heures, et elle était redevenue physiologique le quatrième jour après l'inoculation. Pendant ce temps, de même que les jours suivants, jusqu'au terme d'un mois plein après les inoculations, les deux lapins restèrent en parfaite intégrité physiologique, étant vivaces et gais, buvant de l'eau bien que mangeant un aliment juteux (laitue), et témoignant qu'ils conservaient intacte la motilité des extrémités postérieures, dans lesquelles s'accentue tant la paralysie (forme médullaire) chez ces animaux, quand ils sont atteints de la rage. Au reste, le processus de réparation du traumatisme chez le lapin trépané marcha avec la rapidité avec laquelle nous surprend toujours cet animal en pareil cas. Considérant donc que le terme moyen de l'incubation de la rage transmise au lapin par injection sous-cutanée de bulbe rabique, et surtout par inoculation sous-arachnoïdienne, oscille entre 7 et 18 jours, je jugeai achevée, au bout des 30 jours, l'observation des deux lapins et, ceux-ci se trouvant en parfait état physiologique, je conclus, en déduisant que le chien en question n'était pas atteint de l'hydrophobie rabique.

Mais, pendant que je tenais en observation les animaux inoculés, l'autorité militaire me pressait pour me faire prononcer à la hâte, car elle désirait vivement envoyer à Paris le pauvre soldat, au cas où le résultat de mon investigation eût été affirmatif. Je répondis que, jusqu'à ce qu'il se fût écoulé au moins 17 jours depuis l'inoculation aux lapins, je ne pouvais donner aucune réponse catégorique. De cette lutte, d'une part entre le très légitime désir des chefs du soldat, qui souhaitaient vivement qu'on ne perdit pas de temps, et d'autre part, le non moins justifié délai imposé par moi jusqu'à ce que j'eusse vu le terme de la période d'incubation chez les animaux qui étaient l'objet de mes expériences, il résulta que, ne croyant pas opportun d'attendre davantage, l'autorité militaire envoya à Paris, le soldat mordu, pour qu'il s'y soumît aux inoculations de Pasteur. Ce départ s'effectua 12 jours après que les morsures avaient été reçues et 11 jours après que j'avais inoculé les lapins, de manière que le soldat était déjà à Paris, quand, le 29 mai, je certifiai la non-virulence des morsures.

De la précédente observation il ressort que ce prétendu malade ayant été traité par M. Pasteur et la rage n'ayant pas fait son apparition chez lui, on inscrira ce cas, parmi ceux favorables aux inoculations curatives. Tel est le vice de la statistique que je me propose de signaler ; et l'on peut tant généraliser cette objection que je n'hésite pas à affirmer que le fait qui vient d'être rapporté se grossirait de beaucoup d'analogues, si dans tous les cas d'Espagnols adressés à Pasteur, on avait fait la même investigation que j'ai accomplie au sujet de l'unique qui est allé de Grenade à Paris[46].

On ne saurait fournir un fait plus probant à l'appui de l'assertion que nous avons émise dès le début :

On inocule chez M. Pasteur tout individu qui doit avoir été mordu par un chien sans qu'il existe aucune preuve que ce chien soit enragé.

Chapitre 22

LA NOUVELLE MÉTHODE INTENSIVE

Nous avons exposé, avec la plus grande impartialité, dans les premiers chapitres de cet ouvrage, la méthode Pasteur, *première manière*.

Nous avons vu que le MAÎTRE, se basant du reste sur la fantaisie la plus pure, inoculait aux individus qui se rendaient dans son laboratoire sur la foi des réclames, un virus moelleux dont on augmentait chaque jour l'intensité.

On devait ainsi s'opposer à l'action du poison introduit primitivement dans l'économie par la morsure de l'animal.

C'était en médecine l'application renversée du fameux *similia similibus*[47] des homéopathes.

Vous avez absorbé un poison : pour vous guérir, on vous faisait absorber une dose centuple de ce même poison. C'est ainsi qu'on pratiquait la logique dans le laboratoire de l'École normale. Mais hélas !, la méthode Pasteur, *première manière*, que M. Vulpian avait déclarée infaillible[48], a été promptement jugée. Tous ceux qui venaient au laboratoire et étaient vraiment atteints de la rage, mouraient après la durée ordinaire de l'incubation.

Un grand nombre d'étrangers, notamment les Russes, les Roumains et les Hollandais, qu'on avait déclaré PARFAITEMENT GUÉRIS ont succombé dans nos hôpitaux. Les Français payaient malheureusement le tribut à la maladie comme auparavant. C'était une véritable catastrophe.

Cette catastrophe était à prévoir. Irrationnelle et antimédicale en principe, la méthode pastorienne devait être inefficace, sinon funeste en réalité. Irrationnelle, puisqu'elle supposait, que dans un organisme infecté déjà par une maladie virulente en incubation, l'inoculation d'une maladie virulente ou identique mais atténuée, pouvait empêcher l'éclosion de la maladie incubante : la variole étant là pour démontrer que, dans un organisme en puissance de cette maladie, l'inoculation de la vaccine n'entrave point l'apparition de la variole, les deux maladies infectieuses, variole et vaccine, se développent simultanément. Maintenant, que la méthode pastorienne soit inefficace, les résultats sont là pour le démontrer.

En présence des insuccès, les pastoriens ont quelque peu perdu la tête, et, pour égarer la galerie ignorante, ils ont, sans souci de la vérité médicale, entassé hérésie sur hérésie. Ils ont, pour expliquer la rage, malgré l'inoculation pastorienne, invoqué le fait que la morsure était plus grave venant d'un *loup* — sans d'ailleurs comprendre l'explication vraie de ce fait. Ils ont dit ensuite que la cause de la rage (malgré les inoculations du *Sauveur*) était, dans le *nombre*, la *profondeur* des blessures, sans prendre garde au peu qu'il faut de virus vaccin ou syphilitique pour vacciner ou syphiliser ; sans prendre garde au peu de profondeur de la blessure dans la vaccination ; sans prendre garde enfin à l'absence même de toute blessure dans le cas de contagion syphilitique, l'épiderme restant alors intact, bien que le chancre induré soit engendré.

Dans un effort désespéré, un pastorien, M. Grancher, n'a pas craint de dire cette monstruosité : qu'on devait au *Sauveur* une nouvelle découverte, à savoir que désormais il fallait faire entrer dans la doctrine de la virulence la notion de la QUANTITÉ du virus, et cela à propos de l'incubation de la diphtérie ? Ainsi, il faut admettre maintenant que la variole, la diphtérie, la dothiénentérie se contractent par l'introduction, dans l'organisme vivant, d'une QUANTITÉ notable de matière varioleuse, diphtérique ou dothiénentérique. Et c'est un professeur de la Faculté de Médecine de Paris qui dit de telles choses pour le salut d'une doctrine et d'une pathologie également insensées ?

On verra plus loin, dans nos statistiques de mortalité, que la méthode Pasteur, *première manière*, n'avait en rien diminué la mortalité et que du 30 octobre 1885 au 30 octobre 1886, il est mort de la rage en France le même nombre d'individus que pendant les années précédentes.

LA NOUVELLE MÉTHODE INTENSIVE

C'est alors que M. Pasteur, tellement convaincu de l'inutilité du traitement appliqué pendant cette première année, a proposé une méthode différente qu'il qualifie d'intensive. C'est une sorte de martingale bizarre. Nous en reproduisons religieusement la formule en page suivante.

I. *Traitement pour les petites morsures à travers les vêtements.* — (Les moelles sont représentées par des chiffres qui indiquent depuis combien de jours elles sont soumises à la dessiccation. La moelle 8 est celle d'un lapin mort depuis 8 jours de rage exaltée : la moelle 1 celle d'un lapin mort la veille).

II. *Traitement pour blessures de parties découvertes autres que la face.* — Traitement précédent, quelques jours de repos et nouvelle série 4, 3, 2, 1.

III. *Traitement intensif appliqué aux individus mordus à la tête, à la face ou aux régions immédiatement voisines (cou, nuque), ainsi qu'aux individus arrivés tardivement.* — Traitement précédent, puis la série 4, 3, 2, 1 est reprise plusieurs fois avec intervalles de 2 à 4 jours, pendant 4, 5 et même 6 semaines.

1er jour :	3 inoculations avec les moelles 12, 11, 10
2e jour :	3 inoculations avec les moelles 9, 8, 7
3e jour :	3 inoculations avec les moelles 6, 5, 4
4e jour :	1 inoculation avec la moelle 3
5e jour :	1 inoculation avec la moelle 2
6e jour :	1 inoculation avec la moelle 1
7e jour :	1 inoculation avec la moelle 4
8e jour :	1 inoculation avec la moelle 3
9e jour :	1 inoculation avec la moelle 2
10e jour :	1 inoculation avec la moelle 1

Voilà les formules algébriques que M. Pasteur nous propose pour son nouveau traitement et qu'il applique depuis trois mois, ce qui ne l'a pas empêché de perdre un grand nombre d'inoculés.

Sur quoi, du reste, repose ce traitement ? Est-ce sur l'expérimentation, sur la clinique ? Hélas ! il faut bien le reconnaître, les chimistes de l'École normale, épouvantés et déconcertés, en sont encore à la période de tâtonnement. Comme leurs premiers virus moelleux n'avaient aucune action sur l'économie (en ce qui concerne l'homme, tout au moins) ils administrent leurs bouillons au hasard comme le prouve surabondamment l'exposé de leur nouvelle méthode. Lorsque nous prescrivons un médicament toxique, nous tenons compte des effets qu'il produits avant d'en augmenter ou d'en diminuer la dose ; en un mot, nous faisons de la médecine clinique ; mais on a bien souci de cela à l'École normale.

La nouvelle méthode intensive n'a pas tardé à produire ses fruits. Mise en pratique à la fin de septembre, on vit aussitôt se produire un nombre considérable de décès chez les imprudents qui s'étaient placés entre les mains des empiriques de l'École normale.

Les individus mouraient non pas de l'hydrophobie furieuse qui résulte de la morsure d'animaux enragés, mais d'une sorte de rage paralytique présentant une analogie frappante avec les symptômes observés sur les lapins auxquels M. Pasteur avait inoculé ses virus.

On sait que lorsque les symptômes convulsifs de la rage se manifestent chez l'homme, ils sont le plus souvent précédés par une douleur siégeant au niveau de la morsure. Or, chez les individus traités par la nouvelle méthode, les douleurs se montraient au niveau des points d'inoculation seulement et les symptômes étaient exactement ceux de la rage du lapin.

En présence de tels faits se multipliant, le traitement Pasteur était devenu un véritable danger public. C'est alors, que M. le professeur Peter intervint. On verra avec quel courage l'éminent clinicien a fait le procès des dangereux thaumaturges de la rue d'Ulm.

Chapitre 23

M. PASTEUR NE GUÉRIT PAS LA RAGE — IL LA DONNE

Les quelques remarques qui terminent le chapitre précédent ont dû faire frissonner les moins indifférents. Quelle était donc, en effet, cette nouvelle maladie étrange, dont les symptômes n'avaient figuré dans aucun *Traité*, maladie que discutaient les médecins les plus expérimentés et qui survenait invariablement de VINGT À TRENTE-CINQ JOURS après les inoculations pastoriennes et qui déterminait la mort par paralysie, dans un délai de DEUX À SIX JOURS.

Ce n'était plus la rage avec ses symptômes convulsifs, mais une affection nouvelle qui présentait une analogie absolue avec la maladie que M. Pasteur faisait naître chez les lapins, par ses inoculations. C'était en un mot la *rage du lapin, la rage paralytique, la rage de laboratoire.*

Nous avions été les premiers à signaler les symptômes suspects, avec toutes les réserves que comporte un sujet aussi grave, dans le *Journal de Médecine de Paris*.

Un médecin éminent de Londres, M. J. H. Clarke, avait déjà été frappé par les symptômes étranges observés chez deux malheureux Anglais traités à l'École normale par les *virus* exaltés. Voici la lettre qu'il publiait dans le *Daily Telegraph* le 6 décembre 1886.

> La mort de ces deux jeunes gens (Goffi, à Londres, et Wilde, à Rotherham) survenue trois semaines après un traitement complet à l'École normale, constitue des faits qu'il importe d'examiner avec la plus stricte attention. Dans le cas de Goffi, il y a eu une enquête, mais la mort n'a pu être expliquée par aucune autre maladie que la rage et les expériences qu'on nous a dit avoir été faites n'ont pas encore donné de résultat. Dans le cas de Wilde, il n'y a pas eu d'enquête, mais les renseignements qui m'ont été donnés par la mère, sont de telle nature que je considère comme mon devoir de médecin de leur donner la plus grande publicité.
>
> On a prétendu que cet enfant avait succombé à une congestion pulmonaire : mais cette version intéressée ne peut être acceptée. Les symptômes présentent la plus grande analogie avec ceux observés sur Goffi. La prostration intense, la paralysie générale de tous les organes, l'invasion foudroyante de la maladie et la rapidité de la mort, tous les symptômes présentent une identité presque absolue avec ceux que M. Pasteur a décrits et observés sur les animaux qu'il a inoculés

et qu'on désigne sous le nom de *paralysie rabique*. Pour moi, IL ME SEMBLE ÉVIDENT *que ces individus ont succombé à la suite des dix-neuf inoculations de virus exaltés qu'ils ont subies à Paris.*

La mère d'une des victimes, madame Wilde, m'a autorisé à faire connaître ces faits, afin que les autres individus, mordus légèrement par des animaux, puissent se soustraire aux obsessions dont ils sont l'objet et éviter le sort malheureux de son enfant. Pour moi, j'ai la conviction que le jeune Wilde n'a pas succombé à la rage, qui ne lui pas été inoculée par un chien, mais qu'il est mort de la paralysie rabique qui lui avait été inoculée par un des aides de M. Pasteur au laboratoire de l'École normale.

J. H. Clarke.

Mais le docteur Clarke était étranger, et les médecins, aveuglés par une sorte de chauvinisme, considéraient ses appréciations comme dictées par l'envie et la jalousie. Cependant, les décès à la suite du traitement pastorien devenaient de plus en plus nombreux. Chaque jour, le hasard faisait découvrir un nouveau cadavre.

C'est alors que M. le Professeur Peter, qui avait gardé le silence depuis l'annonce pompeuse de la prétendue découverte pastorienne, s'est décidé à parler. Dans une première séance (4 janvier 1886), il communique à l'Académie l'observation de Réveillac, mort de la rage paralytique, à la suite du traitement pastorien.

Ce fait ayant été contesté par les pastoriens, M. Peter recueillit de nouveaux faits qu'il communiqua à ses collègues.

Je supplie mes lecteurs de lire avec attention cette communication. S'ils ne sont pas prévenus et en proie à l'esprit qui a malheureusement divisé le corps médical, ils diront :

M. PASTEUR NE GUÉRIT PAS LA RAGE, IL LA DONNE

Voici comment s'est exprimé le professeur Peter, à la séance du 11 janvier 1887 :

Messieurs,
J'ai considéré la médication antirabique de M. Pasteur, telle qu'il l'avait formulée d'abord, comme inefficace et, pendant une année entière, j'ai gardé le silence.
Depuis deux mois, *elle me paraît devenir périlleuse sous sa forme intensive*, je considère comme un devoir de parler :

RÉVEILLAC EST MORT DE LA RAGE EXPÉRIMENTALE

Je dirai d'abord quelques mots sur le cas de Réveillac, mort de la rage paralytique, que j'ai fait connaître à l'Académie, le 4 janvier dernier.
Il résulte de l'enquête qui vient d'être faite par M. Dujardin-Beaumetz et moi, que les détails que j'ai donnés à la dernière séance sont absolument exacts. Il en résulte ensuite une démonstration de plus en plus évidente sur la nature de la mort. Cet individu a en effet succombé à une affection paralytique sur la nature de laquelle je reviendrai plus tard.
Ce qu'il y a de plus curieux dans cette enquête conduite avec sa loyauté habituelle par M. Dujardin-Beaumetz, c'est que plus on cherchait le chien, plus on voyait apparaître le lapin : douleurs au niveau des points d'inoculations et non du doigt mordu ; forme paralytique de la maladie, et non forme convulsive, furieuse et délirante ; impossibilité de cracher et difficulté d'avaler, au lieu de la sputation et de l'hydrophobie ; cécité pendant les dernières heures de la vie, au lieu de l'acuité de la vision, etc.
En résumé, RÉVEILLAC N'EST PAS MORT DE LA RAGE DU CHIEN, MAIS D'UNE AFFECTION QUI RAPPELLE LA RAGE EXPÉRIMENTALE.
Et voilà pourquoi les médecins qui l'ont vu vivant n'ont pas pu faire le diagnostic exact ; il n'en faut pas accuser leur ignorance ; ils se trouvaient en présence : non pas d'une maladie NATURELLE, mais d'une maladie ARTIFICIELLE ; non pas d'une maladie qu'on observe dans la salle de clinique, mais d'une maladie qu'on ne voit que dans le laboratoire ; d'une maladie créée de toutes pièces ; d'une maladie EXPÉRIMENTALE. Ils se trouvaient en présence de la rage de laboratoire.
En voulez-vous la preuve ? Rappelez-vous la parole de M. Pasteur lui-même : à la séance du 26 février 1884, M. Pasteur rappelle à l'Académie que, dans sa communication du 11 décembre 1882, il avait annoncé que *l'inoculation de virus rabique* dans *le système sanguin* offrait le plus souvent des *rages* PARALYTIQUES *avec absence de fureur* et *d'aboiement rabique* :
La trépanation donne le plus souvent la rage furieuse. Il cite, en outre, le cas d'un lapin qui est pris de *paralysie rabique*, treize jours après la trépanation. Les jours suivants, il se guérit complètement ; la *paralysie* reprend quarante-trois jours après, et il meurt rabique le quarante-sixième jour.
Chez la poule, il y a *absence de symptômes violents*, mais somnolence, inappétence et *paralysie des membres*.
Or, que fait M. Pasteur dans ses inoculations, sinon des injections

qui pénètrent dans la *circulation* ? Et qu'obtient-il maintenant avec ses inoculations intensives ? Des PARALYSIES ! (cas de Réveillac à Paris, de Née, à Arras) ou de la courbature générale (cas de Soudini à Constantine).

Mes collègues, Dujardin-Beaumetz et Chauveau, ont très justement fait observer que la rage PARALYTIQUE était absolument EXCEPTIONNELLE chez l'homme. Or, nous venons de voir qu'elle est fréquente chez le lapin, d'après M. Pasteur lui-même ; et c'est ce qui constitue l'excessive gravité du fait de Réveillac et de celui de Née, d'Arras, que je vous citerai tout à l'heure.

Rouyer est mort de la rage expérimentale et non pas d'urémie.

Chez l'enfant même dont a parlé M. Brouardel[49], ce qui paraît avoir dominé, ce sont bien les symptômes paralytiques. En effet, cet enfant est bien mort de la rage, les détails mêmes fournis par M. Brouardel le prouvent avec évidence. On avait pu croire, mardi dernier, que l'autopsie avait révélé des lésions rénales suffisantes pour expliquer la mort. Pas le moins du monde. Les reins étaient sains, sauf cette congestion qu'on peut rencontrer dans tous les cas où le sujet est mort par asphyxie, dans la rage sous toutes ses formes. Il y avait de l'albumine dans les urines ; mais c'est très fréquent chez ceux qui meurent de la rage. Dans une observation écrite en 1878, par exemple, M. A. Robin insiste justement sur ce point : il raconte que, dans l'urine extraite par le cathétérisme de la vessie d'un homme atteint de rage classique, convulsive, il a constaté la présence de l'albumine. C'est donc un signe qui vient appuyer et non infirmer le diagnostic *rage*. D'ailleurs, l'urine dont il s'agit était extraite de la vessie 48 heures après la mort ; or, M. Brouardel lui-même professe qu'il ne faut pas attacher grande importance à l'albumine trouvée dans la vessie d'un cadavre.

LE DIAGNOSTIC DE LA RAGE

Je voudrais dire maintenant deux mots seulement du nouveau critérium de la rage, formulé par l'école de M. Pasteur ; la preuve expérimentale par inoculation du bulbe.

Autrefois, vous vous le rappelez, tout chien dans l'estomac duquel on trouvait des corps étrangers : bois, paille, etc., était réputé enragé. Cette preuve est abandonnée.

Voici la nouvelle : le diagnostic de la rage ne peut plus être admis que quand on a inoculé le bulbe de l'animal ou de l'homme qui a succombé et quand cette inoculation donne des résultats positifs.

---

49. Voyez plus loin l'observation de Rouyer.

Je dis que c'est là une prétention antimédicale et antiscientifique. D'abord elle conduit à rejeter comme non avenues toutes les observations antérieures de rage, ce critérium que l'on préconise leur ayant manqué jusqu'à aujourd'hui.

Cette prétention est antiscientifique, car on ne peut jamais tirer une conclusion absolue, en médecine, du résultat purement négatif d'une expérience quelle qu'elle soit. Il n'en est pas des êtres vivants comme des réactifs de chimie : ils ne se comportent pas tous de la même manière quand on les place dans des circonstances analogues. Ils sont plus ou moins résistants aux agents. En ce qui touche la rage, par exemple, il paraît certain que la plupart des hommes y sont réfractaires naturellement. D'ailleurs, le bulbe qu'on inocule est souvent déjà plus ou moins décomposé, car, s'il s'agit d'un homme, il faut attendre l'autopsie pour prendre ce bulbe et souvent il s'écoule encore beaucoup de temps avant qu'il n'arrive au laboratoire. Si donc, on n'a pas produit la rage en s'en servant, on n'a pas le droit d'affirmer que l'homme qui a fourni ce bulbe n'avait pas la rage.

Est-ce que d'ailleurs un médecin de campagne a à sa disposition le laboratoire et le temps nécessaires pour ces inoculations ? Et s'il ne les a pas faites, à propos d'un cas de rage chez un inoculé, ne pourra-t-on pas toujours lui répondre : Votre observation ne prouve rien, vous n'avez pas fait la preuve expérimentale, vous n'avez pas inoculé à un animal le bulbe de votre malade ?

Je vais maintenant faire connaître à l'Académie de nouveaux faits qui me paraissent concluants.

NOUVEAUX CAS DE MORT PAR LA RAGE

Après l'observation de Réveillac, je désire aujourd'hui vous exposer celles de Jansen (de Dunkerque), de Soudini (de Constantine) et de Née (d'Arras).

C'est là une base d'opération solide pour l'argumentation de la critique, non seulement de la médication intensive, mais de l'ensemble de la médication de M. Pasteur.

Je vais vous communiquer, en premier lieu, un cas de rage classique développée chez l'homme, après les inoculations intensives précoces.

Je vous signalerai ensuite des cas de rage modifiée ou paralytique.

Le premier cas (rage convulsive) est celui d'un enragé mort à Dunkerque, et qu'on avait résolu de tenir caché (vous en verrez la preuve tout à l'heure).

Je dois cette observation à l'obligeance de MM. les docteurs Corties et Duriau, de Dunkerque.

Dunkerque, le 9 janvier 1887.

Le médecin major de 1re classe Corties, médecin chef de l'hôpital militaire de Dunkerque, à Monsieur le Professeur Peter.

Monsieur le Professeur,

J'ai l'honneur de vous adresser la relation d'un cas de rage qui s'est déclaré 132 jours après la morsure chez un individu *qui n'a pas été* CAUTÉRISÉ et a été soumis, 48 heures après l'accident, au traitement antirabique de Pasteur, d'après la méthode INTENSIVE continuée *pendant 15 jours.*
Après avoir lu la discussion qui a eu lieu mardi dernier à l'Académie de médecine, je me proposais de vous adresser cette observation qui, dans l'état actuel de la question, a une certaine importance et présente un réel intérêt en raison de la netteté du cas.
Voici les faits :
Le nommé Jansen (Louis-Victor), âgé de 47 ans, brigadier des douanes à Saint-Pol-les-Dunkerque, a été mordu le 19 août 1886, à 9 heures 1/2 du matin, par un chien appartenant au préposé Hamyau. L'autopsie du chien faite par M. Boudy, vétérinaire à Dunkerque, démontra qu'il était enragé.
Jansen ne fut pas cautérisé.
Le 20, le Directeur des douanes emmenait à Paris les nommés Jansen et Hamyau et les conduisait, le lendemain 21, à 11 heures du matin, à l'institut Pasteur.
Là, il fut constaté que le nommé Jansen était porteur de 34 ou 35 plaies aux deux jambes et au poignet gauche. Il fut immédiatement inoculé et, à dater de ce jour, le fut deux fois par jour pendant une quinzaine.
Il revint parfaitement *rassuré* et reprit son service.
Tout alla bien jusqu'au 29 décembre ; toutefois, certains signes (augmentation de l'acuité visuelle et auditive) permettent de supposer que la première période de la rage dont le malheureux allait présenter un cas type, a débuté le 27 dans la nuit.
Le 29 décembre (132 jours après la morsure), malaise dans la journée. Il ne put ni manger ni boire à son dîner et emporta son repas avec lui en prenant sa garde. Dans la nuit, vers deux heures, violent accès de suffocation.

Le 30, il est vu, dès le matin, par le Dr Bernard, de Saint-Pol-les-Dunkerque, qui constate, ainsi que les docteurs Duriau père et fils, dans la journée, l'hydrophobie et des accès convulsifs.

À 5 heures 1/2 du soir, il est amené à l'hôpital militaire par le Dr Duriau père, je le vois immédiatement. Il se croit atteint d'asthme. Il présente tous les *signes caractéristiques* de la rage à la deuxième période ; regard brillant, fixe, hyperesthésie cutané et sensorielle amenant par action réflexe des spasmes des inspirateurs ; hydrophobie. Rien du côté des morsures.

Le 30 décembre, à 3 heures du matin, l'agitation devient plus violente. Le 31 décembre, à 7 heures, les crises se rapprochent, commencement du délire maniaque. À 10 heures, manie furieuse. Il se lève et veut se jeter par la fenêtre. On est obligé de lui mettre la camisole de force.

La longueur des cordes lui permet de se tenir assis et de se servir de ses mains, mais l'empêche de se lever. Elles sont tenues par trois infirmiers ; il a d'ailleurs, toujours auprès de lui, 2 à 4 infirmiers sous la surveillance d'un sergent.

Dans la journée (31), les accès se rapprochent et deviennent de plus en plus fréquents et longs. Le délire et l'agitation sont extrêmes ; crachements, bave. Tous ces symptômes sont momentanément calmés par des injections de chlorhydrate de morphine.

Les visites de son père, de sa femme et de sa famille calment aussi pendant quelques instants le malade qui va s'affaiblissant. Jansen ignore la cause de sa maladie, mais a le pressentiment de la gravité de son état. J'ai cependant réussi à le convaincre qu'il n'avait que des accès d'asthme nerveux.

Vers minuit, l'agitation diminue, il tombe dans le collapsus (vers 3 heures du matin, le 1er janvier) et meurt à 7 heures. À aucun moment le malade n'a présenté de paralysie. Ce n'est pas un cas de rage paralytique, mais bien le type absolument classique que j'ai d'ailleurs observé plusieurs fois.

Le seul phénomène nouveau pour moi a été l'excitabilité exagérée du nerf olfactif. L'odeur du tabac perçue par lui au moment où l'un de ses beaux-frères, qui avait fumé, l'embrassait, a provoqué, le 31, dans l'après-midi, un violent spasme réflexe des muscles de l'inspiration et de la déglutition.

L'autopsie faite le 2 janvier, à deux heures de l'après-midi, n'a fait découvrir, comme toujours en pareil cas, aucune lésion caractéristique, mais seulement les signes de l'asphyxie. Congestion intense des méninges du cerveau et de la moelle ; pas même de piqueté cérébral manifeste ; la substance grise tranche un peu plus vivement peut-être que d'habitude par sa coloration sur la substance blanche.

Congestion hypostatique des poumons, rougeur des bronches, mucosités visqueuses, sang noir, fluide ; pas de caillots dans le cœur. Traces d'éjaculation.

Autopsie faite en présence des Drs Duriau père et fils, qui l'ont vu plusieurs fois après son entrée à l'hôpital.

J'ai envoyé à M. le Dr Pelletan, rédacteur du *Journal de Micrographie*, 176, boulevard Saint-Germain, qui me l'avait demandé, un morceau de moelle allongée et de protubérance annulaire.

En résumé, un homme mordu par un chien enragé n'ayant pas été cautérisé et soumis au traitement antirabique par la méthode intensive, continuée 15 jours, a été atteint de la rage 132 jours après l'accident et a succombé à la forme ordinaire de l'affection.

Le préposé Hamyau, propriétaire du chien qui a mordu Jansen, en apprenant, le 19 août, que son chien était enragé, s'est rappelé que le 31 juillet il avait été mordu à la fesse par lui et a été pris de peur. Il a été conduit avec Jansen, le 21, à l'institut Pasteur. Là on n'a pu trouver trace de la cicatrice de la morsure. Cet homme était absolument démonté ; on fut obligé de le faire asseoir, il était sur le point de se trouver mal. On chercha à le rassurer ; on lui disait que le 31 juillet le chien ne pouvait être enragé.

Lorsque le Directeur des Douanes apprit le développement de la rage chez Jansen, pour ne pas effrayer Hamyau, il *pria le préfet du Nord et les journaux, de ne pas donner de publicité au fait,* et une permission de 10 jours fut accordée au préposé Hamyau, qui n'est pas encore rentré. »

Je me borne à constater ces faits et à vous les signaler.

Il s'agit là, bien évidemment, d'un cas de rage *convulsive classique*, développée *malgré* les inoculations intensives, bien que ces inoculations aient été pratiquées *hâtivement* (48 heures après les morsures). — On ne peut donc pas invoquer ici l'époque tardive des inoculations.

On remarquera que les premiers symptômes de la rage se manifestent *cent trente-deux* jours après les morsures et *cent trente* jours après les inoculations ; c'est-à-dire que la rage canine est arrivée ici plus tardivement que la rage canino-pastorienne dont je vous citerai des exemples tout à l'heure.

On remarquera, enfin, la difficulté qu'on éprouve à connaître les décès des inoculés. — Il y a toujours une raison pour le secret : ici c'est une raison d'humanité, là c'en est une autre.

Voici maintenant un fait de rage modifiée, de rage *canino-expérimentale*.

Observation de rage chez un sujet mordu par un chien enragé ayant subi les inoculations préventives à l'École normale et développée 15 jours après dans sa famille.

Sodini (Bernard), âgé de 46 ans, observé à l'hospice civil de Constantine, dans le service de M. le Dr Leroy.

Le 12 octobre 1886, un chien enragé lui fait trois morsures à la partie interne et postérieure de la jambe, au niveau du tendon du demi-membraneux. Il entre de suite à l'hôpital, d'où il part le 16 pour Paris. Le 21, à 11 heures du matin, M. Pasteur lui fait une première piqûre à la partie antéro-latérale du thorax du côté droit, vers la dernière vraie côte, puis une seconde à quatre heures du soir, puis une troisième à neuf heures du soir. Dans les onze jours suivants, 16 autres piqûres dans la même région (à droite et à gauche).

Le malade revient à Constantine, en bonne santé le 8 novembre.

Après diverses applications de calmants, les douleurs tendaient à disparaître, lorsque le 20 au matin elles reparaissent et s'accentuent de jour en jour jusqu'au 23. Pendant ces trois jours, *les régions inoculées sont le siège de douleurs* aiguës à pointe dirigée vers le cœur. Le malade ne dort pas la nuit.

Le 23 novembre, à la visite, les douleurs dans la jambe mordue sont lancinantes et s'irradient presque vers la partie supérieure de la cuisse. Il y a oppression, courbature générale, inappétence, les yeux sont hagards et la parole est un peu difficile.

Vers quatre heures du soir, respiration gênée au point de produire un afflux de mucosités difficiles à expectorer. Quelques crachats rejetés. Emphysème pulmonaire. *Sentiment de répulsion pour les liquides très prononcé*, URINES ALBINEUSES. La connaissance est conservée jusqu'au dernier moment.

À l'autopsie, on trouve une congestion intense du cerveau et du cervelet, il y a épanchement séreux dans les ventricules. Les poumons sont fortement congestionnés ; il y a *emphysème*.

Les autres organes n'offrent rien de particulier.

On remarquera, dans cette observation, au point de vue des douleurs prodromiques de la rage, l'apparition de celles-ci d'abord au point mordu, ensuite aux points inoculés, c'est-à-dire qu'on voit deux virus se réveillant et collaborant, *le virus canin et le virus expérimental.*

On verra ensuite, au point de vue des symptômes : 1° La courbature et la prostration du virus du lapin, qui se manifestent d'abord ; 2° l'hydrophobie du virus canin se montrant ensuite, mais légère et tardive.

On verra enfin qu'il y a dans ce cas de l'albuminurie comme dans le

lait du petit enragé observé par M. Brouardel, albuminurie qui peut exister dans la rage convulsive classique. Par conséquent, l'argument qu'en avait tiré M. Brouardel contre l'existence de la rage dans ce cas milite au contraire en faveur de la rage.
Quant aux centres nerveux et aux poumons, ils présentaient les symptômes de la rage classique.
En conséquence, il s'agit bien ici d'un cas de rage, mais de rage canino-expérimentale démontrant à la fois l'impuissance de la méthode et la collaboration des deux virus.

Voici un troisième fait de rage nouvelle plus expérimentale que canine. C'est celui de l'enragé d'Arras chez le chien duquel le vétérinaire a nié l'existence de la rage. Je dois cette observation à l'obligeance de M. le D' Germe, d'Arras.

Arras, 6 janvier 1887.

Cher confrère et ami,

Je m'empresse de vous adresser la relation des renseignements que j'ai recueillis de la bouche de la femme, de la sœur et des frères du décédé. Le nommé Léopold Née, âgé de 42 ans, colportait des objets de vannerie dans les campagnes, avec une voiture sous laquelle un chien était attaché. Le vendredi 12 novembre 1886, étant près de Avesnes-le-Comte, il détacha son chien dans le but de calmer ses aboiements. Mis en liberté, le chien mordit son maître à la jambe droite, au travers des vêtements, au niveau de la partie moyenne de la région antéro-interne. Comme il menaçait de le mordre de nouveau, Née le saisit par le collier, le rattacha et le tua. Jusqu'alors, le chien *avait continué à manger.*
Rentré à Arras, il fit faire l'autopsie de son chien par un vétérinaire, qui déclara à la famille qu'il n'avait constaté AUCUN FAIT *l'autorisant à penser que ce chien était* ENRAGÉ. Le cadavre de l'animal fut envoyé immédiatement à l'institut de M. Pasteur, et, jusqu'à présent, les parents de Léopold Née *attendent toujours un avis* leur apprenant si le chien ÉTAIT ou NON enragé.
M. Née entra à l'institut de M. Pasteur le mercredi 17 novembre ; il y resta onze jours, pendant lesquels il subit 22 inoculations, et jusqu'à trois en un seul jour ; à la suite de ces inoculations, il se plaignait d'éprouver des douleurs cuisantes à leur niveau, et, en sortant de l'établissement, il éprouvait chaque fois des éblouissements, se sentait sur le point de tomber faible, et avait souvent des vomissements.

Revenu à Arras le 29 novembre, il ne présenta rien de particulier jusqu'au 10 décembre, excepté un appétit exagéré qui s'était déjà manifesté pendant son séjour à Paris.

Dans la nuit du 10 au 11 décembre, il eut des vomissements abondants de matières glaireuses qui continuèrent un peu les jours suivants ; il éprouva ensuite de *vives douleurs au niveau des* PIQÛRES *d'inoculation*, douleurs qui s'étendaient dans la *région lombaire* pour remonter *le long du rachis*, et qui *persistèrent* jusque vers les derniers jours. Le malade se plaignait aussi d'une grande fatigue, il était triste et se trouvait dans un état nerveux qui lui fit dire qu'il ressentait la *même chose qu'après les inoculations*, et qu'il ne résisterait pas à ce mal.

Je vous ferai remarquer que, dans le cours de sa maladie, M. Née n'a jamais accusé AUCUNE *douleur* AU NIVEAU *de la morsure du chien*, ni *dans le membre correspondant*.

Un médecin, appelé le 13, crut d'abord avoir affaire à un *lumbago*, et quelques jours après à une MYÉLITE.

Les phénomènes signalés plus haut furent bientôt accompagnés et suivis d'une grande gêne dans la respiration, d'une sensation de poids au niveau de la partie antérieure de la poitrine et de *sputation* ; la parole devint brève, saccadée, interrompue par des mouvements respiratoires involontaires et entrecoupés ; des *convulsions* se manifestèrent dans les *muscles de la face* qui était très altérée, dans ceux du *thorax* et des *membres supérieurs* ; le sommeil était agité, troublé par des cauchemars ; la peau, sensible au froid, était chaude et toujours couverte de sueurs excessivement abondantes. Il n'y eut pas de *convulsions générales*, ni d'HYDROPHOBIE. La déglutition se faisait assez facilement, excepté dans fies deux derniers jours.

Le 14, deux médecins furent adjoints au premier. En présence de la gravité des phénomènes morbides, ils se demandèrent s'il s'agissait d'une *myélite* ou d'accidents consécutifs aux inoculations.

Bientôt, les phénomènes PARALYTIQUES se manifestèrent, la vue se troubla pour s'abolir complètement, la respiration devint de plus en plus embarrassée, accompagnée d'un *écoulement abondant de salive* au niveau des commissures, et le malade mourut le 17 décembre vers 11 heures du soir.

En présence de ces phénomènes, et bien que le symptôme *hydrophobie* ait fait défaut, je pense que l'on doit conclure que Léopold Née a succombé à la rage. Et vu l'absence complète de douleurs au niveau de la morsure et le long des trajets nerveux du membre correspondant, vu les douleurs au niveau des piqûres d'inoculation et le long des nerfs se rendant de ces joints à la moelle épinière, douleurs que le malade a accusé si vivement et dont il s'est toujours plaint à partir du début de la maladie jusque vers ses derniers jours, je pense encore qu'il est permis de conclure, sans s'écarter de la réserve qu'impose une question aussi délicate et aussi grave, qu'il est extrêmement probable que cet infortuné — peut-être destiné ou non, à succomber à la rage canine — *a commencé par mourir de la rage du lapin.*

J'ajoute, entre parenthèses, que Mme Née m'a communiqué une lettre de condoléances de son frère qui habite l'Angleterre, et dans laquelle il lui raconte qu'il connaît *deux Anglais* qui sont morts de la rage en 1886, quelque temps après leur retour de l'institut de M. Pasteur, où ils étaient allés se faire inoculer.

Dr L. GERME.

Je n'insisterai pas longtemps sur l'importance de cette observation. Un vétérinaire nie l'existence de la rage chez le chien, néanmoins le mordu se fait inoculer par la méthode intensive et meurt 25 jours après d'une rage étrange, d'une rage exceptionnelle chez l'homme, de la rage paralytique, fréquente au contraire chez le lapin.

Je ne peux pas, d'ailleurs, ne pas insister sur ce fait que les douleurs prodromiques se sont fait sentir exclusivement aux points inoculés et non pas aux points mordus, comme il est arrivé d'ailleurs chez Réveillac.

Or, rappelez-vous cette phrase classique de Cœlius Aurélianus, ce premier historien scientifique de la rage : *Præpatitur pars quæ morsa vesata fuerit, quia pars quæ præpatitur non est ea quæ morsa vesata fuerit, sed quæ inoculata*, celle qui a été inoculée et qui a reçu le virus pastorien.

Vit-on jamais fait plus hautement et plus tristement significatif ?

Quant aux symptômes, on y vit, au début, de la fatigue et de la tristesse, puis, contrairement à ce qu'on observe dans la rage classique, des douleurs lombaires qui font croire à l'existence d'une *myélite*, puis une paralysie complète, puis même de la cécité, contrairement à l'acuité visuelle ordinaire de la rage classique, cécité telle qu'on l'a observée dans le cas de Réveillac. Ne sont-ce pas là tous les symptômes d'une rage due au virus du lapin ?

Et l'absence d'hydrophobie, n'est-elle pas encore une preuve qu'il s'agit ici d'une rage, non pas d'origine canine, mais d'origine expérimentale.

J'ajoute, cependant, qu'il y a eu de la rage canine, la sputation et l'écoulement de la salive, mais que les phénomènes dominants ont été chez cet enragé ceux qu'on observe par le fait du virus du lapin. Mais de tels faits de rage paralytique ne s'observent pas qu'en France ; on a constaté cette même rage paralytique en Angleterre, chez des inoculés de M. Pasteur. Et ces faits ont donné lieu aux appréciations que je vais vous lire.

Voir plus haut la lettre du Dr Clarke.

Le docteur Clarke, qui a publié deux cas de rage paralytique, n'hésite pas à dire que c'est bien là cette forme de rage, si rare chez l'homme, si commune chez les animaux inoculés, qu'on pourrait nommer essentiellement la rage de laboratoire ou la rage expérimentale. Il n'y a donc pas lieu de s'étonner que les médecins aient de la peine à reconnaître cette forme de rage. C'est une forme nouvelle chez l'homme et qui pourrait bien être le résultat même des inoculations dites préventives.

Quoi d'étonnant, d'ailleurs, dans de pareils faits ? On injecte dans l'organisme d'un homme un virus d'une puissance telle qu'il peut donner la mort à un animal et on cherche à utiliser cette puissance pour neutraliser le virus rabique inoculé par la morsure d'un animal enragé. De sorte que l'organisme de cet homme se trouve infecté par deux virus : le virus rabique naturel et le virus rabique artificiel. Et vous voulez que ce dernier virus, dont vous voulez utiliser la puissance pour neutraliser le virus rabique canin, ne puisse parfois exercer cette puissance au détriment même de l'organisme humain. Vous admettez, par hypothèse, qu'il n'a de pouvoir qu'à l'égard du virus canin et que son pouvoir cesse à l'égard de l'organisme humain ; qu'il est toujours bienfaisant et jamais malfaisant. Qu'en savez-vous ?

En tout cas, et pour se placer dans l'hypothèse qui soit la plus favorable à vos tentatives téméraires, vous ne pouvez pas ne pas admettre la collaboration néfaste des deux virus. Les analogies pathologiques sont contre vous. Ne voit-on pas, chez un individu en incubation de variole, l'inoculation du virus vaccin ne pas neutraliser l'action du virus varioleux ? Ne voit-on pas alors chacune de ces maladies virulentes apparaître à son jour, à son heure, le malade présenter à la fois les pustules de la variole et celles de la vaccine ? Mais au moins, quand on a inoculé la vaccine, on a inoculé une maladie toujours bénigne. Il n'en est pas ainsi dans vos inoculations ; ce que vous inoculez, c'est un virus mortel.

Que savez-vous d'ailleurs si, dans certains cas, ce ne sera pas le virus rabique artificiel qui prédominera et fera naître alors cette forme morbide paralytique, inconnue jusqu'alors chez l'homme, et que nous observons dans quelques-uns des cas que je vous ai signalés et en particulier chez Réveillac et chez Née ?

Pourquoi donc vous refuser à ouvrir les yeux et à ne pas voir dans les faits de morts que je vous signale des faits qui attestent, au moins, la collaboration des deux virus ?

Enfin, depuis deux mois, au lieu des bienfaits annoncés de la méthode intensive, je vois se multiplier les cas de mort et j'estime qu'il est de mon devoir de le signaler à votre attention.

DIFFÉRENCE ENTRE LA RAGE DU CHIEN ET LA RAGE DE LABORATOIRE

Dans la séance suivante (18 janvier 1887), M. le professeur Peter, après avoir communiqué deux nouvelles observations de mort par la rage paralytique, après le traitement Pasteur[50], a continué ainsi son argumentation :

1° La rage du chien est convulsive ; inoculée à l'homme, elle est *convulsivante*.
Par conséquent, lorsqu'un homme est mordu par un chien enragé, la rage qu'il peut contracter est convulsive.
Vous en concluez que c'est le chien enragé qui lui a donné cette maladie ; ici, vous êtes logiques.
2° La rage du lapin est paralytique ; l'induction légitime est que, inoculée, elle doit être paralysante.
Vous inoculez à un homme la moelle de ce lapin rabique, paralytique. Il meurt quelque temps après, avec des symptômes paralytiques.
Et vous concluez que le lapin ne lui a pas donné cette maladie. Ici, vous cessez d'être logiques.
3° La rage paralytique est excessivement rare chez l'homme. Elle est devenue fréquente depuis les inoculations antirabiques.
Et vous niez que cette plus grande fréquence soit due aux inoculations. Ici encore, vous cessez d'être logiques.
Pourquoi ? C'est que vous avez la conviction profonde, sincère, de l'efficacité, je dirai presque, de l'infaillibilité de ces inoculations antirabiques.
Ceci me ramène à la discussion des cas que je vous ai signalés, de ceux de Réveillac, de Sodini, de Rouyer[51].

LES PASTORIENS PLAIDENT LES CIRCONSTANCES ATTÉNUANTES

Les défenseurs de la médication antirabique invoquent volontiers la doctrine de l'*alibi* et des *circonstances atténuantes*.
Ainsi, pour la petite Pelletier, la première qui succomba malgré les inoculations, on crut d'abord à une *méningite* ; puis, lorsqu'il devint évident que c'était bien de la rage qu'il s'agissait, on plaida les circonstances atténuantes ; on avait « amené l'enfant trop tard » (trente-six jours après la morsure). Ainsi pour Moermann, inoculé 43 jours après avoir été mordu. Et Pelletier, comme Moermann, sont rejetés de la statistique mortuaire ; on n'en a pas le droit étant données les prémisses de la méthode, l'idée mère dont elle

dérive, et que je rappellerai tout à l'heure.

C'est également l'alibi qu'invoquent les partisans de la médication, pour les cas successifs de Rouyer, de Réveillac, de Sodini et de Née.

Rouyer, dont M. Brouardel vous a lu l'observation, n'est pas mort de la rage, mais « *d'urémie* » ; Réveillac est mort, « on ne sait pas de quoi » ; Née, d'Arras, « de même ». Eh bien ! Rouyer, Réveillac, Sodini et Née, d'Arras, sont morts : voilà qui est certain !

Ils sont morts dans les limites du temps de l'*inoculation ordinaire* de la rage : ainsi Rouyer, le 46ᵉ jour, — Réveillac, le 37ᵉ jour, — Sodini, le 39ᵉ jour. — Née, d'Arras, le 38ᵉ jour, — après leurs morsures.

Ils sont morts d'une *maladie nerveuse*, étrange, insolite, qui déroute le diagnostic et fait hésiter les plus clairvoyants en clinique.

Ils sont morts dans les limites du temps que met la *rage* à *parcourir son cycle* ; ainsi Rouyer, en *quatre* jours, — Réveillac, en cinq jours, — Sodini, en *trois* jours, — Née, en *sept* jours. — Gérard (de Boran), en *six* jours, — Letang (de Gourgeon), en *six* jours.

Mais, dira-t-on, « Rouyer a succombé à l'urémie ». — Singulière urémie qui apparaît justement chez un mordu inoculé, qui apparaît quarante-six jours après la morsure, qui tue en deux jours ; qui n'a été précédée d'aucun des prodromes urinaires de l'urémie aiguë (la *céphalalgie*, les *troubles visuels*, les *vertiges*, les *vomissements*, l'*œdème* léger du visage, etc.) ; qui débute tout à coup dans un état de santé si parfaite que l'enfant se livrait aux jeux actifs et batailleurs de son âge ; même qui débute brusquement en plein jeu, et à l'occasion d'un coup reçu dans la région des inoculations.

Singulière urémie ! où l'on ne voit aucun des symptômes soit de l'urémie *convulsive* (éclampsie), soit de l'urémie *comateuse*, soit de la *délirante* — et méconnaissable à ce point qu'aucun des médecins appelés ne sait la reconnaître, pas même le docteur Rueff, ancien chef de clinique pour les maladies mentales et par conséquent très versé dans l'étude et la connaissance de ces maladies dont relève précisément l'urémie.

Singulière urémie ! que cette affection où l'on constate, avec la conservation de l'intelligence (il ne s'agit donc pas d'urémie *délirante*), le *nasonnement* de la voix, comme dans la paralysie diphtérique, la difficulté paralytique d'avaler, « le liquide s'écoulant le long des commissures labiales ».

Singulière urémie ! qui se traduit par des collapsus et se termine au milieu d'un état de dépression absolu avec pâleur extrême, symptômes qui rappellent si bien les paralysies infectieuses et particulièrement celle de la diphtérie avec paralysie du voile du palais.

Il n'y a guère que l'urémie *dyspnéique* qu'on puisse un moment invoquer ici — en raison de la difficulté qu'éprouvait le malade à respirer ; mais cette difficulté était du même ordre et de la même origine que celle d'avaler ; elle tenait vraisemblablement à une paralysie des nerfs glosso-pharyngiens et pneumogastriques, nerfs qui émergent du bulbe — région intéressée dans l'infection rabique.

Toutes ces raisons, et elles sont suffisantes, me font donc rejeter la supposition de l'urémie, et admettre la rage ; — mais une rage modifiée, déformée, transformée, une rage qui, si elle n'est pas la rage paralytique du lapin, est au moins une rage mixte, produit hybride de la collaboration du virus rabique du chien et de celui du lapin.

En résumé, pour rejeter une rage insolite, où l'on ne sait pas voir ce que j'y vois, on invoque une urémie bien autrement insolite.

Dira-t-on que c'est à l'urémie que Sodini a succombé ? Car lui aussi avait des urines albumineuses. Ici l'urémie serait plus insolite encore et ne se rattacherait à aucun des types symptomatiques de cette affection. La maladie débute *trente-neuf jours* après la morsure, par des douleurs simultanées au niveau des morsures et des piqûres d'inoculation, comme si les deux virus voulaient signaler leur active collaboration morbifique ; — et ce qui domine dans ce drame qui dure trois jours seulement, ce sont encore des phénomènes paralytiques : difficulté de la parole, de l'expectoration, de la respiration, avec courbature générale.

Pour Réveillac (où l'on ne peut pas invoquer l'urémie, cette fois) mêmes difficultés d'avaler ou de cracher, — courbature générale dès le début et paralysie terminale. Tout cela commençant *trente-sept jours* après la morsure (comme pour Sodini, 39 jours, et Rouyer, 46 jours) ; et le début n'étant signalé que par la mise en branle d'un seul virus — le virus du lapin manifestant à la fois sa présence et son activité au niveau des régions inoculées.

Bien autrement significatif encore le fait de Née, d'Arras. Ici *la paralysie n'est pas douteuse*, pas plus douteuse n'est *l'activité d'un seul virus — celui du* LAPIN : — début par des douleurs exclusivement aux points d'inoculation — rayonnement de ces douleurs vers la moelle, rachialgie, puis finalement paraplégie. — Et avec cette paraplégie, paralysie bulbaire caractérisée par la gêne de la déglutition et de la respiration ; par l'écoulement de la salive le long des commissures labiales ; enfin paralysie de la rétine, cécité pendant les deux derniers jours de la vie.

Vit-on jamais plus large ensemble de phénomènes paralytiques ? Et peut-on ici nier l'évidence, à savoir le *développement chez cet homme de la rage du* LAPIN ?

ILS SONT MORTS DE LA RAGE EXPÉRIMENTALE

En résumé, les quatre observations de Rouyer, de Réveillac, de Sodini et de Née ont entre elles d'incontestables *traits de parenté*, *début* de l'affection le quarante-sixième jour (Rouyer) : le 37e jour (Réveillac), le 39e jour (Sodini), le 38e jour (Née) ; — durée de l'affection : 4 jours (Rouyer), 4 jours (Réveillac), 3 jours (Sodini), 7 jours (Née) ; enfin, *nature nerveuse* de l'affection avec prédominance des phénomènes paralytiques.

Or, il est impossible de ne pas rappeler ici, que c'est aux alentours du 40e jour que se développe ordinairement la rage classique, qu'elle dure de trois à cinq jours ; que ses symptômes sont d'ordre nerveux mais convulsifs et non paralytiques.

Or ce sont maintenant des accidents paralytiques que l'on observe après les inoculations intensives dans l'énorme proportion de *quatre fois sur cinq cas* (Rouyer, Réveillac, Sodini, Née), les accidents convulsifs de la rage classique n'ayant été observés *qu'une fois sur cinq* (Jansen).

Je ne veux pas insister davantage et j'ai résolu de la sorte la seconde et la troisième partie du problème que je m'étais posé : *Comment* est mort Réveillac ? De quoi est-il mort ?

Concluez !

LA MÉTHODE CONTRÔLÉE PAR L'EXPÉRIMENTATION

Nous venons de voir les résultats pratiques de la méthode ; voyons maintenant ce qu'apprend, à ce sujet, le contrôle de l'*expérimentation*[52].

Je ne vous aurais pas parlé de von Frisch, craignant qu'on ne m'accusât d'aller chercher des armes à l'étranger ; mais puisqu'on a invoqué ici son autorité, je puis bien le faire à mon tour. Et, comme on n'a cité von Frisch que pour celles de ses expériences qui sont confirmatives de celles de M. Pasteur, et qu'on a omis de citer celles qui sont contradictoires de celles de M. Pasteur, laissez-moi combler cette lacune.

Voici ce que dit von Frisch : (or, il faut que vous sachiez que von Frisch est professeur de bactériologie à Vienne, qu'il était venu à Paris, en partisan de M. Pasteur, qu'il s'est instruit sur le sujet qui nous occupe, dans le laboratoire de la rue d'Ulm, et qu'il a fait ses expériences avec du virus de lapin emporté par lui de ce laboratoire) ; donc voici ce que dit von Frisch :

> *A.* Des animaux auxquels on a injecté sous la peau une série de vaccins atténués (par un dessèchement plus ou moins long), sont rendus réfractaires par les vaccins plus faibles à l'action des vaccins plus forts, à la condition que les virus renforcés graduellement ne se suivent pas trop

rapidement.

B. Des animaux auxquels on a introduit sous la peau pendant 10 jours des vaccins d'une virulence toujours croissante (de la moelle de quinze jours jusqu'à celle d'un jour), *ne sont pas restés complètement réfractaires* à l'infection avec du virus frais de la rage des rues et ont échappé très exceptionnellement à l'action de l'infection intracrânienne.

C. Des lapins et des chiens, infectés après trépanation par la voie intracrânienne avec du virus de la rage des rues (d'une période d'incubation de 16 jours), *ont succombé* sans exception *à la rage, malgré le traitement préventif* institué de la manière ci-dessus mentionnée.

D. M. Pasteur a attribué à la *méthode de vaccination lente* les résultats obtenus par M. von Frisch, et a recommandé un procédé plus rapide : « La vaccination doit commencer peu de temps après l'inoculation, dès le lendemain, et l'on doit y procéder rapidement, donner la série des moelles préservatrices en 24 heures et même dans un délai moindre, puis répéter, de 2 en 2 heures, le traitement une ou deux fois. » *Les expériences exécutées conformément à ces indications n'ont donné aucun résultat favorable*, TOUS LES ANIMAUX SONT MORTS DE LA RAGE.

E. Ces expériences ont encore montré un fait très important, c'est que, par ce procédé rapide, les moelles plus faibles n'offrent plus avec la même certitude, l'immunité contre les plus fortes. Sur une série de chiens et de lapins, qui ont servi de témoins pour les expériences dont il est question à la lettre *D.*, et chez lesquels on a appliqué le procédé rapide *sans infection préalable*, la plupart sont morts de la rage.

F. Des animaux qui ont subi le *traitement préventif après l'infection* sous-cutanée avec la rage des rues, sont aussi presque tous morts de la rage, même lorsque la période d'incubation était de 34 jours.

Il résulte de ces expériences, dit M. von Frisch, que la méthode de M. Pasteur, tendant à rendre les animaux réfractaires à la rage, nécessite encore beaucoup de recherches et d'expériences *avant qu'on puisse prétendre qu'elle est sûre et certaine*. En attendant, il n'existe pas de base scientifique suffisante pour l'institution, *chez l'homme*, d'un traitement préventif de la rage après morsure ; en outre, il est possible de supposer que, *par le traitement préventif* lui-même, ou tout au moins par le procédé rapide préconisé par M. Pasteur, ON POURRAIT TRANSMETTRE LA MALADIE.

De quelque façon donc que j'envisage la question : soit au point de vue de l'observation clinique, soit à celui de l'expérimentation, j'arrive à cette même conclusion, à savoir que la méthode intensive peut être périlleuse.

Le 6 juillet 1885, sur l'avis conforme de MM. Vulpian et Grancher, M. Pasteur inocula au petit Meister, 60 heures après les morsures d'un chien enragé, une moelle de quinze jours ; puis successivement il fit treize inoculations en dix jours de moelles de plus en plus virulentes. Aucun accident ne s'en suivit et, près de quatre mois plus tard, le 26 octobre, Meister ne présentait aucun symptôme rabique.

À la suite de cette communication de M. Pasteur à l'Académie des sciences, M. Vulpian, dans un véritable élan d'enthousiasme, s'écria : « La rage, cette maladie terrible, a enfin trouvé son remède. »

Le public fut entraîné par cet enthousiasme et la prophylaxie de la rage après morsure fut essayée sur une foule de mordus.

On fit ainsi un nombre considérable d'inoculations sans accidents par les inoculations et sans rage consécutive à la morsure ; aussi, quelques mois plus tard, M. Pasteur venait-il dire aux corps savants :

> La prophylaxie de la rage après morsure est assurée ; — il y a lieu de fonder un établissement à cet effet.

Malheureusement, il y eut un premier cas de mort, celui de la petite Pelletier, puis trois cas successifs chez des Russes, qui émurent vivement M. Pasteur. Il fit alors une première modification à son traitement et pratiqua pour les morsures de loup qu'il jugea avec raison beaucoup plus virulentes que celles des chiens, jusqu'à trois inoculations par jour. Il n'eut aucun accident à déplorer à la suite de cette modification assez profonde déjà de sa méthode.

J'abrège pour dire qu'au bout d'une année la mortalité chez les inoculés de France a été de 18, et comme il y a eu d'autre part 17 morts par la rage chez des non inoculés, la mortalité s'est trouvée être ainsi de 35, ce qui dépasse la mortalité moyenne annuelle par la rage en France, cette mortalité étant de 30[53], d'après M. Brouardel lui-même, et pour une période de 23 ans (de 1850 à 1872).

Les 18 décès chez les inoculés, sont : 14 acceptés par M. Pasteur, deux qu'il élimine comme ayant été inoculés trop tard (Pelletier et Moermann), un qu'il a oublié de citer, à l'hôpital Lariboisière (Bonnenfant), et le quatorzième (Christin, de la Hante-Savoie).

Tels ont été les résultats de la médication antirabique en France pour la première année.

---

53. Quant au chiffre de 30, il est emprunté à l'article *Rage*, de M. Brouardel.

Insuffisamment satisfait de ces résultats, M. Pasteur résolut de modifier plus profondément encore sa méthode, d'augmenter le nombre des inoculations et d'arriver plus rapidement aux moelles virulentes ; c'est ce qu'il a appelé la méthode intensive. Voici d'ailleurs textuellement l'exposition par M. Pasteur de sa nouvelle méthode :

> Encouragé par ces résultats et par de nouvelles expériences que j'exposerai tout à l'heure, j'ai modifié le traitement en le faisant à la fois plus rapide et plus actif pour tous les cas, et plus rapide encore, plus énergique pour les morsures de la face ou pour les morsures profondes et multiples des parties nues.
>
> Aujourd'hui, dans le cas de blessures au visage ou à la tête et pour les blessures profondes aux membres, nous précipitons les inoculations, afin d'arriver promptement aux moelles les plus fraîches.
>
> Le premier jour on inoculera, par exemple, les moelles de *douze*, de *dix*, de *huit* jours, à onze heures, à quatre heures et à neuf heures ; le deuxième jour, les moelles de *six*, de *quatre*, de *deux* jours, aux mêmes heures ; le troisième jour, les moelles de UN jour. Puis le traitement est repris : le quatrième jour par moelles de *huit*, de *six*, de *quatre* jours. Le cinquième jour par moelles de *trois* et de *deux* jours. Le sixième jour par moelle d'UN jour. Le septième jour par moelle de quatre jours. Le huitième jour par moelle de *trois* jours. Le neuvième jour par moelle de *trois* jours. Le dixième jour par moelle d'UN jour. On fait ainsi trois traitements en dix jours en conduisant chacun aux moelles les plus fraîches.
>
> Si les morsures ne sont pas cicatrisées, si les personnes mordues ont tardé de venir au traitement, il nous arrive, après des intervalles de repos de deux à quelques jours, de reprendre de nouveau ces mêmes traitements et d'atteindre les périodes dangereuses pour les enfants mordus à la face. Depuis deux mois, ce mode de vaccination fonctionne pour les grièvement mordus, et les résultats sont jusqu'ici très favorables.
>
> L'Académie avouera que ces formules sont bien plus logarithmiques que médicales ; qu'elles sont purement empiriques, ou plutôt qu'il s'agit ici d'expériences *a priori* pratiquées sur l'homme.
>
> Eh bien ! la mortalité par la rage de plus en plus fréquente dans ces deux derniers mois, la forme singulière des accidents auxquels succombent les inoculés m'ont conduit à vous signaler ces faits sur lesquels je crois devoir appeler la plus sérieuse attention de l'Académie.
>
> Ainsi la médication antirabique subit un double échec : celui de l'expérience sur l'homme et celui de l'expérimentation sur les animaux.

Il ne me reste plus qu'à conclure, et c'est ce que je fais :

1° La mortalité annuelle par la rage en France a-t-elle diminuée en 1886 par la médication antirabique primitive ? — NON.
2° Cette mortalité tend-elle à augmenter avec la médication rabique intensive ? — OUI.

Où donc est le bienfait ?
Ne pensez-vous pas, Messieurs, qu'il faut que je sois mû par une conviction bien profonde pour venir adresser ici aux doctrines médicales de M. Pasteur les critiques que je viens de formuler.
Ne pensez-vous pas qu'il faut que je sois mû par une conviction bien profonde, pour risquer ainsi de perdre ce qu'on appelle la popularité et de m'aliéner ainsi la sympathie, à laquelle je tiens tant, de cette Académie ?
Mais j'ai cru qu'il y avait péril à se taire davantage et j'ai accompli ce que je crois être un devoir. — Advienne que pourra !
Enfin, avant de terminer, je crois aussi de mon devoir d'adresser quelques paroles à M. Vulpian.
Je lui dirai : Comment, vous, M. Vulpian, vous médecin, n'avez-vous pas vu que le cas du petit Meister ne prouvait rien, un seul cas étant de nulle signification en thérapeutique ; — et le petit Meister pouvant bénéficier d'ailleurs des 5/6e de chance que nous avons de ne pas devenir enragés après morsure rabique ?
Comment avez-vous pu, vous médecin, conclure si vite et si facilement du laboratoire à la clinique, du chien à l'homme ?
Comment avez-vous pu pousser, au lieu de l'y retenir, M. Pasteur dans cette voie inexplorée et pleine de périls où il allait résolument s'engager.
Comment avez-vous pu, vous médecin, proférer les paroles enflammées que je vais lire :

« La rage, cette maladie cruelle, contre laquelle toutes les tentatives thérapeutiques avaient échoué jusqu'ici, a enfin trouvé son remède ! M. Pasteur a créé une méthode de traitement à l'aide de laquelle on peut empêcher, À COUP SÛR, le développement de la rage chez l'homme mordu récemment par un chien enragé. Je dis *à coup sûr*, parce que, d'après ce que j'ai vu dans le laboratoire de M. Pasteur, je ne doute pas du succès *constant* de ce traitement lorsqu'il sera mis en pratique *dans toute sa teneur*, peu de jours après la morsure rabique. »

Comment avez-vous pu risquer, par ces paroles sans mesure, comme sans réserve, de compromettre à la fois l'institut, M. Pasteur et vous-même ?

Le discours de M. Peter a été accueilli par les applaudissements enthousiastes des tribunes de l'Académie.

Enfin, la vérité s'est faite et le bon sens médical a repris ses droits. Une année d'observation a suffi pour réduire à néant les assertions téméraires d'un homme qui se croyait tout permis.

Les faits ont parlé. Pendant un an, la méthode a été inoffensive et inefficace, elle a succombé sous le ridicule.

Aujourd'hui, elle devient dangereuse : M. PASTEUR NE GUÉRIT PAS LA RAGE ; IL EST PROBABLE QU'IL LA DONNE.

Il en coûtera sans doute à nos corps savants d'avouer qu'ils ont été l'objet d'une triste et cruelle mystification ; il en coûtera à notre amour-propre national de reconnaître le néant d'une découverte imprudemment annoncée avec tant d'éclat ; mais la vérité scientifique doit dominer toute autre considération et, quelque pénible que soit la discussion qui s'ouvre aujourd'hui, elle doit être envisagée avec calme. Il n'est pas douteux qu'elle ne donne raison à la clinique et au bon sens médical si outrageusement méconnus par les prétendus savants de l'École normale.

Chapitre 24

LA NOUVELLE MALADIE PASTEUR. RAGE PARALYTIQUE. RAGE DU LAPIN, RAGE EXPÉRIMENTALE

C'est sous ces divers synonymes qu'on désigne la nouvelle maladie qui a occasionné la mort d'un grand nombre des malheureux qui ont été traités récemment par la méthode intensive.

Le danger de cette méthode avait déjà été signalé par tous les savants compétents que n'aveuglait pas l'admiration irréfléchie que le monde officiel avait vouée à M. Pasteur. M. Colin, d'Alfort, dont tout le monde apprécie la compétence et la droiture, disait à l'Académie de médecine le 9 novembre 1886[54] :

> Vos inoculations peuvent faire naître la rage ; d'autres pourraient penser et vous dire, non sans vraisemblance, que de tels accidents sont déjà arrivés [...] En effet, si parmi les 10, 12 ou 34 sujets morts malgré le traitement il s'en trouvait dont les morsures n'étaient pas rabiques ou sur lesquels la cautérisation avait complètement détruit la matière virulente, ne serait-il pas certain, ABSOLUMENT CERTAIN que la rage leur a été communiquée par vos injections ?

Voilà un premier avertissement ! Combien il est malheureux que les pastoriens n'en aient pas tenu compte ! Von Frisch s'exprimait ainsi dans sa communication faite à l'Académie des sciences de Vienne :

> Par le traitement intensif ou tout au moins par le procédé rapide préconisé par M. Pasteur ON PEUT TRANSMETTRE LA RAGE.

Deuxième avertissement ! Mais les pastoriens restent sourds à la voix de la science et de la raison ; ils n'en continuent que de plus belle leurs pratiques irrationnelles et arrivent à la catastrophe que l'on sait... ils commettent L'HOMICIDE PAR IMPRUDENCE.

Il faut rendre cette justice à M. Pasteur, c'est qu'il a créé une maladie nouvelle, purement expérimentale et qu'il est arrivé à la transmettre à l'homme, chose qui paraissait au premier abord impossible, étant donné les difficultés qu'on éprouve à acclimater certains virus d'une espèce à l'autre.

Ce qui est certain, et c'est ce qui restera toujours, c'est qu'on a créé une rage nouvelle, dont les symptômes présentent une analogie frappante avec celle

---
54. Nous avons reproduit le discours de M. Colin au chapitre 9.

qu'a obtenue le chimiste de l'École normale par l'inoculation de la rage du chien au lapin.

Il nous suffira de reproduire l'observation détaillée des cas de rage expérimentale inoculée à l'homme, par M. Pasteur, pour démontrer qu'il s'agit bien là d'une entité morbide caractéristique et dont les symptômes sont toujours identiques. Les faits sont malheureusement assez nombreux. Voici les principaux observés depuis trois mois que M. Pasteur pratique sa nouvelle méthode homicide.

On remarquera la persistance des symptômes suivants : courbature intense, paraplégie rapide, douleurs au niveau des points d'inoculation, absence de douleurs au niveau de la morsure. Voici les faits :

OBS. I. — M. Peter communique à l'Académie un cas de rage survenu à Paris après traitement par la nouvelle méthode intensive, et dont le récit lui a été communiqué par M. le docteur Miquel.

Réveillac, jeune homme de vingt ans, charbonnier, demeurant à la Villette, fut mordu à un doigt de la main par le chien de son patron. Ce chien, fut abattu peu de temps après.

Le lendemain, un pharmacien, consulté par le jeune homme mordu, lui conseillait de s'adresser au laboratoire de la rue Vauquelin, ce qu'il fit effectivement quarante-huit heures après la morsure.

Au laboratoire, les inoculations furent pratiquées à la région des hypochondres, suivant la nouvelle méthode intensive.

La santé resta parfaite pendant cinq semaines, jusqu'au dimanche 12 décembre exclusivement. Ce jour-là apparut un symptôme prémonitoire d'une importance considérable : une douleur, qui bientôt devint constante, au niveau de la cicatrice des *piqûres des inoculations antirabiques*, et non au niveau de la cicatrice de la morsure du doigt.

Bientôt malaise général et sentiment d'extrême faiblesse. La journée du dimanche se passe ainsi dans l'immobilité et dans la tristesse.

Le lundi, la faiblesse augmente, le malade ne peut quitter la chambre et prend à peine quelque nourriture.

Le mardi, il s'alite définitivement et meurt le jeudi, six semaines après la morsure. Le docteur Miquel, appelé ce jour-là, le trouve mort ayant une bave écumeuse à la bouche.

Des renseignements recueillis dès lors et depuis, il résulte que le mercredi et le jeudi, troisième et quatrième jours de la maladie, il y eut des spasmes de la gorge, de l'impossibilité à avaler les liquides, puis qu'à d'autres moments, la déglutition de petites quantités de boisson pouvait se faire.

Il n'y a jamais eu de convulsions, mais de la faiblesse, puis de la paralysie. Tel est le cas de mort chez un mordu inoculé suivant la nouvelle méthode intensive.

Il semble impossible de ne pas être ici frappé d'au moins deux faits :
– le premier, c'est que les douleurs prémonitoires se sont montrées, non pas au niveau des piqûres faites par les inoculations antirabiques ;
– le deuxième, c'est que les symptômes n'ont pas été ceux de la rage ordinaire, puisque, à part le spasme œsophagien, les accidents dominants, au lieu d'être convulsifs, ont été paralytiques.

OBS. II. — Le *1er décembre*, le nommé Amédée Gérard, âgé de 28 ans, demeurant à Boran (Oise), fut mordu gravement à la main par un chien enragé. On cautérisa immédiatement la plaie et le lendemain matin, *2 décembre*, Amédée Gérard partit pour Paris, où pendant 12 JOURS il subit, au laboratoire Pasteur, toutes les *inoculations* selon la *dernière* manière, et au bout de ce temps, il fut, comme à l'ordinaire, renvoyé chez lui avec l'assurance qu'il était parfaitement guéri.

Cet homme reprit, en effet, son travail ordinaire, ne pensant plus à cet accident ; mais vers le *29 décembre*, il se sentit pris d'un étrange malaise avec douleurs de tête, faiblesse, étourdissements, accusant en outre une *douleur* sourde à la place où il avait été *inoculé*.

Dans cet état, il se rendit aussitôt chez M. Pasteur, accompagné de sa femme. Là, on lui dit qu'il n'avait pas lieu de s'inquiéter, que probablement il avait pris froid, qu'il lui suffirait de retourner chez lui et de s'y tenir chaudement.

Ce malheureux repartit donc ; mais son état s'étant aggravé pendant le voyage, on dut le transporter chez lui où il mourut le *3 janvier*.

Un médecin, qu'on avait fait venir de Beaumont, constata que le malade était atteint de la rage et télégraphia immédiatement au laboratoire Pasteur, d'où on répondit qu'il n'y avait rien à faire, attendu que cet homme était déjà sous l'influence de la rage lors du dernier voyage qu'il venait de faire.

Ce malheureux est mort certainement, non pas de la rage ordinaire, furieuse et convulsive, mais d'une maladie présentant tous les caractères de la rage de laboratoire.

En effet, pendant les quelques jours où il a souffert, le malade qui avait d'abord accusé une sorte de gêne dans la région où il avait été inoculé, s'est plaint constamment d'*atroces douleurs dans le ventre*, comme Réveillac, et d'une rétention d'urine qui nécessita un sondage.

Il n'y a pas eu de convulsions ni l'*horreur des liquides*, puisque, une demi-heure avant de mourir, en pleine connaissance, on lui fit boire un peu de bouillon et de l'« *eau de Lourdes !* »

Il n'a présenté qu'un seul symptôme typique de la rage ordinaire qui consistait en une sorte de crachement continuel et bruyant produit par une constriction de la gorge.

OBS. III. — Communiquée par M. le D' Pitoy, de Combeau-Fontaine (Haute-Savoie).

Le sieur Létang (de Gourgeon), tailleur de pierres, et, son fils ont été mordus, le 3 novembre dernier, par un chien reconnu à l'autopsie être atteint de la rage. Le père avait été mordu au pied et le fils très légèrement au poignet. Ils partirent tous deux, le 7 novembre, à Paris, pour suivre le traitement antirabique, et revinrent, je crois, le 21 du même mois.
Le 2 décembre, L... père, travaillant dans une carrière, fut pris de *douleurs violentes dans les côtes*, au niveau des endroits où avaient été faites les inoculations antirabiques, puis dans la *tête*, les *reins*, et tous les membres.
Je le vis pour la première fois le 5 décembre ; il n'offrait pas d'autres symptômes que les douleurs précitées et un affaissement général.
À ma deuxième visite, le 7 décembre, je constatai une paraplégie totale, avec anesthésie à peu près complète des membres inférieurs jusqu'à la ceinture.
Cette anesthésie n'empêchait pas les douleurs spontanées dans ces membres ; c'était ce qu'on a appelé l'analgésie douloureuse. Pas de paralysie de la vessie et du rectum ; continuation des douleurs dans les côtes, les reins et la tête ; température à l'aisselle, 37°6 ; faiblesse considérable. Mort le *8 décembre*, à cinq heures du soir, sans que j'aie revu le malade. Il n'y a eu ni difficultés de déglutition, ni délire, ni accès convulsifs. Hallucinations passagères de l'ouïe la veille de la mort. La morsure du pied était cicatrisée et n'offrait rien de particulier.
Le fils continue à bien se porter.
J'ai été très indécis pour formuler un diagnostic précis, j'ai songé à ce moment à une myélite aiguë, et j'ai fait part à M. le D' Roux, de l'Institut Pasteur, de mes observations et de mon opinion.
Je livre cette observation à la publicité, à cause de sa ressemblance avec celle du malade d'Arras, portée à la tribune de l'Académie de médecine par M. le professeur Peter.
Veuillez agréer, etc.

D' PITOY.
Combeau-Fontaine (Haute-Saône),
14 janvier 1887.

OBS. IV. — Née, d'Arras. Nous avons reproduit précédemment cette observation *in extenso*, dans la communication faite par M. Peter à l'Académie de médecine.
Née fut mordu par un chien examiné par un vétérinaire et déclaré *non*

enragé. Il va néanmoins au laboratoire Pasteur où il reste onze jours et subit le nouveau traitement intensif.

Un mois plus tard *il éprouve de vives douleurs au niveau des points d'inoculation*, devient paraplégique et meurt de la rage paralytique.

M. le Dr Germe, d'Arras, qui a transmis cette observation, déclare que ce malade *a succombé à la rage du lapin*.

OBS. V. — CAS DE RAGE PARALYTIQUE SURVENU APRÈS LE TRAITEMENT PASTEUR. DOULEURS PRÉMONITOIRES SURVENANT AU NIVEAU DES POINTS D'INOCULATION ET NON AU NIVEAU DU POINT MORDU.

Cette observation nous est transmise par MM. les Drs Boisson et Daugats :

> Goriot (Paul), 14 ans. Bonne santé habituelle. A été mordu à l'index gauche par un chat, fin novembre 1886. Trois semaines après, vers le 21 décembre, inoculations antirabiques. Durée 10 jours.
> Se plaint depuis quelques jours de malaises, de fourmillements, de démangeaisons au niveau des points où il a été inoculé.
> Nous le voyons le 14 janvier.
> Douleurs lombaires s'exagérant par les mouvements. Se plaint légèrement de la gorge. À l'examen, rien de particulier. Rougeurs. Diagnostic : lumbago à la suite de refroidissement, pas de fièvre, anorexie.
> Prescription. — Frictions, chaleur, purgation limonade Rogé pour le lendemain.
> 15 janvier matin 8 heures. Temp. 38°5, pouls 80. A bien dormi. Respiration difficile, saccadée. Douleurs lombaires plus prononcées. Impossible de le mettre sur son séant. A vomi sa purgation. On le sort du lit. Raideur musculaire s'étendant du cou jusqu'aux membres inférieurs. Auscultation. Respiration normale.
> Pas de râles. En continuant notre examen, nous constatons qu'il est atteint de paralysie.
> Il soulève cependant, mais très légèrement, ses membres inférieurs.
> Les membres supérieurs ont conservé jusqu'au dernier moment leurs mouvements. Le malade n'a pas uriné, ni fait de selles. *Stupeur*. Parle moins volontiers, se trouve bien dans son lit, n'éprouve aucun malaise, que de la difficulté à cracher. Transpiration abondante.
> Prescription. — Vésicatoire au niveau des vertèbres lombaires ; à l'intérieur, alcool de racines d'aconit.
> À 2 heures, même jour, les phénomènes sont les mêmes. Son état n'a pas varié. À partir de cette heure, la gêne respiratoire va en augmentant.

De 4 à 6 heures ; il étouffe et crache abondamment une salive spumeuse visqueuse.

En mon absence, mon confrère M. Daugats, vers 6 h 30, le voit, applique des ventouses scarifiées le long des vertèbres dorsales et en avant des ventouses sèches. Il paraît momentanément soulagé et plus calme, sputation abondante facile.

À 7 h 30, nous le voyons tous les deux et assistons pendant une heure aux phénomènes suivants :

La sputation devient plus difficile et nous remarquons que des phénomènes de contraction et de dilatation pupillaire, ayant lieu alternativement, sont plus fréquents au moment de la salivation. Nous remarquons, en outre : difficulté de la déglutition, mais sans hydrophobie. La paraplégie est complète. La sensibilité de tout le corps est conservée.

Mon confrère ayant ordonné un lavement purgatif, le malade l'a en partie rendu avec des urines.

Quelques heures auparavant, le malade avait uriné. Le pharmacien, M. Pierost, ni nous-mêmes n'avons trouvé aucune trace d'albumine, urines troubles, mates.

La stupeur s'accentue. Il est difficile d'en faire sortir le malade.

Les extrémités supérieures se refroidissent, la transpiration reste toujours abondante.

À 8 heures, le pouls est à 140, la température à 36°7.

Nous prescrivons un vésicatoire à la nuque ; du café.

À 9 h 30, nous revoyons ensemble notre malade. Aggravation.

La respiration est de plus en plus mauvaise. Mort à 11 h 30.

À 3 heures du matin, après la mort, écoulement de sang par le nez et par la bouche en assez grande quantité. À 9 heures, nous constatons qu'il s'en écoule encore pas mal.

Le corps est à l'état de rigidité cadavérique. Le siège et les membres inférieurs présentent de larges taches ecchymotiques rougeâtres.

OBS. VI. — *Sodini*, de Constantine. Nous avons reproduit cette observation *in extenso*, page 176.

Mordu par un chien le 12 octobre 1886, — subit le traitement intensif du 21 au 24 octobre au laboratoire de la rue Vauquelin.

Quand le 24 novembre *il ressentit des douleurs aiguës au niveau des points d'inoculation*.

Paraplégie — Urines albumineuses.

OBS. VII. — Le 20 octobre 1886, le jeune *Rouyer*, âgé de douze ans, demeurant 58, rue de Bretagne, était mordu par un chien.

Les parents, avant même de faire faire une enquête pour savoir si le chien était enragé, s'empressèrent de conduire leur enfant au laboratoire de M. Pasteur, où il fut soumis au traitement antirabique intensif inauguré le 1er septembre dernier et renvoyé guéri dans sa famille.

Le 23 novembre, le jeune Rouyer, qui avait repris ses habitudes et était retourné à l'école, reçut en jouant, d'un de ses camarades, un coup de poing dans le côté. Quelques heures après, il fut pris d'une crise nerveuse et se roula à terre en poussant des cris déchirants. *Il accusait surtout de vives douleurs au niveau des points d'inoculation.* Rien au niveau de la morsure. On le ramena en toute hâte chez ses parents, où le Dr Ruet, appelé aussitôt, lui prodigua des soins sans se prononcer toutefois sur les causes de la maladie.

Le 26 novembre, le malheureux enfant expirait en présentant tous les symptômes de la rage paralytique.

Le corps a été transporté à la Morgue où l'autopsie a été faite le 29, à deux heures, par M. Brouardel. L'éminent professeur a déclaré que le malade n'avait pas succombé des suites du coup de poing qu'il avait reçu, mais qu'il était peut-être mort d'urémie.

OBS. VIII. — Ce cas est survenu dans la commune de la Tour-du-Pin (Isère). Nous avons attendu la confirmation officielle du décès émanant de la mairie de cette ville avant de le publier.

Le nommé *Fonlup*, mordu par un chien en décembre dernier, venu de suite au laboratoire Pasteur pour y suivre le nouveau traitement, a été renvoyé guéri. Son traitement avait duré douze jours.

Le 20 janvier, Fonlup éprouva des douleurs au niveau des points d'inoculation, puis une faiblesse extrême, puis de la paraplégie et des symptômes pulmonaires qui furent d'abord attribués à une pneumonie. Il succomba de la rage paralytique le 24 janvier.

On a cherché à faire passer le décès sur le compte d'une pneumonie.

OBS. IX. — La femme *Albert*, de la commune des Vigneaux, près de Vallouise (Basses-Alpes) est morte de la rage paralytique le 26 janvier, après avoir subi le nouveau traitement du 25 décembre au 5 janvier à l'Institut Pasteur.

Le Dr Vagniat, de Briançon, appelé près de cette malade, n'a pu arriver avant sa mort.

Voici les symptômes observés. Ils présentent une analogie frappante avec ceux qui ont été constatés sur les inoculés. *Douleurs intenses au niveau des points d'inoculation* s'étendant jusqu'aux reins, mort après trois jours de maladie avec paraplégie et prostration. L'autopsie n'a pas été faite. Ce cas nous a été confirmé par le maire.

OBS. X. — Le 23 octobre 1856, une enquête publique eut lieu devant le coroner du district sur la mort du nommé Joseph Goffi (surnommé Smith), employé dans *Brown Institution*, sorte d'hôpital pour les animaux.

Le 4 septembre 1886, il fut mordu à la main gauche par un chat qu'on supposa enragé ; la plaie fut immédiatement cautérisée et Goffi fut envoyé à Paris, où le traitement commença le 6 septembre. Il resta à Paris jusqu'au 9 octobre. Quelques jours après son arrivée à Londres il se plaignit d'une faiblesse extrême dans les jambes et entra à l'hôpital Saint-Thomas, le 9 octobre. On diagnostiqua une paralysie de Landry. Il mourut le 20. Les médecins qui déposèrent devant le coroner ne purent affirmer *d'une manière positive* que Goffi avait succombé à l'hydrophobie et le jury rendit un verdict de *mort naturelle*.

Le professeur Horsley, directeur de la *Brown Institution*, inocula des lapins avec la moelle de Goffi, afin de s'assurer si l'individu était mort de la rage. J'ai appris, de source certaine, que les lapins ainsi inoculés sont morts AU BOUT DE SEPT JOURS.

On sait que M. Pasteur affirme que la petite Lepelletier était morte de la rage du chien et non des inoculations parce que les lapins inoculés avec la moelle de l'enfant ne sont morts *qu'au bout de dix-huit jours*. Si les lapins étaient morts AU BOUT DE SEPT À HUIT jours, ajoutait M. Pasteur, ce fait aurait prouvé que l'enfant avait succombé à la rage du lapin introduite dans l'économie par les inoculations.

Les expériences faites avec la moelle de Goffi prouvent donc, d'après M. Pasteur, que la mort de cet individu est due aux inoculations.

OBS. XI. — Arthur *Wilde* fut mordu au commencement d'octobre par un individu qu'on croyait atteint d'hydrophobie. *Les plaies furent immédiatement cautérisées.*

Le 6 octobre, il arriva à Paris où il fut soumis au traitement intensif et reçut dix-neuf inoculations. Il retourna chez lui le 19 et paraissait bien portant. Le 30 octobre il éprouva une grande faiblesse et accusa des douleurs au niveau des points d'inoculation. Il devint de plus en plus faible et dut s'aliter. Plusieurs médecins furent appelés et ne purent arriver à un diagnostic. Les uns diagnostiquèrent une attaque bilieuse, les autres une *paralysie intestinale*, et ce n'est que quelques heures avant la mort qu'on parla d'une *congestion pulmonaire*. C'est cependant ce dernier diagnostic très invraisemblable qui fut maintenu.

Le Dr Whileside-Hime, de Sheffield, est un des médecins qui se sont fait remarquer par l'ardeur avec laquelle ils ont soutenu la méthode Pasteur en Angleterre. Aussitôt qu'il apprit la mort de Wilde, il arriva à Rotherham afin de parer le coup que la mort de cet enfant devait nécessairement porter à la célèbre méthode. Son intention était sans doute de faire des expériences et le *British médical Journal* du 6 novembre dit « qu'il espère, dans l'intérêt de la science, qu'on fera des inoculations avec la moelle pour vérifier le diagnostic ».

Mais le Dr Hime trouva à son arrivée à Rotherham que les choses ne pouvaient pas s'arranger comme il l'aurait désiré. La mort tragique de Wilde avait été ébruitée et l'enquête publique était nécessaire. Notre confrère pensa que la réputation scientifique de Pasteur, intimement liée à la sienne, aurait fort à souffrir, si l'on connaissait la vérité et ne jugea pas nécessaire de faire aucune expérience. Peut-être avait-il eu connaissance des résultats obtenus par le Dr Horsley en inoculant la moelle de Goffi.

Il fallait cependant rassurer le public. C'est alors que le Dr Hime écrivit à la presse médicale et politique et déclara qu'on ne pouvait pas soupçonner l'existence de l'hydrophobie dans le cas de Wilde.

M. le Dr Clarke, de Londres, qui a fait sur ce sujet une sérieuse enquête, nous a transmis les renseignements suivants :

La question qu'il importe d'élucider est la suivante : de quoi est mort Wilde ? Or, ce n'est pas en s'adressant au Dr Hime qui n'a assisté ni à la mort ni à l'autopsie que nous connaîtrons la vérité, mais en consultant l'opinion de ceux qui l'ont soigné pendant la vie et ont fait l'examen post-mortem. Or, voici les renseignements fournis sur ce sujet par le *Rotherham Advertiser* du 6 novembre 1886 :

> Le 6 octobre Wilde se rendit à Paris, quelques jours après avoir été mordu par l'infortuné Oates. Le traitement, qui dura dix jours, consista en 19 inoculations selon la méthode nouvelle intensive.
>
> Les premières inoculations avaient déjà produit un *malaise étrange*[55]. Le 30 octobre Wilde se plaignit, et le Dr Foote, qui fut appelé auprès de lui crut d'abord qu'il s'agissait d'une attaque bilieuse (*Bilious attack*). Des vomissements eurent lieu en effet, le jour suivant. On observe ensuite une sorte de paralysie intestinale.
>
> Le 1er novembre l'état s'aggrava, et la prostration devint extrême. Le pouls était normal ainsi que la température ; *mais il n'y avait aucun trouble de la respiration.*
>
> Ce n'est que le mardi soir, veille de la mort, que la respiration devint difficile. Le malade succomba le mercredi 3 novembre. La maladie avait duré trois jours. À l'autopsie, on trouva dans le poumon les signes de la congestion hypostatique.

---

55. Née, d'Arras, qui a succombé à la rage paralytique, avait déjà éprouvé des sensations analogues à la suite des inoculations. (Note de la Rédaction.)

Je le demande au Dr Hime et à tous les cliniciens, sont-ce là les symptômes de la pneumonie ?

A-t-on jamais vu une pneumonie occasionner la mort en quatre jours sans fièvre, sans point de côté, sans troubles de la respiration et sans élévation de la température ? Ce n'est que la veille de la mort que les symptômes respiratoires, qui sont ceux de la paralysie bulbaire observés chez tous les rabiques, se sont manifestés !

Je comprends que le Dr Hime ait pu dire que Wilde n'a pas présenté les symptômes ordinaires de l'hydrophobie. En effet, la paralysie, la prostration, la mort rapide sans convulsions ni hydrophobie constituent les symptômes d'une maladie nouvelle que le Dr Hime n'avait pas encore observée par cette raison bien simple qu'ils appartiennent à une maladie nouvelle introduite dans la pathologie par M. Pasteur. C'est la rage du lapin, la rage du laboratoire dont les cas se sont malheureusement multipliés depuis l'application de la méthode intensive. Wilde est mort de la même maladie que Goffi. Je maintiens donc, dans l'intérêt du public, que les deux individus ont succombé dans des circonstances plus que suspectes et j'ai les plus sérieuses raisons de croire que M. Pasteur, au lieu de faire disparaître une maladie, en a créé une nouvelle.

Ainsi, voilà onze cas de rage paralytique recueillis en *moins de trois mois*. Nous ne comptons pas dans ce nombre les cas de rage convulsive et les cas de rage survenus en dehors de tout traitement Pasteur.

Que conclure de ces faits, sinon que le nouveau traitement a considérablement augmenté la mortalité par la rage et que dans *onze cas* au moins il a inoculé la maladie à des gens qui, vraisemblablement, ne l'avaient pas.

Chapitre 25

RÉSULTATS COMPLETS DU TRAITEMENT PENDANT L'ANNÉE 1886

CONCLUSION

I. CHIFFRE DES INOCULÉS

D'après le document qu'ils ont bien voulu communiquer à l'Académie de médecine, le 18 janvier 1887, les pastoriens ont traité, dans leur célèbre Institut, jusqu'au 31 décembre 1886, 2 682 enragés.

Sur ce nombre se trouvaient 1 929 Français.

Les pastoriens faisaient alors le calcul suivant : Nous avons inoculé 1 929 individus, il en est mort dix-huit, *nous en avons donc guéri* 1 911.

On est vraiment tenté de se demander si MM. Pasteur, Vulpian et Grancher ne se moquent pas de l'Académie en voulant faire croire aux honorables mathématiciens qui en composent la majorité que ces 2 682 clients étaient atteints de la rage. Nous savons tous qu'on a inoculé à l'École normale tous les individus qui s'y sont présentés, enragés ou non, et nous avons publié sur ce point des faits nombreux et démonstratifs.

Il nous paraît, en effet, difficile d'admettre que le fait d'avoir découvert le traitement de la rage par les virus moelleux exaltés, ait donné à cette affection une fréquence inconnue jusqu'à ce jour. Comment expliquer que la rage, qui faisait en France trente victimes chaque année, ait pris de telles proportions ascensionnelles, depuis la découverte du grand chimiste ?

M. Vulpian a complètement omis de répondre à cette question qui avait bien son importance. Nous aurions vivement désiré, dans l'intérêt de la méthode Pasteur et de la science française, qu'il voulût bien donner à cet égard quelques explications.

À notre avis, ce n'est pas en s'ébahissant devant les 2 682 inoculés qu'on peut savoir si M. Pasteur guérit la rage, mais en recherchant combien d'individus succombent, chaque année, à la suite de morsures d'animaux enragés.

Nous ne songeons nullement à contester que le laboratoire de l'École normale ait inoculé le nombre fantastique de 2 683 individus ; ce que nous nous refusons à admettre, ce sont les conséquences que les pastoriens en tirent, à savoir qu'ils ont réduit la mortalité par la rage à 1 %.

Le raisonnement repose sur trois suppositions ou *postulats* :
— le 1er postulat consiste à supposer que les 1 538 individus ont été mordus — ce qui n'est pas. Il y en a qui n'ont pas même été griffés (j'en ai la preuve).

– Le 2ᵉ postulat suppose que tous les individus vraiment mordus l'ont été par des animaux vraiment enragés (ce qui n'est pas, j'en ai la preuve également).

– Enfin, le 3ᵉ postulat suppose que tout individu mordu par un animal enragé est destiné à devenir enragé (ce qui n'est pas — de l'avis des plus compétents).

En effet, Hunter — savant anglais de premier ordre — admettait que la rage ne se développait, chez les individus mordus par des animaux enragés, que dans la proportion de 5 %. M. Leblanc, un éminent vétérinaire français, croit cette proportion plus élevée et la porte à 16 %. Un autre vétérinaire, M. Bourrel, estime que la proportion ne dépasse pas 6 %.

Admettons — pour raisonner dans le sens le plus large — la proportion de M. Leblanc, choisie par M. Vulpian, et appliquons-la à ces 1 538 mordus — nous arrivons par une règle de trois très simple, comme l'a fait M. Vulpian lui-même — au chiffre monstrueux de 246 cas de rage en France, dans l'année 85-86, s'arrêtant au 31 octobre dernier !

> Si, dit M. Vulpian, la méthode prophylactique ne leur avait pas été appliquée, ces 246 mordus seraient morts de la rage. Or, comme il n'en est mort que 16, il y en a eu 230 de sauvés par les inoculations de M. Pasteur.

Eh bien ! veut-on savoir ce que dans une période de treize années, qui s'arrête à 1863, un savant d'une haute valeur, M. Tardieu, professeur de médecine légale et président du comité consultatif d'hygiène, a trouvé comme chiffre officiel de la mortalité annuelle par la rage en France ? 25 CAS ! Et le docteur Tardieu ajoute :

> Presque tous les arrondissements de France ayant répondu à l'appel de l'enquête, le chiffre de 25 cas doit être opposé aux chiffres 6 ou 8 fois plus élevés, dont il ne doit PLUS ÊTRE PERMIS D'EFFRAYER LES ESPRITS. (*Académie de médecine*, 1863.)

D'autre part, M. Brouardel, investi à cette heure des mêmes fonctions que M. Tardieu, donne comme chiffre de la mortalité annuelle en France : trente cas ; mais il ajoute que les deux tiers seulement des départements ont répondu à l'enquête. Supposons, avec M. Vulpian, que le tiers qui n'a pas répondu, ait eu la même mortalité que les deux autres, cela porterait le chiffre de la mortalité totale à 45. (Je crois que les départements silencieux n'avaient point de cas de rage à signaler.)

Il s'ensuivrait donc logiquement et arithmétiquement que, dans les douze derniers mois écoulés, il y aurait eu en France cinq fois plus de cas de rage que dans les années antérieures. Eh bien ! j'affirme que la chose est monstrueusement invraisemblable. Et c'est là que gît l'artifice mathématique sur lequel les pastoriens ont échafaudé leur système[56].

NOMBRE EXACT DES DÉCÈS

Dans la communication faite à l'Académie de médecine, le 11 janvier 1887, M. Grancher affirmait que le nombre total des décès à la suite du nouveau traitement s'élevait à 16. Or, nous sommes en mesure d'affirmer que M. Grancher se trompait ou trompait l'Académie. À cette époque le laboratoire Pasteur avait été informé et avait accepté comme réel le chiffre de *dix-huit décès*. Voilà comme on a toujours honoré la vérité à l'École normale.

Mais ce n'est encore rien. Nous affirmons que le nombre des décès survenus en France à la suite du nouveau traitement s'est élevé à 28 décès, dont 22 pendant l'année 1886 seulement.

Les faits mortels se trouvent établis dans le tableau suivant dont nous garantissons l'authenticité. Afin de faire porter la statistique sur une année entière nous n'y faisons pas figurer les décès des enfants Pelletier et Bonenfant qui ont eu lieu en 1885.

Ainsi la mortalité par la rage après le traitement Pasteur comprend : Bonenfant et Pelletier inoculés en 1885 ; les 22 individus dont les noms figurent dans le tableau suivant ; quatre individus ayant succombé en 1887 et que nous mettons à part pour ne pas établir de confusion en empiétant d'une année sur l'autre.

Nous avons publié dans le chapitre précédent trois individus morts en 1887 de la rage paralytique. Voici un quatrième décès qui porte à 28 le total des décès connus pour la France jusqu'à ce jour (15 février 1887).

Bercé, de Bordeaux, mordu en septembre dernier par un chien enragé, vint immédiatement à Paris, suivre le traitement Pasteur. Il fut renvoyé complètement guéri.

Le 28 janvier, il fut pris des premiers symptômes et succomba le 1er février, à l'hôpital Saint-André de Bordeaux, à la rage convulsive. L'autopsie fut pratiquée par le Dr Pitres. Aucune lésion n'a pu expliquer la mort par une maladie autre que la rage. Il va sans dire que les pastoriens ont émis des doutes sur le diagnostic et vont attendre l'épreuve du lapin.

Une des choses les plus tristes qui ressort du tableau suivant est que sur 23 personnes ayant succombé à la rage, 2 seulement avaient été cautérisées. Il est constant que, depuis la prétendue découverte, on ne cautérise plus les morsures suspectes.

---

56. Ce raisonnement a été exposé magistralement par M. le professeur Peter dans une leçon clinique professée le 26 janvier 1887.

Individus traités au laboratoire Pasteur pendant l'année 1886 et ayant succombé à la rage après le traitement Pasteur (France).

N°s d'ordre	NOMS	AGE	SIÈGE DES morsures.	DATE DES morsures.	DATE DU traitement.	NATURE DU traitement.	DATE DE LA mort.	Cautérisé ou non.	Animal ayant mordu.	OBSERVATIONS.
1	Videau (Mathieu.)	3 ans	Arcade sourcilière.	24 février.	27 févr.—7 mars.	moelles de 14 à 6 jours.	24 sept. 1886.	non	chien	Morsure légère. Incubation remarquablement longue. Rage convulsive. 200 jours d'incubation.
2	Lagut (Elvina.)	11 ans	Lèvre inférieure.	18 mai.	24 mai.—2 juin.	moelles de 14 à 5 jours.	17 juin.	non	»	Rage convulsive du chien.
3	Bouvier (Marius.)	40 ans	Main.	avril.	»	»	21 juillet.	non	chat	Rage convulsive. Les Pastoriens ont prétendu qu'il s'agissait du *delirium tremens*. Incubation longue.
4	Clédière (Émile.)	21 mois	Face palm. et deux doigts de la main droite.	17 juin.	21 juin.—30 juin.	»	17 août.	non	chien	Rage convulsive du chien.
5	Peytel (Henri.)	6 ans	Annulaire et médius droit.	28 juin.	30 juin.—9 juillet	»	16 juillet.	non	»	Rage convulsive du chien. Courte incubation de 18 jours
6	Leduc (Zélie.)	70 ans	A la main.	14 juillet.	du 18 au 25 juill.	»	10 septemb.	non	»	Rage convulsive. Incubation de 50 jours.
7	Magnevon (Norbert.)	18 ans	A la main.	25 juillet.	du 1er au 7 août.	»	16 octobre.	caut. 3 j. après	»	Rage convulsive. 81 jours d'incubation.
8	Moermann (Alfred.)	40 ans	A la main.	28 juin.	du 11 au 21 août.	»	7 septemb.	»	»	Rage convulsive.
9	Christin d'Evian.	12 ans	Paupière supérieure.	juin.	du 1er au 10 juill.	»	17 juillet.	non	»	Le laboratoire dit que l'enfant est mort d'une méningite, mais l'autopsie faite à l'hôpital d'Evian n'a révélé aucune lésion. L'enfant est mort de rage furieuse après la morsure.
10	Moulis (André.)	6 ans	Avant-bras.	31 juillet.	6 août.— 12 août	moelles de 14 à 4 jours.	8 septemb.	caut.	»	
11	Grand (Louis.)	41 ans	A la main.	5 septembre.	du 14 au 28 sept.	»	10 octobre.	non	»	
12	Duresset (Edouard.)		A la jambe.	août.	septembre.	»	fin septemb.	?	»	Le malade a été soigné par le Dr Yo , à Versailles.

N°s d'ordre	NOMS	AGE	SIÈGE DES morsures.	DATE DES morsures.	DATE DU traitement.	NATURE DU traitement.	DATE DE LA mort.	Cautérisé ou non.	Animal ayant mordu.	OBSERVATIONS.
13	Astier (Justin.)	2 ans	Deux joues.	4 août.	5 août.—21 août	moelles de 12 à 5 jours.	16 septemb.	caut.	»	
14	Jansen (Louis.)	47 ans	Jambes et poignets.	18 août.	du 21 août au 3 septembre.	»	31 décemb.	non	»	Rage convulsive, 146 jours d'incubation.
15	Clerjot (Eugène)	27 ans	Avant-bras.	7 août.	du 11 au 23 août.	»	24 octobre.	non	»	
16	Sodini (Bernard.)	46 ans	A la jambe.	12 octobre.	du 21 au 31 octob.	Nouveau trait. indiqué dans la com. du 2 nov. 1886.	24 novemb.	non	»	*Rage paralytique*. Douleurs au niveau des piqûres.
17	Leteng (Etienne.)	59 ans	Mordu au pied recouvert d'un chausson.	3 novembre.	du 8 au 20 novembre.	»	8 décemb.	non	»	*Rage paralytique*. Douleurs au niveau des piqûres, non à la morsure.
18	Née (Léopold.)	42 ans	Mordu à la jambe recouverte d'un pantalon.	21 novembre.	du 17 au 26 novembre.	»	17 décemb.	non	»	*Rage paralytique*. Douleurs au niveau des piqûres, rien à la morsure.
19	Gérard (Amédé.)	28 ans	A la main.	1er décembre.	du 3 au 13 décembre.	»	3 janvier.	non	»	*Rage paralytique*. Douleurs au niveau des piqûres, rien à la morsure.
20	Réveillac (Louis)	25 ans	A la main.			»		non	»	*Rage paralytique*. Douleurs au niveau des piqûres, rien à la morsure?.
21	Rouyer (Arthur.)	12 ans	A la main.	20 octobre.	25 octobre au 5 novembre.	»	26 novemb.	non	»	*Rage paralytique*. Douleurs au niveau des piqûres, rien à la morsure. Ce cas d'après Brouardel serait de l'urémie.
22	Goriot (Paul.)	12 ans	A l'index.		fin décembre.	»	14 janvier.		chat	*Rage paralytique*. Douleurs au niveau des piqûres.

7 décès survenus à la suite du traitement intensif.

Ainsi, il est bien établi que 22 des individus qui ont été inoculés à l'École normale en 1886 ont succombé. On remarquera que les sept derniers sont morts de la rage paralytique et que cette mortalité énorme qui porte sur deux mois seulement semble être la conséquence du nouveau traitement.

Pour avoir le chiffre exact des individus ayant succombé à la rage pendant l'année 1886, il faut ajouter à ce chiffre celui des individus ayant succombé à la rage sans avoir subi le traitement Pasteur.

Ils sont au nombre de 17 :

Nécrologie de la rage en 1886 sans traitement Pasteur (France)

N°	NOMS DES MALADES	LOCALITÉS	DATE DE LA MORT	
1	Un enfant	Couvent de l'Alma (Alger)	Janvier	1886
2	Lagaz	Vovray (Hte-Saône)	Janvier	1886
3	Beau-père de Lagaz			
4	Harembure	Amorates (Basses-Pyrénées)	Janvier 21	—
5	Une femme	Daubeuf (Seine-Inférieure)	Août	—
6	Riffiondi	Hôpital Beaujon	Février	—
7	Une femme	Voujaucourt (Doubs)	Juin	—
8	Jamin	Sarthe	Août	—
9	Masson (enfant)	Hôtel-Dieu de Marseille	Juin	—
10	Ruffin	Hôtel-Dieu de Paris	Août	—
11	Carpier	—	Septembre	—
12	Jules L'hôte	—	—	—
13	Un enfant	Vervins	Août	—
14	Ganet (Mlle)	Morte en chemin de fer	—	—
15	Deux malades (Drs			
16	Tueffard et Boucher)	—	—	—
17	Brumeaux	Chaveilois (Aisne)	Décembre	—

Nous avons donc pour l'année 1886 :
– 22 décès après l'application de la méthode Pasteur.
– 17 décès sans l'application de la méthode Pasteur,
– Total **39 DÉCÈS**. La moyenne annuelle des décès pour la France étant de 30, d'après Tardieu et Brouardel, il y a donc pendant l'année 1886 où la méthode a été appliquée, neuf décès de plus que les années précédentes !

Voilà, Messieurs les pastoriens, ce qu'a produit votre méthode !

Tout ce que nous venons de dire se rapporte à la France où nous sommes à même de contrôler les faits. Voyons maintenant ce que la triste méthode des inoculations a produit sur les étrangers à qui vous faisiez subir les fatigues d'un long voyage et dont plusieurs succombaient en route quelques jours après avoir quitté votre laboratoire.

NOM DES PERSONNES ÉTRANGÈRES MORTES DE LA RAGE APRÈS LE TRAITEMENT

Observations résumées

IVANOWA (femme russe, 60 ans). Mordue le 21 mars, au front et aux mains, (blessures multiples sur les mains), par un chien, 21 plaies cautérisées par un agent chimique (?), on ne sait à quel moment. Mise en traitement le 5 avril, c'est-à-dire quinze jours après. Traitée du 5 avril au 20 avril. Premiers symptômes de rage le 20 avril. Morte le 22 avril.

GAGOU (Roumain. 40 ans). Mordu le 11 mai au sourcil gauche, par un chien, cautérisé 12 heures et demie après à l'acide phénique. Mis en traitement le 25 mai, c'est-à-dire quatorze jours après la morsure. Traité du 25 mai au 4 juin. Premiers symptômes rabiques le 4 juin au soir. Mort le 6 juin. Cinq autres personnes mordues en même temps et traitées sont en bonne santé.

ZOTOFF (Russe, 8 ans). Mordu par un chien le 16 mai à la lèvre supérieure (2 dents ont été enlevées), et à la joue droite. Cautérisé 2 heures après au thermo-cautère. Mis en traitement le 25 mai, c'est-à-dire dix jours après la morsure. Traité du 25 mai au 1er juin. Pris de la rage le 21 juin, vingt jours après la fin du traitement.

MJASNIKOFF (Russe, 8 ans). Mordu en même temps que le précédent à la joue droite et au bras droit, cautérisé au thermo-cautère 2 heures après. Mis en traitement du 26 mai au 1er juin. Pris de rage le 25 juin, 25 jours après le traitement. (En même temps que ces deux enfants, cinq autres enfants mordus par le même chien ont été traités et vont bien.)

GHITZA (Roumain, 7 ans). Mordu par un chien le 10 juin au bras droit, de chaque côté du biceps, douze morsures profondes, et à l'épaule droite une morsure plus légère, cautérisé au fer rouge 6 heures après. Mis en traitement le 25 juin, quinze jours après la morsure. Traité du 25 juin au 4 juillet. Pris de rage le 16 juillet, douze jours après le traitement. Mort le 19 juillet.

LEENDET (Hollandais, 13 ans). Mordu sur le dos de la main droite par un chat, cautérisé par un médecin, on ne peut avoir d'autres détails. Mis en traitement du 25 juin au 29 juin. Pris de rage le 5 août, 40 jours après la fin du traitement.

NIKIFOROFF (Russe, 17 ans). Mordu le 5 juin au pouce droit par un chien. Mis en traitement le 5 juillet, un mois après la morsure, traité du 5 au 12 juillet. Pris de rage le 2 août, 21 jours après le traitement. Mort le 5 août.

GUARDIA RIBÈS (Espagnol de Reuss, 14 ans). Mordu par un chien le 3 juillet à la main droite, 2 morsures. Les plaies sont sucées, lavées avec du rhum. Mis en traitement le 9 juillet, traité du 9 au 17 juillet. Pris de rage le 15 août, 17 jours après le traitement.

PITA (Espagnole, 70 ans.) Mordue le 15 juillet, par un chien, à la main gauche, 2 morsures. Aucun traitement. Mise en traitement le 8 juillet, traitée du 28 juillet au 4 août. Prise de rage le 12 août, 8 jours après la fin du traitement.

REQUEJO (Espagnol, 30 ans). Mordu le 17 juillet par un chien à la main gauche et avant-bras droit, plusieurs fortes morsures. Mis en traitement le 20 août, 34 jours après la morsure, traité du 20 au 28 août. Pris de rage le 4 septembre, 7 jours après la fin du traitement.

BERGUI (Italien, 10 ans). Mordu le 23 juin main droite et main gauche, par un chien, cautérisé une heure après au fer rouge, dans une morsure, et au nitrate d'argent pour les autres, mis en traitement le 28 juin jusqu'au 8 juillet. Pris de rage le 12 septembre, 66 jours après la morsure.

COLLINGE (Anglais, 9 ans). Mordu le 8 juillet par un chien à la lèvre supérieure et à la lèvre inférieure, sur la muqueuse, 2 fortes morsures. Cautérisé au nitrate d'argent 3 heures après. Traité du 17 juillet au 28 juillet. Pris de la rage le 16 août, 21 jours après le traitement.

SMITH dit GOFFI (Anglais, 36 ans). Mordu le 4 septembre par un chat, à la main gauche, cinq morsures. Plaie lavée, puis cautérisée au phénol dix minutes après, les blessures ont été excisées plusieurs heures après. Traité du 5 septembre au 30 septembre avec des poses dans le traitement. Pris de rage.

Nous ne reproduisons pas les chiffres qui nous sont transmis sur la mortalité de la rage par le traitement Pasteur pratiqué à l'étranger et notamment en Russie. Nous n'avons pas pour cela des données assez précises et nous n'avons accepté dans ce chapitre que les chiffres précis et indiscutables qui nous ont été transmis par le laboratoire lui-même.

RÉSUMÉ

Le nombre des individus ayant succombé après le traitement Pasteur, se décompose donc ainsi :

FRANCE

En 1885 : 2
En 1886 (Voyez le tableau) : 22
En 1887 (Janvier) : 4
Total : 28

ÉTRANGER

Chiffre accepté au laboratoire : 15

Total : 43

Sur ce nombre, onze ont succombé à la rage paralytique (Voyez obs. détaillées plus haut). Ce chiffre de 43 ne comprend pas les nombreux individus qui ont succombé à la suite du traitement appliqué à l'étranger, en présentant également les symptômes de la rage paralytique (Varsovie, Odessa, etc.)

CONCLUSIONS

Nous ne pouvons que reproduire les terribles conclusions formulées par M. Peter devant l'Académie de médecine (séance du 18 janvier 1886) :

Eh bien ! la mortalité par la rage de plus en plus fréquente dans ces deux derniers mois, la forme singulière des accidents auxquels succombent les inoculés m'ont conduit à signaler ces faits sur lesquels je crois devoir appeler l'attention.

Ainsi la médication antirabique subit un double échec : celui de l'expérience sur l'homme et celui de l'expérimentation sur les animaux.

Il ne reste plus qu'à conclure :

1° La mortalité annuelle par la rage en France a-t-elle diminuée en 1883 par la médication antirabique primitive ? — NON.

2° Cette mortalité tend-elle à augmenter avec la médication rabique intensive ? — OUI.

Où donc est le bienfait ?

APPENDICE

À CÔTÉ DU SAVANT, L'HOMME DÉSINTÉRESSÉ

Nous avons déjà exposé dans la *Préface* quelques-unes des considérations qui nous obligent, après avoir consacré un volume au savant, à consacrer quelques lignes à l'homme.

Avant cette malheureuse affaire de la rage qui a été pour notre chimiste le signal d'une chute terrible, le point de départ d'une véritable catastrophe, *les découvertes de M. Pasteur, les services que M. Pasteur* avait rendus à l'agriculture et à l'industrie, le *désintéressement* de M, Pasteur étaient passés à l'état de dogme indiscutable.

Seuls quelques rares esprits d'élite avaient pu se garer de l'engouement et gémissaient en silence.

La lettre suivante, écrite par M. de Saint-Valher, sénateur et ambassadeur de la République française en Allemagne, adressée à M. Ghavée-Leroy, montre quel était alors l'état des esprits indépendants :

1er juillet 1883.

> ... Je crois que vos observations sont dictées par votre sage et exacte connaissance des choses et des faits, par votre expérience et qu'elles ont l'autorité du bon sens et de la pratique ; mais les assemblées et les gouvernements subissent, comme les populations, des courants d'engouement, et c'est le cas en ce moment pour ce qui concerne M. Pasteur et ses découvertes ; on se briserait, on s'exposerait à des reproches violents, à des huées, si l'on voulait s'opposer, au Sénat comme à la Chambre, au projet de loi accordant une pension de 25 000 francs ; ses services à l'agriculture, ses découvertes, sont à l'état de dogme indiscutable pour la plupart des membres des assemblées, et s'il y a quelques membres qui ne partagent pas l'enthousiasme admiratif général, ils ne peuvent que s'abstenir et garder le silence. (...)
> Par le triste temps où nous vivons, avec les faux savants à bruyante trompette, de l'espèce de Pasteur, ce ne sont ni les sages, ni les modérés, ni les hommes pratiques que l'on écoute. La faveur est à ceux qui cherchent les sensations et font la plus bruyante parade. Tous histrions de foire, s'embrassant pour se décerner mutuellement, dans les journaux amis et complices, l'encens de la célébrité.

Cette lettre, empreinte d'une profonde tristesse, nous représente quelle était l'opinion des hommes sensés sur M. Pasteur dont les réclames intéressées fatiguaient depuis longtemps les oreilles. Mais la question de la rage est venue rappeler l'attention sur le merveilleux savant. C'est alors que la réclame organisée par M. Vallery-Radot ne connut plus de bornes et qu'on vit de nouveau apparaître les clichés :

– M. PASTEUR, LE SAVANT DÉSINTÉRESSÉ.
– *M. Pasteur qui a rendu* la joie et la fortune aux départements du midi...
– M. Pasteur, etc.

On sait le reste.

Eh bien ! il nous a paru bon, utile et sain de placer sous les yeux de nos lecteurs quelques documents de nature à les éclairer sur le désintéressement de M. Pasteur et sur la valeur réelle de ses prétendues découvertes. Nous aurions voulu nous borner à traiter dans cet ouvrage la seule question scientifique, mais l'attitude imprudente prise par M. Pasteur et ses acolytes dès le début de cette campagne où il s'est posé en maître indiscutable et infaillible, nous a obligé à nous livrer à une étude approfondie de la personne et de l'œuvre tout entière de ce nouveau génie.

Les documents que nous publions et qui seront certainement utilisés par ceux qui écriront plus tard histoire scientifique du XIXe siècle sont de la plus scrupuleuse authenticité. Nous les synthétiserons autant que possible.

I. — M. PASTEUR, SAVANT DÉSINTÉRESSÉ

L'étude attentive des travaux publiés par M. Pasteur pendant ces vingt dernières années nous montre que ces travaux ont toujours eu pour but la recherche de la fortune ou d'un procédé capable de la conquérir rapidement. À peine M. Pasteur croyait-il avoir fait une découverte qu'il s'empressait d'en monopoliser le profit par un brevet.

Nous ne critiquons pas cette manière d'agir qui est celle d'un homme qui cherche à s'enrichir, mais nous faisons simplement remarquer qu'elle est absolument en contraste avec les habitudes habituellement en honneur dans les sciences médicales. Tout médecin qui fait une découverte utile à l'humanité s'empresse de la rendre publique et non de la monopoliser à son profit.

Avant d'exposer les brevets pris par M. Pasteur pour se réserver le profit de découvertes qui, hélas ! n'avaient aucune importance, nous allons examiner dans quelles circonstances M. Pasteur s'est fait allouer une pension de 25 000 fr. de rente réversible à sa veuve et à ses enfants.

II. — LA PENSION DE 25 000 FR

Il n'est pas sans intérêt de se rendre compte de la situation de fortune de M. Pasteur au moment où il sollicitait cette pension de 25 000 fr.

Il ne nous appartient pas, cela va sans dire, de parler de la fortune de M. Pasteur, nous n'avons à nous occuper que des sommes qui lui étaient fournies annuellement par le Trésor et dont le contrôle appartient à tout citoyen. Les revenus de M. Pasteur consistaient en 1883 en :

– pension nationale : 12 000 ;
– subvention annuelle pour son laboratoire : 40 000 ;
– traitement de l'École normale, logement, chauffage, éclairage, etc. : 20 000 ;
– traitement de l'Institut, jetons de présence au comité d'hygiène, à l'Académie, etc : 3 000 ;
– produit de la vente des tubes à vaccin (d'après l'estimation de M. Pasteur lui-même) : 100 000 ;
– Total : 175 500.

Ainsi, voilà un homme qui, outre son revenu personnel, se fait un traitement de 175 000 fr. Quelle que soit la valeur du savant, on conviendra que la prébende était bonne et que beaucoup s'en seraient contentés. Mais M. Pasteur veut encore de l'argent. Pensant que le revenu provenant de la vente des tubes à vaccin n'aurait qu'un temps, il veut s'assurer un revenu plus sûr pour lui et les siens.

Voici comment il s'y prit. M. Pasteur savait que M. Paul Bert, membre de la commission du budget, était tout-puissant auprès du Gouvernement. Il savait aussi que M. Paul Bert désirait vivement entrer à l'Institut.

Or l'Institut, corps bien pensant, ne voulait à aucun prix accepter dans son sein un homme aussi compromis que Paul Bert, qui affichait partout ses opinions révolutionnaires et athées, qui avait dit en pleine assemblée que la France était envahie par le *phylloxéra clérical*.

Voici ce qu'il advint. Je tiens les faits comme absolument exacts : ils m'ont été affirmés par Paul Bert lui-même.

Pasteur, qui était tout-puissant à l'Institut, s'en fut trouver Paul Bert et lui dit :

> L'Académie des sciences doit procéder prochainement à une élection ; c'est Davaine qui est désigné, mais j'ai assez d'influence sur ce corps savant pour vous faire nommer. Je le ferai à une condition, c'est que vous fassiez accepter par la commission du budget ma commission de 25 000 fr.

« Marché conclu », répond Paul Bert. Et, en effet, Paul Bert entra à l'Institut à *une voix de majorité*, contre ce pauvre Davaine qui en mourut de chagrin.

Ceux qui savent que Davaine a été le maître et le précurseur de Pasteur, qu'il a été son ami et son bienfaiteur, seront surpris de cet acte d'ingratitude.

Mais Paul Bert a tenu sa promesse et la pension de 25 000 fr. a été votée. Le vote a été escamoté, afin d'éviter la divulgation à la tribune de certains documents que M. Michou avait préparés pour démontrer que M. Pasteur tirait un immense profit de la vente de ses tubes à charbon. Ces documents, qui prouvent également le désintéressement de M. Pasteur, n'ayant pas été portés à la tribune, nous devons les publier ici. Ils nous ont été remis par M. le Dr Michou, député de l'Aube.

III. — LA VENTE DES TUBES À CHARBON

Aussitôt qu'il eût fait ses retentissantes communications à l'Académie des sciences sur la prétendue valeur de ses vaccins charbonneux, M. Pasteur songea à en tirer le meilleur parti possible.

Il organisa donc immédiatement à Paris, 22, rue Vauquelin, une sorte d'usine, de dépôt pour la vente de ses vaccins. Afin d'éviter les critiques que n'eût pas manqué de soulever le côté marchand de cette affaire, il choisit comme prête-nom un certain M. Boutroux.

Ce M. Boutroux, qui est le gérant du célèbre chimiste, est le beau-frère du fils de M. Pasteur, aujourd'hui attaché d'ambassade à Rome.

Les affaires marchèrent à souhait. Pendant un temps, il exista chez les vétérinaires un véritable engouement pour les vaccins charbonneux. Les maires des communes rurales étaient accablés de prospectus, circulaires, etc., vantant les avantages de la nouvelle vaccine, le bon marché des tubes, etc. D'après un compte estimatif établi par M. Pasteur lui-même, lorsqu'il a cherché à vendre ses brevets, le produit des tubes à vaccin était le suivant :

On vend en moyenne 5 000 doubles doses par jour à 10 centimes, soit 500 francs par jour ou 180 000 francs par an. Défalquez de cette somme les appointements à ses trois collaborateurs : 29 000 francs ; à M. Boutroux : 5 000. Dépenses réelles pour double dose : 1 centime, soit par 5 000 doubles doses, 50 francs par jour (ce qui est exagéré) ou 18 000 par an. Total des dépenses 52 000, bénéfice net 128 000 par an, car son appartement et ses laboratoires sont fournis gratis par la ville et le gouvernement.

Mais il était facile de prévoir que l'engouement des vétérinaires pour le vaccin charbonneux ne pouvait durer éternellement. M. Pasteur était trop habile pour ne pas se préoccuper de l'avenir.

Aussi chercha-t-il l'occasion de vendre sa découverte. Un agent d'affaires, nommé Kuntz, entra aussitôt en campagne et s'aboucha avec des banquiers.

Les premiers pourparlers eurent lieu avec la maison Cordier, toujours par l'intermédiaire de Kuntz. Lors du vote de la pension de 25 000 francs à la Chambre, M. Michou, député de l'Aube, demanda, sans pouvoir l'obtenir, l'ajournement de la discussion, afin d'examiner diverses lettres dans lesquelles M. Pasteur demandait *un million* pour livrer le secret de son vaccin charbonneux. M. Michou montra néanmoins, séance tenante, ces lettres à M. Paul Bert qui répondit :

> Je connais ça, je vais l'expliquer. *Des propositions ont été faites* à M. Pasteur qui les a noblement refusées, disant qu'ayant une pension de l'État, ses travaux appartiennent à l'État.

Or, ce que le futur vice-roi du Tonkin avançait ainsi était précisément tout le contraire de la vérité, comme on va le voir. Ces lettres, qui n'ont jamais été publiées que nous sachions, nous allons les reproduire textuellement, telles qu'elles nous ont été remises par l'honorable député de l'Aube. Il est bon de faire remarquer qu'elles étaient adressées à l'agent d'affaires allemand Kuntz. La première, datée de Paris, 20 mai 1882, est ainsi conçue :

> Monsieur, sauf révision par un homme d'affaires, je suis disposé à accepter votre projet de traité aux clauses suivantes : Somme fixe à payer le jour du contrat : *un million de francs*. Part dans les bénéfices nets, 30 %. Le maximum des demandes de vaccin sera de 20 000 têtes d'animaux pendant 10 mois de l'année, de 10 000 pendant les deux autres mois. C'est un maximum de 6 600 000 têtes par an, qui, au prix actuel, (10 c. par tête de mouton ; 20 c. par bœuf ou vache) pour la France, représenterait un bénéfice net de plus de 600 000 fr. —*Signé* : L. PASTEUR.
>
> Un des savants russes qui m'ont été adressés par le Ministre de la Maison de l'Empereur, m'a appris ce matin qu'un propriétaire de 800 000 têtes de moutons avait perdu 100 000 têtes en 1878. — *Signé* : PASTEUR.

Voici une autre lettre, datée du 16 juin :

> Je reçois votre lettre au moment où je suis obligé de sortir, sans avoir le temps de vous attendre. D'ailleurs, je vous prie de considérer qu'il me serait impossible de donner une signature avant d'être en présence d'une société constituée. D'autre part, ainsi que je vous l'ai dit, il faut que je consulte un homme d'affaires avant de rien conclure par ma signature donnée. Je suis trop ignorant des affaires de négoce et de commerce pour m'aventurer livré à mes propres inspirations. Ce qui importe, c'est

que nous soyons d'accord sur les bases ; mais, pour le reste, je dois m'en rapporter à une personne compétente.
Veuillez agréer, Monsieur, l'assurance de mes sentiments très distingués. *Signé* : PASTEUR.
Je serai chez moi ce soir à 5 h.

Enfin, voici une autre lettre adressée au même agent, et datée du 10 octobre suivant ; elle est plus laconique, mais non moins significative.

Monsieur, après avoir pris l'avis de mon cher et vénéré maître (il s'agit de J.-B. Dumas), *j'accepte* avec reconnaissance pour ma femme, mon fils et ma fille. Veuillez agréer. Monsieur l'assurance de mes sentiments très distingués. *Signé* : Pasteur.

Nous reproduisons maintenant le projet de traité avec la maison Cordier, rédigé par les soins de M. Josseau, ancien député, demeurant 7, rue de Suresnes, ami et avocat de M. Pasteur. Cet avant-projet a été signé par MM. Cordier et Pasteur, devant MM. Josseau et Seman, le 27 octobre 1882.

ARTICLE PREMIER. — Une somme de 1 million de francs sera payée à M. Pasteur en espèces ou en billets de la Banque de France, le jour même de la signature de l'acte de la Société.

ARTICLE DEUXIÈME. — Une remise de 5 % lui sera allouée et en cas de décès sera allouée à sa veuve ou à ses descendants pendant la durée de la Société.

ARTICLE TROISIÈME.— M. Pasteur se réserve la fourniture du vaccin aux vétérinaires français pour leurs besoins locaux.
Il fait la même réserve pour les colonies françaises.

ARTICLE QUATRIÈME. — La société prendra le nom de Société ou Compagnie générale pour l'exploitation du vaccin Pasteur, ou toute autre dénomination à adopter d'un commun accord.

ARTICLE CINQUIÈME. — M. Pasteur s'engage à fournir du vaccin en telle quantité qu'exigera la vente dès que la fabrique sera construite, mais jusque-là, jusqu'à concurrence de 10 000 doses par jour.

ARTICLE SIXIÈME. — M. Pasteur s'engage à rester à la tête de la fabrication pendant toute la durée de la Société (sans aucune rémunération ni appointements). Il a fait prendre le même engagement à ses collaborateurs, choisis et formés par lui et qui seront rémunérés *de ses deniers personnels.*

ARTICLE SEPTIÈME. — M. Pasteur prend en outre l'engagement de ne jamais fabriquer ni vendre du vaccin que pour le compte de la Société (sauf l'exception art. 3.)
En conséquence, toute demande qui lui arrivera directement sera transmise par lui à la Société et exécutée pour le compte de ladite Société.

ARTICLE HUITIÈME. — M. Pasteur s'engage à rédiger ou corriger toutes les notices, prospectus, annonces etc., que la Société croira devoir publier.

ARTICLE NEUVIÈME. — M. Pasteur livrera le vaccin à la Société au prix de 0,05 centime la double dose pour les petits animaux, 0,10 centime la double dose pour les gros animaux.

ARTICLE DIXIÈME. — La Société ne pourra vendre d'autre vaccin charbonneux que celui de M. Pasteur.

ARTICLE ONZIÈME. — La Société devra construire une fabrique à Paris, (de préférence rue Vauquelin). Elle ne pourra être affectée à un autre usage.

ARTICLE DOUZIÈME. — Toute amélioration relative au vaccin sera acquise de plein droit à la Société qui aura, en outre, la préférence, à prix égal, pour tout traité à intervenir, qui pourrait être la conséquence de découvertes nouvelles au sujet des maladies contagieuses des animaux.

ARTICLE TREIZIÈME. — Lors de la constitution, les présentes seront réalisées par acte sous seing privé ou authentique aux frais de la Société.

ARTICLE QUATORZIÈME. — La somme de 1 million, ci-dessus stipulée, sera payée à M. Pasteur le jour de la signature de l'acte de Société. — Il est bien entendu que cette somme ne devra être réduite sous aucun prétexte, et ne devra subir aucune diminution à raison des frais d'émission, de constitution, honoraires, commissions, prélèvements, etc., pour lesquels M.   fera tels arrangements ou telles stipulations qu'il lui plaira de faire avec les capitalistes.

Ainsi il est donc établi que, contrairement aux assertions de M. Paul Bert, M. Pasteur avait sollicité et *accepté* de vendre son vaccin charbonneux, en faisant miroiter personnellement, devant les yeux de l'acquéreur, 600 000 fr. de bénéfices annuels. Ce n'est que par suite de difficultés survenues au dernier moment qu'il a dû renoncer à cette affaire, les intéressés n'ayant pu se procurer la somme au moment voulu et la diminution de la vente des vaccins charbonneux ayant diminué la valeur matérielle de la célèbre découverte.

IV. — LE FILTRE CHAMBERLAND-PASTEUR

Nous voyons chaque jour annoncer dans les journaux un célèbre filtre système Pasteur. Ce n'est point ici le lieu de discuter la valeur de ce filtre, mais ce qui est certain, c'est que MM. Pasteur et Chamberland ont passé un traité avec la maison Hermann-Lachapelle pour l'exploitation de cet instrument.

Un certain nombre d'industriels ayant également vendu des filtres semblables et ayant déclaré qu'ils étaient construits d'après les principes de M. Pasteur, le pauvre savant entra dans une vive colère et écrivit à MM. Hermann-Lachapelle la lettre suivante qui fut habilement exploitée pour la vente du filtre Chamberland-Pasteur :

Paris, le 1er mars 1886.

Monsieur,

Par votre lettre en date du 26 février 1886, vous me demandez si j'ai autorisé de vendre, avec mention de mon nom sur des affiches ou prospectus, des filtres autres que celui de M. Chamberland.

Je n'ai point donné cette autorisation et c'est tout à fait à mon insu et contre mon gré que cette usurpation de mon nom a pu avoir lieu.

Pour le filtre de M. Chamberland, filtre imaginé par moi et éprouvé dans mon laboratoire, récompensé d'un des prix de l'Académie des sciences et dont je connais toute la valeur scientifique et hygiénique, c'est au contraire d'une manière voulue et réfléchie que j'ai autorisé M. Chamberland à ajouter aux mots : *Filtre Chamberland*, ceux-ci : *Système Pasteur.*

Recevez, Monsieur, l'assurance de ma considération très distinguée.
Signé : L. PASTEUR.

V. — LA VACCINATION CHARBONNEUSE

Nous avons vu les avantages matériels que M. Pasteur avait tirés de cette découverte. Nous allons maintenant dire quelques mots de la découverte elle-même et de ses résultats.

M. Pasteur isole la bactéridie charbonneuse, la cultive à part, atténue sa virulence, et l'inocule aux bêtes à cornes comme préservatif du charbon.

Il a institué, à cet effet, une fabrique de vaccin, rue Vauquelin, 22, sous la direction de M. F. Boutroux.

Voici un extrait du prix courant imprimé :

Le vaccin charbonneux est expédié franco, par tubes, aux prix suivants :

Le tube :	1er vaccin	2e vaccin	Total (fr.)
Pour 24 bœufs ou 50 moutons	2,50	2,50	5,00
Pour 50 bœufs ou 100 moutons	5,00	5,00	10,00
Pour 100 bœufs ou 200 moutons	10,00	10,00	20,00

Il n'est pas envoyé de tubes pour un nombre d'animaux inférieur à 25 bœufs ou 50 moutons.

La statistique de la mortalité à la suite du traitement par le vaccin charbonneux est concluante. On ne peut citer que quelques faits parmi des milliers.

Dans une ferme des environs de Laon, on vaccina jusqu'à trois fois, à 15 jours d'intervalle, un troupeau atteint du charbon, sans pouvoir enrayer la maladie.

Dans une ferme voisine, on vaccina les chevaux qui n'étaient nullement malades, et trois périrent des suites de l'opération ; M. Magnier, le propriétaire, réclama le prix de ses chevaux, qui lui fut remboursé.

Aux environs de Meaux, un vétérinaire ayant tué quatre vaches avec le fameux vaccin, M. Pasteur paya ces animaux pour couper court aux réclamations des intéressés.

Autres exemples, cités par M. Paul Boullier, vétérinaire à Gourville (Eure-et-Loir) :

> En 1882, M. Franchamp, cultivateur au Tremblay, canton de Châteauneuf (Eure-et-Loir), perdit pour cinq mille francs de chevaux, vaches et moutons, morts des suites de la vaccination charbonneuse.
> En 1883, M, Fournier, vétérinaire à Angerville (Loiret), vaccine un troupeau de 400 moutons ; or, quelques jours après l'application du premier vaccin, 90 moutons succombaient du sang de rate (charbon).
> Enfin, en 1884, deux de mes clients et amis, M. Henri Thirouin, maire de Saint-Germain-le-Gaillard, et M. Marcel Lebrun, cultivateur dans cette même commune, firent vacciner leurs moutons par un de mes collègues de Chartres, M. Ernest Boutet ; ils perdirent à eux deux autant de moutons qu'il en est mort dans les trente communes où j'exerce la

médecine vétérinaire et où l'on ne vaccine pas, et quarante-cinq fois plus que n'en ont perdu cinquante autres cultivateurs, qui possèdent des moutons à Saint-Germain-le-Gaillard.
C'est par millions que se chiffrent les pertes causées en France par la vaccination charbonneuse !

La commission sanitaire du gouvernement hongrois terminait ainsi, en 1881, son rapport sur l'inoculation du bétail préconisée par M. Pasteur :

> Les maladies les plus graves, pneumonie, fièvres catarrhales, etc., ont frappé exclusivement les animaux soumis à l'inoculation. Il suit de là que l'inoculation Pasteur tend à accélérer l'action de certaines maladies latentes et à hâter l'issue mortelle d'autres affections graves.

Le gouvernement hongrois a aussitôt interdit ces inoculations. Mais la meilleure démonstration de l'inutilité de la vaccination charbonneuse est qu'elle cesse d'être aujourd'hui pratiquée, la plupart des vétérinaires ayant reconnu son inefficacité.

VI. — LE CHOLÉRA DES POULES

D'après M. Pasteur, ce choléra est produit par un microbe, auquel on peut opposer un vaccin atténué. Malheureusement, ces inoculations produisent, comme toujours, les effets les plus bizarres, et mettent la plupart du temps en défaut les prophéties qu'aime à faire M. Pasteur. Mais, *sur mille expériences, il suffit qu'une seule réussisse, pour qu'il ait raison* (sic).

Pratiquement, les inoculations faites aux volailles restent inutiles, ou deviennent nuisibles. Le mieux est de ne pas les pratiquer et d'attendre qu'on ait trouvé le véritable remède à ce mal assez désastreux.

Tout récemment une épidémie de choléra sévissait sur les basses-cours de Nancy ; après s'être localisée dans le quartier de l'avenue de la Garenne, elle s'est étendue sur différents points de la ville. Un habitant a perdu 120 poules ; un propriétaire de la même avenue en a perdu 60. Enfin, un troisième, demeurant rue du faubourg Sainte-Catherine, a perdu en un jour 13 poules atteintes de la même maladie.

Quelques inoculations pastoriennes, pratiquées suivant toutes les règles de l'art, n'ont pas enrayé la mortalité.[57]

---

57. Ces détails sont empruntés à un très intéressant travail de M. Paul Combes, intitulé : *Les Douze travaux de Pasteur*, Paris, Librairie universelle, 41, rue de Seine.

VII. — LES TRAVAUX SUR LE ROUGET DU PORC — TOUJOURS LE MICROBE ET LE VACCIN

Rien de plus instructif à cet égard que le *Rapport de M. le baron de Serres de Monteil sur l'immunité des porcs ayant reçu le vaccin contre la maladie du rouget*.
Voici ce document, lu devant la Société d'agriculture de Vaucluse, et inséré dans son Bulletin (janvier 1885).

> Messieurs, le vaccin du rouget est dû, vous le savez, aux savantes recherches de l'illustre chimiste M. Pasteur, qui s'est proposé de communiquer aux porcs une maladie anodine pour les préserver, pendant plusieurs années, du mal rouge qui décime les porcheries presque tous les étés, au grand préjudice des éleveurs de plusieurs contrées.
> Le porc une fois vacciné, nous assure-t-on, acquiert l'immunité et peut impunément être mis en contact avec ses congénères morts ou mourants du rouget, manger même de leur chair sans prendre la maladie.
> C'est pour bien constater cette précieuse propriété du vaccin que notre zélé collègue, M. Maucuer, médecin-vétérinaire à Bollène, nous invita, dans le courant de novembre dernier (1884,) à nommer une commission qui pût constater la vérité de ce fait, après avoir assisté à l'inoculation du microbe du rouget à des porcs déjà vaccinés.
> La commission fut nommée et ses membres, MM. de Balincourt, Soumille, Laugier et moi, nous nous rendîmes le 29 novembre à Mondragon, où rendez-vous nous avait été donné dans une des fermes de M. Coste. M. Maucuernous y attendait ; *il avait reçu de M. Pasteur* du virus virulent qui, inoculé à un porc non vacciné, devait lui communiquer la maladie du mal rouge, dont il mourrait dans les 48 heures, tandis qu'il ne produirait aucun effet sur un porc déjà vacciné.
> Cette épreuve réussissant, elle devait être très concluante en faveur du vaccin préventif.
> Sur six porcs âgés de six mois, de race commune, à soie longue, ayant été déjà vaccinés, le 14 et le 16 juin, M. Maucuer nous en fit choisir trois, auxquels il inocula devant nous, M. Coste et ses fermiers, le virus virulent, contenu dans une petite bouteille *que lui avait envoyée M. Pasteur*. — Cette opération terminée, trois autres porcs de la même race, ceux-ci non vaccinés et âgés de 40 jours seulement, furent également inoculés avec le même virus qui devait, en 24 heures environ, produire sur eux un rouget suivi de mort.
> Ici, Messieurs, j'ai le regret de vous dire que nous avons tous été déçus dans notre attente. Tous les sujets, vaccinés et non vaccinés, ont également résisté à l'inoculation du microbe et se portent parfaitement.

Hâtons-nous de croire que le vaccin expédié par M. Pasteur devait être éventé ou détérioré par toute autre cause. Ce fut donc partie à refaire.
À un second appel de M. Maucuer, le 29 décembre, votre commission s'est de nouveau rendue à Mondragon pour procéder à une nouvelle expérience d'inoculation. La même opération, avec du virus nouveau, *réparé exprès et envoyé encore par M. Pasteur*, a été recommencée sous nos yeux, d'abord aux trois porcs vaccinés, les mêmes qui avaient été inoculés le 20 novembre devant la commission ; ensuite à trois nouveaux sujets âgés de deux mois environ, l'un blanc et noir, et les autres noirs, tous trois de la race commune du pays.
Une lettre que nous avons reçue hier (5 janvier 1882) de M. Maucuer, nous dit que cette dernière opération *n'a pas mieux réussi que la première*. Les porcs inoculés se sont montrés réfractaires au microbe et se portent à merveille.
M. Maucuer attribue cet échec à l'affaiblissement du virus, causé par un trop long séjour dans le vase qui le contenait. Cette opinion peut être admise, puisqu'il est *notoire* que dans les essais de vaccination qui furent faits à Bollène, *par MM. Pasteur et Thuillier*, en 1882, nombre de porcs moururent du rouget communiqué par la simple inoculation du vaccin (préventif), donc le virus virulent employé à Mondragon, par M. Maucuer, aurait dû au moins jeter une perturbation dans la santé des trois porcs non vaccinés. S'il n'a produit aucun effet, on peut en conclure qu'il était certainement altéré ou mal préparé.
Toutefois, votre commission, Messieurs, n'étant pas suffisamment éclairée sur l'immunité des porcs vaccinés, s'en tient à *conseiller la prudence aux éleveurs*. — *Le président de la commission*, BARON DE SERRES DE MONTEIL.

On ne saurait être, en effet, trop prudent dans le maniement de virus qui tuent lorsqu'ils sont préventifs et deviennent inoffensifs lorsqu'ils devraient être virulents.

VIII. — LES TRAVAUX SUR LES VERS À SOIE

Le cliché sans contredit le plus répandu est le suivant : *M. Pasteur a rendu la fortune aux départements du midi en leur indiquant le moyen de guérir les maladies des vers à soie*.
Or, c'est là une des assertions les plus fausses qui aient jamais été produites. Malgré M. Pasteur les départements du midi sont ruinés et n'ont plus de vers à soie. Voilà le fait.
Un des sériciculteurs les plus expérimentés, M. de Masquard, de Nîmes,

a depuis longtemps démontré que le grainage des vers à soie proposé par M. Pasteur n'a aucune influence sur cette industrie.

Le grainage des vers au microscope vulgarisé depuis longtemps par d'Arbabitier Ozimo, Cantoni, Joly, de Plagniol, Cornalia, qui avaient eu la bonne foi d'en reconnaître plus ou moins l'impuissance ; repris par M. Pasteur, à grands renforts de réclames, a achevé la ruine de la sériciculture.

En effet, la production française qui était autrefois de 30 millions de kilogrammes de cocons, s'était abaissée à 17 ou 18 millions vers 1865, époque où l'illustre chimiste qui n'y entendait rien fut envoyé pour guérir les vers à soie malades. Naturellement, sous son influence, comme le dit le savant séricicologiste docteur Luppi, de Lyon, l'art séricicole fut bouleversé, anéanti et la production s'abaissa peu à peu à 3 ou 4 millions de kg de cocons.

Ces résultats déplorables que les statistiques officielles et officieuses ne purent parvenir à cacher entièrement, n'empêchèrent pas ce bon Jules Simon, ministre de l'Instruction publique, de s'écrier devant les Sociétés savantes réunies à la Sorbonne :

> M. Pasteur a fait gagner des millions aux agriculteurs ; nos vers à soie étaient malades ; grâce à lui, leur santé est aujourd'hui si florissante que la Chine et le Japon viennent se pourvoir de graines en France.

Ce fut grâce à cette monstrueuse erreur (système Pasteur) que P. Bert obtint pour le prétendu sauveur de vers à soie une première récompense nationale de 12 mille francs de rente.

D'après M. Pasteur, la maladie était produite par un microbe que le microscope permettait de déceler.

En choisissant, par un examen microscopique attentif, les graines saines, c'est-à-dire ne présentant pas de corpuscules, on devait obtenir des vers sains et des récoltes superbes.

M. Pasteur concluait :

> Je suis maître de la maladie, je puis la donner et la prévenir quand je veux. (Rapport au Ministre.)

Ces affirmations créèrent l'industrie des graines microscopisées *système Pasteur*. Tous ceux qui en vendirent, *à haut prix*, firent fortune. Tous ceux qui en usèrent, continuèrent à voir leurs vers devenir malades, et leurs récoltes péricliter.

Au début de la maladie (vers 1850), la France produisait annuellement environ 30 000 000 de kilogrammes de cocons. En 1866-67, la production s'était abaissée à 15 000 000 de kilogrammes.

Depuis lors, dit M. de Masquard, sous l'influence du *remède préventif, valant mieux à beaucoup d'égards qu'un remède curatif* (Pasteur, lettre au Ministre, du 29 décembre 1873), la production continuant sa marche descendante, est arrivée à 8 000 000 de kilogrammes en 1873. (E. de Masquard, *Le Congrès séricicole international de Montpellier et les doctrines de ses principaux membres*, librairie agricole, 1875).

Depuis lors, dit M. Combe, à qui nous empruntons plusieurs documents importants[58], les récoltes ont diminué constamment et n'ont plus donné que 1 à 2 000 000 de kilogrammes de cocons dans ces dernières années.

Voilà comment M. Pasteur a sauvé la sériciculture !

La réputation qu'il conserve encore à cet égard, auprès des ignorants et des savants à vue courte, lui a été faite 1° par lui-même, à coups d'affirmations inexactes ; 2° par les marchands de graines microscopiées, *système Pasteur*, qui ont réalisé de gros bénéfices aux dépens des éleveurs ; 3° par la complicité des académies et des pouvoirs publics, qui, sans examen, répondent aux plaintes des sériciculteurs :

Mais la sériciculture est sauvée ! ... Employez donc le *système Pasteur* !

Mais tout le monde n'est pas disposé à employer un système qui consiste à s'enrichir en ruinant les autres.

IX. — LES TRAVAUX SUR LA BIÈRE

On se plaît à répéter que c'est grâce à M. Pasteur qu'on peut aujourd'hui fabriquer, conserver et boire de la bonne bière et que l'industrie française lui est redevable de cette grande source de richesse. Or, il est certain :

1° Que le procédé préconisé par M. Pasteur est absolument abandonné et n'est jamais entré dans la pratique.

2° Que la fabrication de la bière en France est à peu près nulle et que celle-ci est à peu près exclusivement importée d'Allemagne.

3° Que M. Pasteur avait pris des brevets sur les procédés et fondé en 1874 une société anonyme pour les exploiter.

Il suffit de consulter le Bottin de l'année 1874. On y lit, page 693, col. 2 :

Société des bières inaltérables, procédé Pasteur, siège social, 31, Bd Haussmann. Président du conseil d'administration, M. L. PASTEUR, commandeur de la Légion d'honneur, membre de l'Institut, etc.

---

58. *Les douze Travaux de M. Pasteur*, par M. Paul Combes, Paris, 1886, 41, rue de Seine.

Le procédé Pasteur étant inapplicable, la Société n'a pas tardé à tomber en déconfiture.

X. — LES TRAVAUX SUR LE VIN, SES MALADIES, ETC., DÉDIÉS À L'EMPEREUR NAPOLÉON III.

> Sire, si, comme je l'espère, le temps consacre l'exactitude de mon travail, etc.

Dans ce travail, M. Pasteur proposait, comme Appert, de chauffer les vins, pour les préserver infailliblement de toute altération.

L'espérance a été trompée. Le temps n'a pas consacré l'exactitude de ce travail. Tous ceux qui eurent confiance en ce procédé firent de grandes pertes. L'État seul persista à chauffer les vins destinés aux armées de terre et de mer. Cela les rendait si mauvais que les hommes préféraient boire de l'eau. Il y a beau temps que les *œnothermes* — appareils pour chauffer les vins, système Pasteur — ont été mis à la vieille ferraille[59].

XI. — M. PASTEUR ADMINISTRATEUR DU CRÉDIT FONCIER

C'est sans doute comme financier que M. Pasteur doit révéler les plus remarquables aptitudes. Il est entré, en effet, dans cette grande entreprise à la suite de la mort de Dumas. Nous espérons qu'il y rendra de plus grands services que ceux qu'il a rendus à la médecine sur cette malheureuse question de la rage.

Enfin nous terminons cet appendice en reproduisant le jugement porté sur cet homme extraordinaire par un savant qui l'a longuement étudié[60] :

> M. Pasteur n'est pas un novateur ordinaire ; il ne veut pas seulement révolutionner la médecine, il travaille tout aussi ardemment à révolutionner les croyances religieuses. Autrefois, on cherchait à expliquer tout par l'infiniment grand, immatériel, invisible, immortel ; aujourd'hui, on veut tout expliquer par les infiniment petits, matériels, visibles, mortels. Voilà où tendent les théories microbiennes du protégé des athées Paul Bert et Jules Ferry. Ces théories mensongères ont fait déjà un mal incalculable au point de vue matériel, elles ont jeté la médecine en pleine

---

59. Voir les importants travaux de M. Chavée-Leroy, à Clermont-Les-Fermes, par Buey (Aisne).
60. M. Chavée-Leroy.

anarchie ; au point de vue religieux, elles ont troublé les consciences et rendu l'obscurité plus profonde ; au point de vue politique, elles ont si bien conduit à la confusion des idées que les radicaux prennent Pasteur pour un clérical, les conservateurs pour un spiritualiste et les opportunistes pour un matérialiste.

Cette appréciation de M. Ghavée-Leroy est des plus justes. C'est en se présentant ainsi sous des attitudes diverses que M. Pasteur a pu recueillir l'appui de tous les partis qui divisent la République. C'est ainsi qu'il a fait nommer son préparateur Chamberland, député radical ; qu'il avait fait entrer l'athée Paul Bert à l'Institut et qu'il a sollicité au Conseil municipal de Paris l'appui des anciens membres de la commune, MM. Humbert et Longuet.

TABLE DES MATIÈRES

PRÉFACE	5
AVANT-PROPOS	10

Introduction
QUESTIONS À M. PASTEUR — 16

Chapitre 1
EXPOSÉ DE LA MÉTHODE — 24

Chapitre 2
EXAMEN DE LA MÉTHODE — LES PARTIES VRAIMENT SCIENTIFIQUES DE LA DÉCOUVERTE NE SONT PAS DUES À M. PASTEUR QUI S'EN EST ATTRIBUÉ FAUSSEMENT LA PATERNITÉ — 32

Chapitre 3
POURQUOI LE VIRUS MOELLEUX NE DONNE-T-IL LIEU CHEZ L'HOMME À AUCUN PHÉNOMÈNE MORBIDE ? — 38

Chapitre 4
LES PERSONNES SOIGNÉES À L'ÉCOLE NE SONT PAS ATTEINTES DE LA RAGE — ON NE PREND AUCUNE PRÉCAUTION SÉRIEUSE POUR S'EN ASSURER — 41

Chapitre 5
FRÉQUENCE DE LA RAGE — 45

Chapitre 6
LA RAGE DU CHIEN — 55

Chapitre 7
LA RAGE DU LOUP — 69

Chapitre 8
LA MÉTHODE PASTEUR CONTRÔLÉE À VIENNE PAR LES EXPÉRIENCES DU PROFESSEUR VON FRISCH — 74

Chapitre 9
LA MÉTHODE PASTEUR À L'ACADÉMIE DE MÉDECINE   83
DE PARIS — LE PROFESSEUR COLIN

Chapitre 10
LA RAGE DANS LES HOPITAUX DE PARIS   90

Chapitre 11
LA MÉTHODE PASTEUR DEVANT   97
LE CONSEIL MUNICIPAL DE PARIS

Chapitre 12
LA MÉTHODE À LA FACULTÉ DE MÉDECINE.   104
M. LE PROFESSEUR PETER

Chapitre 13
L'OPINION DE LA PRESSE MÉDICALE SUR   107
LE TRAITEMENT DE LA RAGE

Chapitre 14
LA MÉTHODE PASTEUR EN RUSSIE   116

Chapitre 15
COMMENT M. PASTEUR INTERPRÈTE LES INSUCCÈS ?   121

Chapitre 16
QUELQUES RÉFLEXIONS SUR LA LONGUEUR DE   129
L'INCUBATION — FRÉQUENCE DE LA RAGE

Chapitre 17
LA RAGE EXISTE-T-ELLE — LA RAGE ET LE TÉTANOS   133

Chapitre 18
LA RAGE EST-ELLE CONTAGIEUSE DE L'HOMME   142
À L'HOMME ? — OPINION DE M. PASTEUR

Chapitre 19
LE TRAITEMENT RATIONNEL DE LA RAGE   145
— MESURES PROPHYLACTIQUES

Chapitre 20
L'INSTITUT PASTEUR ET   151
SES SUCCURSALES À L'ÉTRANGER

Chapitre 21
LA STATISTIQUE — COMMENT M. PASTEUR TRAITE   155
LES CHIFFRES ET ARRIVE À UN CHIFFRE
PRODIGIEUX DE GUÉRISONS

Chapitre 22
LA NOUVELLE MÉTHODE INTENSIVE   165

Chapitre 23
M. PASTEUR NE GUÉRIT PAS LA RAGE — IL LA DONNE   168

Chapitre 24
LA NOUVELLE MALADIE PASTEUR. RAGE PARALYTIQUE.   190
RAGE DU LAPIN, RAGE EXPÉRIMENTALE

Chapitre 25
RÉSULTATS COMPLETS DU TRAITEMENT   200
PENDANT L'ANNÉE 1886 — CONCLUSION

APPENDICE
I. — M. PASTEUR, SAVANT DÉSINTÉRESSÉ   209
II. — LA PENSION DE 25 000 FR   210
III. — LA VENTE DES TUBES À CHARBON   211
IV. — LE FILTRE CHAMBERLAND-PASTEUR   215
V. — LA VACCINATION CHARBONNEUSE   215
VI. — LE CHOLÉRA DES POULES   217
VII. — LES TRAVAUX SUR LE ROUGET DU PORC   218
— TOUJOURS LE MICROBE ET LE VACCIN
VIII. — LES TRAVAUX SUR LES VERS À SOIE   219
IX. — LES TRAVAUX SUR LA BIÈRE   221
X. — LES TRAVAUX SUR LE VIN, SES MALADIES, ETC.,   222
DÉDIÉS À L'EMPEREUR NAPOLÉON III.
XI. — M. PASTEUR ADMINISTRATEUR   222
DU CRÉDIT FONCIER

Milton Keynes UK
Ingram Content Group UK Ltd.
UKHW032006230824
447235UK00002B/120